Helga Grützner-Könnecke

Drillinge

**Wissenswertes für Leute von heute -
Ratgeber für Eltern und Schwangere**

Impressum
1. Auflage 2004

Herausgeber:
ABC- Club e.V.
Darmstadt

Satz / Layout/ Lektorat:
Markus Bissinger

Druck:
MK Offsetdruck GmbH
Eschelbronn

Verlag Markus Bissinger
Zwingenberg

Printed in Germany

ISBN 3-937645-00-4

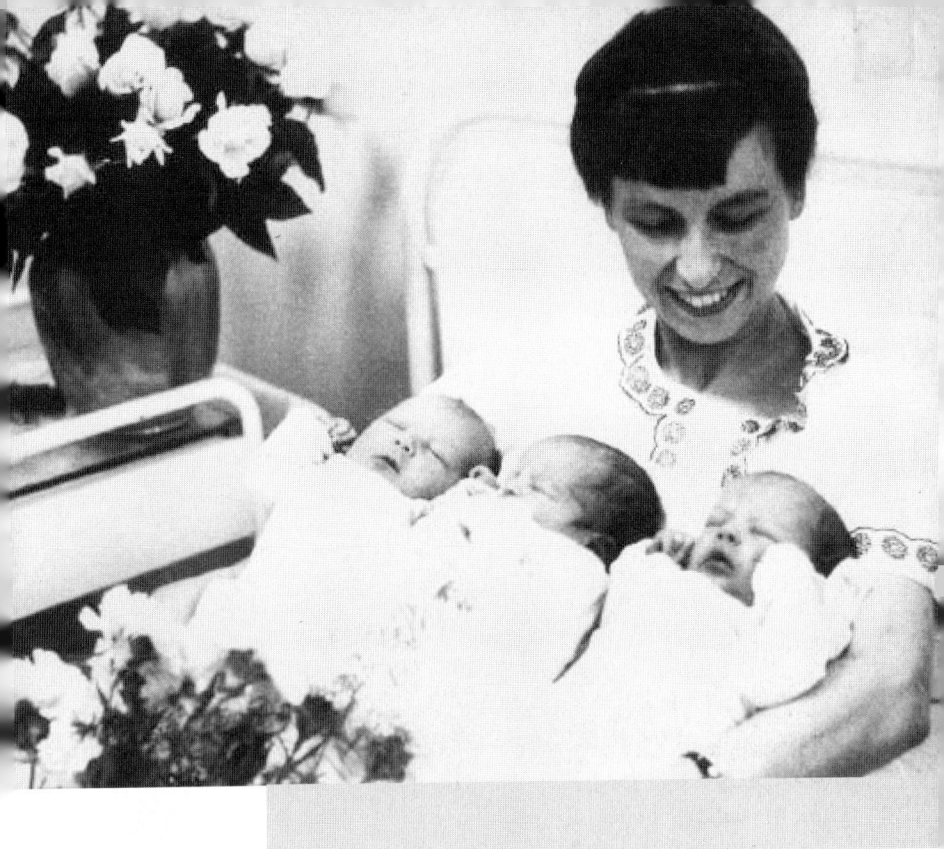

Einleitung

Es sind immer wieder
die gleichen drei Phasen,
die wir zu durchleben haben:
Zuerst ganz oben - die Euphorie -
die Stufe der überschäumenden Begeisterung,
wenn wir zum Beispiel ein Kind
- oder Kinder - bekommen haben.

Dann - irgendwann - der Absturz
in die totale Ernüchterung,
in die Erschöpfung,
wenn wir mit den Kräften am Ende sind.

Aber - schließlich
pendelt sich alles
auf einer realistischen,
normalen Ebene ein.

Ich bin tatsächlich glücklich und zufrieden!

Helga Grützner-Könnecke

Inhalt

Leben mit Ein- bis Dreijährigen

Vom Vorschul- bis ins Jugendalter

Erwachsene Drillinge

Bilanz, Ausblick und Dank

Service - Teil

Alle mit * gekennzeichneten Hinweise auf Autoren und Bücher im Text sind im Literaturverzeichnis aufgeführt.

Bildverzeichnis:

- *Titelbild:* Die Drillinge der Familie Grützner: v.li. Bernd, Arnt, Christian (2 Jahre alt)
- *S. 3:* In den Armen der Mutter: Arnt, Christian, Bernd (v.li.), einen Tag nach der Spontangeburt in der 41. SSW
- *S. 19:* Mit Drillingen am Ende des achten Monats (32-2 SSW) schwanger, kurz vor der Entbindung durch Kaiserschnitt mit Geburtsgewichten von 1940g, 2170g, 2040g (Monika Bock, Leverkusen 1989)
- *S. 52:* Ultraschallbild mit Drillingen in der Schwangerschaftswoche 12+0. (Karolina Reinhart, München 2002)
- *S. 69:* Keine Ahnung von Drillingen im Bauch leiste ich mir nach 19 Schwangerschaftswochen leichte Skivergnügen
- *S. 159:* Die Drillinge Christian, Bernd, Arnt (v.li.) unmittelbar nach ihrer spontanen Geburt im Kreißsaal (40+5 SSW). Geburtsgewichte A 3060g, B 2500g, C 2250g (1964)
- *S. 168:* Drilling Josefina Reinhart, einen Tag alt; entbunden mit 1570 g nach SSW 32+6. Geburtsgewichte der Drillingsgeschwister: 1780g, 2000g. (Karolina Reinhart, München 2002)
- *S. 187:* Spuren erinnern uns an Kinder, denen das Leben zu schwer war. (1996. Mit Erlaubnis der Eltern von Michael, Franziska und Carina)
- *S. 193:* Der Vater mit den zehn Wochen alten Drillingen ABC (v.li.) - immer eine Hand zu wenig...
- *S. 261:* Die drei 'großen' Kinder (acht, sieben, vier Jahre alt) dürfen der Mutter helfen, ihre Drillingsgeschwister zu füttern
- *S. 271:* Die Mutter auf einem Spaziergang mit den einjährigen Drillingen und deren Geschwistern
- *S. 284:* Ein glücklicher Tag: Der 1. Geburtstag von C, B, A (v.li.)
- *S. 289:* C, A und B im Alter von zwei Jahren bei einem typischen Mehrlingsspiel: Einer sitzt (A), einer zieht (C), einer schiebt (B) - das klappt immer!
- *S. 298:* Die 17 Monate alten Drillinge beim Spiel mit Mutter und Geschwistern
- *S. 335:* Die sechsjährigen 'Heidelberger Drillinge' ABC kommen in die Schule (v.li. B, C, A)
- *S. 344:* Die Geschwister lesen den dreijährigen Drillingen vor
- *S. 379:* Arnt, Bernd und Christian - inzwischen Studenten - in einer Fernsehsendung. Sie tragen ihre von Arnt entworfenen und geschneiderten Overalls - mit dem von Schwester Ute gestalteten ABC-Signet. Schon lange ist dies auch das bekannte 'Markenzeichen' des ABC-Clubs.
- *S. 395:* Sechs Drillinge in einer Klasse - das war einmal. Hier sind sie als 19jährige Nachbarn im Bild - noch vor dem Abitur...
- *S. 398:* Frau im Wochenbett mit Vierlingen, Mitte 15. Jh. Gemälde im Archiv des Gerobaus von Schloss Lichtenstein, Schwäbische Alb.
- *S. 403:* Die ABC-Drillinge an ihrem 36. Geburtstag mit ihrer doppelt so alten Mutter im stürmischen Schottland (v.li.: B, C, A)
- *S. 415:* Logo des ABC-Clubs e.V., entworfen von Ute Grützner
- *S. 442:* Die Autorin Helga Grützner-Könnecke

(Alle Fotos privat)

Vorwort

Am 24. September 1993 verliehen wir unter der Schirmherrschaft von Bundespräsident Dr. Richard von Weizsäcker in Bensheim zum vierten Mal den Karl Kübel Preis. Er war dem Schutz des geborenen und ungeborenen Lebens gewidmet. Neben dem Verein „Leben lernen" in Berlin zeichnete die von mir gegründete Karl Kübel Stiftung für Kind und Familie die internationale Drillings- und Mehrlingsinitiative „ABC-Club" in Darmstadt als Preisträger aus.

Mit meiner Stiftung möchte ich dazu beitragen, dass immer mehr Eltern in der Welt der leiblich-seelisch-geistige Nährboden für ihre Kinder sein können. Angesichts der auflösenden Tendenzen in Familie und Gesellschaft ist es von höchster Dringlichkeit, die Werte zu vermitteln, bewusst zu machen und zu pflegen, die dem menschlichen Dasein tragenden und verlässlichen Grund verleihen. Die Stiftung sieht diese Werte verwurzelt im ökumenischen Glaubensgrund des Christentums.

Eine Gesellschaft, die die Verbesserung der Qualität des Lebens will, muss damit beginnen, der menschlichen Entfaltung Vorrang einzuräumen. Unser Anliegen kann nur sein, dem Menschen zu helfen fähig zu werden, dass er selbstsicher, urteilsfähig, kreativ und aktiv für Solidarität wirkend im Leben steht.

Zur Bewerbung um den Karl Kübel Preis 1993 waren alle eingeladen, die Jugendliche und Erwachsene zum Wohl des Kindes und der Familie bei wichtigen Entscheidungen in den Phasen des Elternwerdens und Elternseins nachhaltig begleiten und fördern. Viele Eltern sind mit einer nicht geplanten und oft nicht gewünschten Mehrlingsschwangerschaft konfrontiert. Die Gründerin des „ABC-Clubs", Helga Grützner-Könnecke, ist selbst Mutter von inzwischen erwachsenen Drillingen. Aus ihrer Privatinitiative vom Wohnzimmertisch aus ist seit der Gründung im Jahr 1982 ein international bekannter Verein geworden. Der Club hilft mit Informationen, Aufklärung und Beistand, aber auch bei der Vermittlung und Verteilung von Sachgütern. Ein spezielles Anliegen ist die ethische Bewusstseinsbildung.

Vom Engagement des ABC-Clubs bin ich persönlich sehr angetan. Zusammen mit meiner Ehefrau Mary Anne habe ich Frau Grützner-Könnecke ermuntert, ihre Erfahrungen aus der Arbeit mit Mehrlingsfamilien zusammenzutragen und zu veröffentlichen. So ist dieses wertvolle Buch entstanden. Möge es vielen Eltern helfen, die mit Schwangerschaft, Geburt und der Erziehung von Mehrlingen herausgefordert sind.

Ich danke Frau Grützner-Könnecke für ihr unermüdliches Engagement zum Wohle der Drillings- und Mehrlingsfamilien. Dem ABC-Club wünsche ich weiter fruchtbares Wirken im Dienst der Familie.

Karl Kübel

Wie dieses Buch entstand

„Kinder sind das Nonplusultra im Leben", sagte die Frauenärztin, die seit Jahrzehnten Kindern ins Leben verhalf, aber selbst keine hatte. „Beruf und Karriere sind nicht alles", meinte sie. Ich stimmte ihr zu.

Mein Traum waren vier Kinder und die Ausübung eines eigenständigen, kreativen Berufes. Vorbilder für solch ein Frauenleben waren mir meine Mutter, meine Groß- und meine Urgroßmutter, die ihrer Zeit weit voraus waren und mich in das Thema 'Emanzipation' einführten: persönlich - oder durch hinterlassene Schriften. Jede der drei Frauen hatte viele Kinder in äußerlich bescheidenen, fast ärmlichen, aber sehr kultivierten Verhältnissen mit Hilfe von Kindermädchen aufgezogen. Deshalb konnten sie ihre gelernten Berufe (Erzieherin, Lehrerin, Krankenschwester), ihre künstlerischen und sprachlichen Talente als Pfarrfrauen weiterhin ausüben - ehrenamtlich, versteht sich. Dafür waren ihnen Ansehen, Anerkennung und Befriedigung sicher. Meine Ahnfrauen schrieben aus Leidenschaft für sich selbst, für Zeitschriften, vor allem aber für ihre Kinder, wie Jahrhunderte zuvor eine andere Mutter: die Glückel von Hameln (1646 - 1724) - „damit ihr wisst, wo ihr herkommt!" Zwölf Kinder hatte die Glückel zur Welt gebracht - genau wie meine Urgroßmutter Amalie.

Unglaublich, was diese kinderreichen Mütter leisteten. Das Schreiben wollte ich ihnen nachmachen, aber ohne eine so große Kinderschar, bei der man ständig auf fremde Hilfe angewiesen ist. Irgendwann sollte dann das 'Fünf-Generationen-Frauen-Erfahrungsbuch' entstehen - aus uralten Schriften meiner Vormütter, aus neuen Beiträgen der Töchter und aus meinen eigenen Erfahrungen. Es würde spannend sein, in solch einer Schriftenfolge den Wandel der Verhältnisse und des Zeitgeistes zu sehen, und gleichzeitig das Zeitlose, Beständige der mütterlichen und kindlichen Grundbedürfnisse darin zu erkennen.

Ich kam nicht dazu. Die Natur legte mir eine andere Spezialaufgabe in den Schoß: mein 'viertes Kind' - Drillinge! Arnt, Bernd und Christian hatten das seltene Glück, nach über 40 Wochen Schwangerschaftszeit reif und normal auf die Welt zu kommen. So wurde ich mit einem Schlag eine Sechskindermutter, die in der Arbeit für ihre große Familie versank. An Schreiben war nicht mehr zu denken.

Ich musste meine Träume auf Eis legen. Aber mein Leben blieb bunt und faszinierend mit Drillingen und der Dreiergruppe von Einzelkindern, die in dreieinhalb Jahren zuvor geboren worden waren. Welche Mutter hat schon die Chance, Entwicklungsschritte und Verhaltensweisen von unterschiedlichen Dreiergruppen zu beobachten, zu vergleichen und die Vor- und Nachteile für sich und ihre Kinder herauszufinden? Ich war stolz auf meine Sechs und trotz der vielen Arbeit meistens eine zufriedene Frau.

16 Jahre später: „Wissen Sie, dass Ihre Drillinge gelegentlich ...", begann die Frau des Fahrschullehrers, der unsere älteren Töchter unterrichtet hatte. Ich machte mich wieder einmal auf Ungewöhnliches gefasst. „Wissen Sie, dass Ihre Drillinge mit dem Citroen ihrer Schwester --?" Welcher Drilling das Auto zuletzt gesteuert hatte, konnte niemand sagen. „Wenn die Drei ohne Führerschein von der Polizei erwischt werden ---!!", ging es mir durch

den Kopf. Ich hatte keine Ahnung von den Schwarzfahrten meiner Jüngsten gehabt: Erstens, weil sich meine Kinder hervorragend auf selbständige Teamarbeit verstanden; zweitens, weil ich mir abgewöhnt hatte, jeden Schritt meiner Heranwachsenden zu kontrollieren, um die eigenen Ängste in Schach zu halten; drittens, weil ich in dieser Zeit große Sorgen um ein krankes, älteres Kind und um meine hochbetagte Mutter hatte. Da blieb auch die Suche nach einem befriedigenden Job für meinen dritten Lebensabschnitt auf der Strecke.

Kurz: Nach langen Jahren als stolze Mutter und oft gestresste Familienmanagerin geriet ich in eine depressive Phase. Warum? Wegen der Sorgen und Aufregungen in meiner Familie? Oder - weil ich den Anschluss an die außerhäusliche Berufswelt verpasst hatte? Oder - weil mich die Krise des mittleren Lebensalters, genannt Midlife-Crisis, erwischt hatte und alles in trübem Licht erscheinen ließ? Das konnte ich nicht zugeben, obwohl ich wusste, dass die hormonelle Umstellung, die Zeit der Midlife-Crisis, im Leben jeder Frau - Ende 40, Anfang 50 - eine gewisse Rolle spielt.

Da kam mir die Idee, mit älteren Drillingsmüttern Erfahrungen auszutauschen. Ich wollte wissen, wie sie den jahrelangen Stress überlebt hatten: erschöpft, depressiv, oder mit einem Sprung in eine interessante außerhäusliche Tätigkeit? Waren Schwierigkeiten mit unseren Jugendlichen auf den Einfluss aus Schule und Gesellschaft oder eher auf die Drillingssituation zurückzuführen? Oder spielten die Persönlichkeiten der Eltern, besonders der Mütter, eine Schlüsselrolle? Oder wirkte alles zusammen?

Vom Schreibtisch aus begann ich, Drillingsmütter wie Stecknadeln im Heuhaufen zu suchen. Ich wurde fündig und sah, dass ich mit meiner Krise kein Einzelfall war. Vor allem erkannte ich den riesigen Bedarf an Erfahrungsaustausch und konkreter Hilfe für jüngere Drillingsmütter. Für sie reichten die vorhandenen Informationen von Zwillingsmüttern nicht aus. Deshalb gründete ich 1982 die erste 'Internationale Drillings- und Mehrlingsinitiative' der Welt, den „ABC-Club", benannt nach meinen Söhnen Arnt, Bernd und Christian. Meine Idee war, Daten, wichtige Informationen und

Erfahrungen zu sammeln und für Mehrlingsfamilien nutzbar zu machen. Außerdem hoffte ich, dadurch neue Erkenntnisse aus der psychologisch-pädagogischen Forschung zu gewinnen.

Meine Bemühungen stießen auf so positives Echo, dass sich daraus ein weit gespanntes Netzwerk entwickeln ließ. Die Suche nach einem Job für meine dritte Lebensphase wurde dadurch hinfällig. Auch die Buch-Ideen mussten weiter 'auf Eis' gelegt werden.

Im Lauf von 20 Jahren ABC-Club erzählten mir einige Tausend Mehrlingsmütter von ihren Sorgen und Ängsten, von der Faszination und vom Glück mit ihren Drillingen. Seit 1983 meldeten sich zunehmend Frauen mit Drillings- bis Sechslingsschwangerschaften nach Sterilitätsbehandlungen. Von da ab setzte ich mich intensiv mit Problemen der Kinderwunschbehandlungen auseinander. Dabei waren mir die langjährigen Kontakte zur Medizinerwelt durch meinen früheren Beruf und durch meinen Mann äußerst hilfreich. Immer wieder wurde ich aufgefordert, in medizinischen Zeitschriften Artikel zum Thema 'Drillinge' zu veröffentlichen. Auf Kongressen der International Society for Twin Studies (ISTS), der Reproduktions-, Pränatal- und Geburtsmediziner wurde meinen Vorträgen aus der Sicht erfahrener Mütter sehr aufmerksam zugehört.

Die ABC-Arbeit wurde durch Ehrungen von der Stadt, Ländern und Bund ausgezeichnet. Elf Jahre nach der Gründung des Clubs durfte ich den großzügigen 'Karl Kübel Preis 1993' in Empfang nehmen, der von der international tätigen 'Karl Kübel Stiftung für Kind und Familie' vergeben wurde. Der Stifter und seine Ehefrau gaben mir persönlich den Auftrag: „Ziehen Sie Bilanz! Es ist wichtig, Ihre außergewöhnlichen Erfahrungen, Beobachtungen und Erkenntnisse durch ein Buch an viele Menschen weiterzugeben!" Ich versprach, es zu tun, und ich tat es gern.

So entstanden schließlich zwei Bücher: Ein autobiografisches, das zugleich ein Zeitdokument ist - und dieser Ratgeber. Beide Bücher enthalten die Bilanz meiner Erfahrungen aus 40 Jahren - und die von unzähligen anderen Drillings- und Vierlingsmüttern des In-

und Auslands. Mit dem Ratgeber will ich Frauen in ungewöhnlicher Situation Mut machen, Denkanstöße und Tipps für praktische Hilfen geben. Gleichzeitig weise ich auf die enromen Risiken der höhergradigen Mehrlingsschwangerschaft hin, damit alles Vorbeugende für die werdenden Mütter und ihre Kinder getan werden kann. Ich möchte auch erreichen, dass durch entsprechende Beratung der Kinderwunschpaare vor Sterilitätsbehandlungen höhergradige Mehrlingsschwangerschaften der Gefahren wegen möglichst vermieden werden.

Natürlich dachte ich beim Schreiben besonders an die Nachkommen meiner Familie, in der es seit Generationen Zwillinge und seit 1964 auch Drillinge gibt.

Am Ende dieses Berichtes komme ich auf den Anfang zurück: Niemals hat mich beim Schreiben die Frauenfrage losgelassen, die stets vom Zeitgeist geprägt wird und das Schicksal vieler Mütter und Kinder bestimmt. Die Drillingsmütter-Thematik ist nur ein Teil davon. Das „Fünf-Generationen-Frauen-Erfahrungsbuch" steht noch aus, aber die Ideen werden von meiner Tochter Almut, Professorin für Literatur und Frauenforschung in USA, weiter verfolgt.

Dieses kleine Werk entlasse ich nun in die Öffentlichkeit mit herzlichem Dank an meine Familie, besonders an meinen Mann. Ich danke herzlich meinen Freundinnen und Freunden - und Karl Kübel mit seiner großartigen Stiftung. Sie alle haben jahrelang meine ABC-Arbeit und die Entstehung dieses Buches mit Geduld und Respekt begleitet und unterstützt. Sie haben mich ermutigt, nicht aufzugeben, wenn mir die Arbeit zu viel wurde. Ihre Namen stehen auf einer besonderen Dankesliste. Durch unser Zusammenwirken und mein Durchhalten konnten die vorliegenden Erkenntnisse endlich anderen Betroffenen zugänglich gemacht werden.

Helga Grützner-Könnecke

Für wen das Buch
besonders wichtig ist

■ **Für Schwangere und Mütter mit höhergradigen Mehrlingen,**
- weil sie Unterstützung, Tipps und Ermutigung brauchen,
- weil Anmerkungen und Fußnoten in allgemeinen Schwanger-
schafts- und Zwillings-Ratgebern für sie nicht ausreichen,
- weil dieses Buch eine Ahnung vom ganz normalen Alltag der
Familien mit höhergradigen Mehrlingen vermittelt,
- weil positive Erfahrungen von gestandenen Mehrlingseltern jungen Eltern und ihren Kindern hilfreich sein können,
- weil Mehrlingsmütter keine Zeit zum langen Lesen, sondern nur
zum Nachschlagen haben.

■ **Für SchwangerschaftsberaterInnen, Hebammen, Sozial-
arbeiterInnen, Gesundheitsbehörden, Kinderärzte, Jugendämter, Wohlfahrtsverbände,**
- weil sie dadurch ein authentisches Bild von der speziellen
Situation der Mehrlingsschwangeren und -mütter bekommen, die

unbedingt unterstützt werden müssen,
- weil Drillinge/Vierlinge auf Grund reproduktionsmedizinischer Behandlungen sehr häufig erste Kinder - und die Mütter noch unerfahren sind,
- weil gut informierte Paare schwierigen Situationen durch Wissen und entsprechendes Verhalten vorbeugen - und Gefahren mindern können.

Für Reproduktionsmediziner und für Paare mit unerfülltem Kinderwunsch,
- weil zu jeder Aufklärung vor einer künstlichen Befruchtung die echte Auseinandersetzung mit der Mehrlingssituation gehören sollte, ehe eine Entscheidung für die Anzahl der zu transferierenden Embryonen gefällt wird,
- weil in Unkenntnis der Mehrlingswirklichkeit zu oft eine übereilte Zustimmung für den Transfer von drei Embryonen gegeben - oder ausdrücklich gewünscht wird,
- weil viele Paare nicht realisieren, dass jedes zusätzliche Baby im Vergleich zur Einlings- und Zwillingsschwangerschaft die Risiken für Mutter und Kinder stark erhöht.

Für meine eigene Familie und die Familien meiner sechs erwachsenen Kinder,
- durch die ich weiterhin im aktuellen Leben mit Kindern eingebunden bin.

Für die „Karl-Kübel-Stiftung für Kind und Familie",
- die Eltern und Kinder in aller Welt, ebenso Schwangere in Konfliktsituationen unterstützt. Sie hat die Entstehung dieses Buches gefördert.

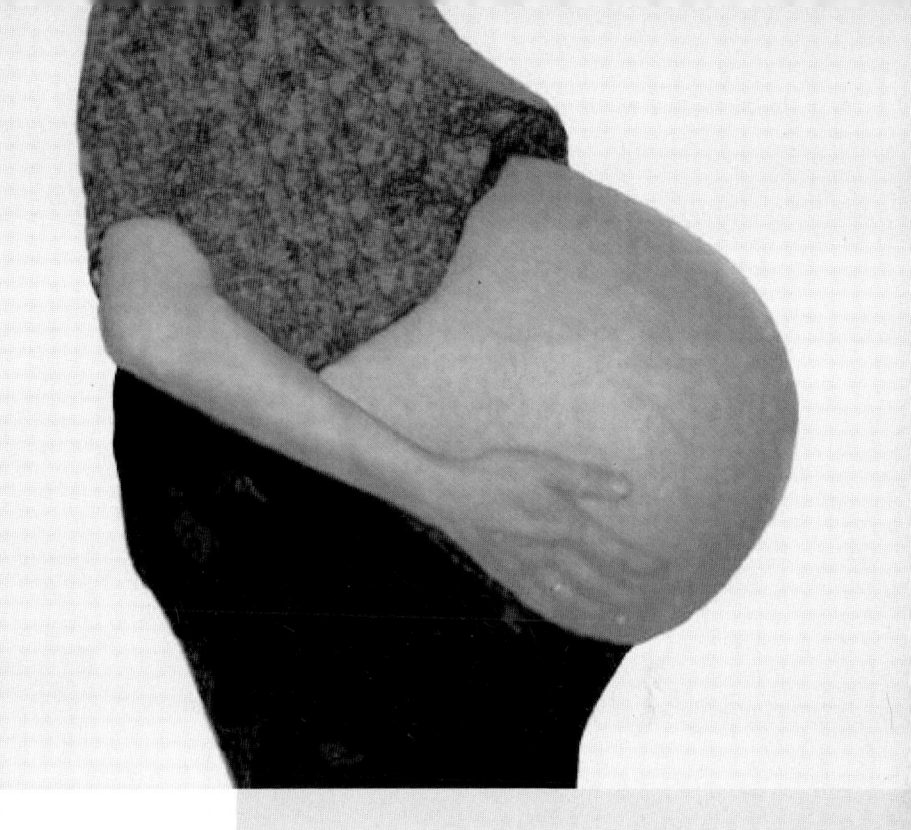

Schwanger -
mit Drillingen

Umwerfende Nachrichten - Mehrlinge???

Eine umwerfende Nachricht 1964

„Dürfen wir noch einmal untersuchen?", fragte der Professor, ehe er meinen riesigen Bauch vorsichtig abtastete. Mit dem Verdacht einer Zwillingsschwangerschaft hatte ich mich vier Tage vor dem errechneten Geburtstermin vorsichtshalber in die Obhut der Heidelberger Universitäts-Frauenklinik begeben. Ultraschall gab es noch nicht. 39 Wochen und sechs Tage meiner vierten Schwangerschaft waren bereits geschafft. „Ich will nicht, dass du plötzlich die Zwillinge im Taxi bekommst", hatte mein Mann, ein junger Arzt im Klinikum, auf der Herfahrt gemeint. Weil der Bauch so viel unförmiger als bei meinen drei anderen Schwangerschaften war, vermuteten wir ein großes Gewächs neben den Zwillingen. Mit einer Röntgenaufnahme waren wir sofort einverstanden.

Mir war angst und bange vor der Diagnose. Ich betete zu Gott: „Bitte - lass die Zwillinge gesund zur Welt kommen - trotz des schrecklichen Gewächses - bitte - lass sie gesund sein - lass sie gesund sein - bitte!" Plötzlich streiften meine Gedanken zum ersten Mal - - Drillinge! Könnten es Drillinge -- ??? Nein, das war zu abwegig.

Die Gesichter der drei Ärzte an meinem Bett ließen eine schwerwiegende Botschaft erahnen, weil sie so undurchdringlich - freundlich - sachlich dreinschauten. Ich war auf eine umwerfende Nachricht gefasst. Da blickte mich der untersuchende Arzt aus den Augenwinkeln an und sagte in die Stille hinein: „Es könnte sein, dass Sie Drillinge bekommen!" Ich musste laut lachen und antwortete: „Daran habe ich gerade auch gedacht!"

Alle Anwesenden waren erleichtert über meine unkomplizierte Reaktion, und ich - der glücklichste Mensch auf der Welt: Anstatt eines schrecklichen Gewächses trug ich ein drittes Kind als Ursache meiner Beschwerden! Staunend, überwältigt sah ich auf dem Röntgenbild, wie wunderbar die Kleinen lagen: alle Köpfchen in der richtigen Richtung. „Können Sie noch durchhalten, bis die regulären Wehen einsetzen?" fragte der Professor. „Jeder gewonnene Tag ist für die Kinder von unschätzbarem Wert!" „Klar", antwortete ich, „natürlich kann ich das" - und biss die Zähne zusammmen. An die viele Arbeit, die enge Wohnung und unsere knappen Finanzen dachte ich nicht eine Sekunde lang. Die Freude über die Aussicht auf eine optimale Geburt reifer und gesunder Drillingskinder überdeckte alles. - Diese Art Storys gibt es nicht mehr.
➤ *Fortsetzung im Kapitel „Eine spontane Drillingsgeburt 1964"*

Die umwerfende Nachricht 2003
unterscheidet sich erheblich von der des Jahres 1964: Heute können Mehrlinge von erfahrenen Frauenärzten mit modernen Ultraschallgeräten schon um die sechste Schwangerschaftswoche entdeckt werden. Zuerst sind es nur 'Pünktchen' - noch ohne kindliche Herzaktionen -, die auf dem Bildschirm zu sehen sind: eins, zwei, drei - oder mehr. Alles ist möglich. Nicht selten verstecken sich die Mehrlinge hintereinander. Dann könntest du von der Anwesenheit eines oder zwei weiterer Embryonen bei einer späteren Untersuchung überrascht werden. Versuche trotzdem, die Nerven

zu behalten, denn vor der 12. bis 14. Schwangerschaftswoche ist noch gar nichts sicher! Deine Ärzte werden dir erklären, dass bis dahin niemand genau sagen kann, wie viele der gesichteten Embryonen sich endgültig in deinem Uterus einnisten und weiter wachsen werden. In jedem Fall wird man dich während des ersten Vierteljahres regelmäßig und engmaschig zur Ultraschallkontrolle bitten. Es ist nicht einmal auszuschließen, dass du am Ende dieser Zeit doch nur mit einem oder zwei Kindern schwanger bist.

➤ *Mehr dazu im Kapitel „Wenn Feten von selbst verschwinden"*

Manche Ärzte werden dich für den Fall, dass es bei höhergradigen Mehrlingen bleibt, schon jetzt auf die Möglichkeit der umstrittenen Teilabtreibung hinweisen. Man nennt diese Maßnahme auch Reduktion, Fetozid oder Embryozid. Andere Ärzte raten ganz davon ab. Sie wollen durch den riskanten Eingriff keinesfalls den Fortbestand der Schwangerschaft gefährden, die vielleicht erst durch langwierige medizinische Behandlungen zustande gekommmen ist. Die Einstellung der Ärzte zur Reduktion richtet sich nach ihren Erfahrungen und nach ihrer persönlichen Weltanschauung. Du selbst wirst dadurch zur Auseinandersetzung und Stellungnahme für oder gegen höhergradige Mehrlingskinder herausgefordert.

➤ *Mehr dazu im Kapitel „Der Fetozid" (S. 55)*

Die umwerfende Nachricht 'Mehrlinge gesichtet', ist nicht leicht zu verkraften. Verständlich, wenn du zuerst geschockt und bald im Sturm der Gefühle hin- und her gerissen bist. Sehr viel hängt davon ab, ob deine Schwangerschaft erwünscht oder ungeplant eintrat, ob sie mit medizinischer Hilfe schwer erkämpft wurde oder ob du das Haus schon voller Kinder hast. Ich kann nur raten: Versuche, ruhig zu bleiben, auch wenn du noch nicht weißt, was nun wird! Du bist nicht die Einzige in dieser Lage, bist nicht allein! Warte ab und denke an Frauen, die - wie ich - schließlich jede Situation überstanden haben und die glücklich mit ihren Kindern geworden sind. Entsprechend deiner grundsätzlichen Lebenseinstellung werden sich deine Gefühle bald in einer Mischung aus Freude und ein bisschen Angst einpendeln. Das ist normal!

22

Erste und allgemeine Fragen - kurze Antworten

Ob es wirklich bei Dreien bleibt? Das ist noch gar nicht sicher. Und doch geht dir das Thema 'Drillinge' unentwegt durch den Kopf. Plötzlich fallen dir Fragen ein, auf die du früher nie gekommen wärst. Allen voran stehen die beiden folgenden, die mir von unzähligen Frauen trotz aller Unsicherheit stets zuerst gestellt wurden:

■ **Gibt es spezielle Kinderwagen für Drillinge?**
Die meistgestellte Frage. Hier kommt die verborgene Sorge zum Ausdruck, durch die Geburt von Drillingen nie mehr ohne fremde Hilfe wegzukommen. Keine Angst! Es gibt genug fahrbare Spezialuntersätze, neue und gebrauchte!
➤ *Mehr dazu im Kapitel „Mobil bleiben mit Drillingen" (S. 102)*

■ **Was steht mir an finanziellen Mitteln zu, wenn ich Mehrlingskinder bekomme?**
Leider steht keiner Frau wegen einer Mehrlingsgeburt irgendeine besondere finanzielle Unterstützung zu, z.B. zur Bezahlung einer Haushaltshilfe. Du hast Gelder von staatlichen Stellen, Kranken-

kassen oder Wohlfahrtsverbänden nicht anders zu erwarten als alle Familien, Mütter oder Schwangeren mit Einzelkindern.
Ausnahmen: Das Erziehungsgeld, das seit dem Einspruch des ABC-Clubs vor vielen Jahren pro Baby berechnet wird. Zusätzlich gibt es in einzelnen Bundesländern unterschiedliche Möglichkeiten der Unterstützung, z.B. Patenschaften. Das ist erfreulich, ändert sich aber oft. Deshalb frage beim ABC-Club und bei den Länderministerien nach.

➤ *In sozialen Härtefällen kann man mit Sonderregelungen rechnen!*

■ **Wie viele Mehrlingskinder werden in Deutschland jährlich geboren?**
Das Statistische Bundesamt in Wiesbaden meldete im Jahr 2000 die Geburt von rund 24.000 Zwillings-, rund 1.500 Drillings-, 40 Vierlings- und fünf Fünflingskindern. Die Kinder wurden dabei einzeln gezählt, nicht die Geburten der Mütter!
Während die allgemeinen Geburtenzahlen seit dem 'Pillenknick' 1964/65 kontinuierlich abnehmen, ist die Tendenz bei Mehrlingsgeburten steigend: Die jährliche Rate an Drillingsgeburten hat sich in wenigen Jahren verfünffacht.

■ **Wie viele höhergradige Mehrlinge aller Altersgruppen leben (einzeln gezählt) zur Zeit in Deutschland?**
Rund 45.000 Drillinge, Vierlinge, einige Fünf- und Sechslinge dürften zur Zeit in Deutschland leben. Das ist meine private Schätzung nach den Zahlen des Statistischen Bundesamtes.

■ **Ist die Möglichkeit größer, mit Mehrlingen schwanger zu werden (auch durch Hormonbehandlungen), wenn bereits in der engeren oder weiteren Verwandtschaft Zwillinge vorkommen?**
Ja, das trifft zu. Es gibt eine Vererbbarkeit von hormonellen Besonderheiten, die zu Mehrlingsschwangerschaften führen können. Frauen mit der Anlage zur Poly-Ovulation, d. h. zu mehreren, gleichzeitigen Eisprüngen, bekommen dann mehreiige Kinder. Aber auch eine Neigung zur Polyembryonie, zur 'Spaltungstendenz', kann vererbt werden. Die Folge hiervon sind eineiige Mehrlinge. Doch das alles ist relativ selten. Ich habe nur durch den

24

ABC-Club Drillingsmütter kennen gelernt, die selbst Zwillinge sind. Manche erzählten mir von ihren Drillingsgroßmüttern und sonstigen Mehrlingsverwandten aus der Zeit, als noch keine Hormonbehandlungen üblich waren. Auch die Mutter der ältesten mir bekannten Vierlinge (viereiig, Jahrgang 1912), die alle das neunte Lebensjahrzehnt erreichten bzw. überschritten, war selbst ein Zwilling. Ein anderer interessanter Fall in Deutschland: Die Tochter eines Drillingsmannes, selbst Einling, bekam spontan wieder Drillinge.

➤ *Fazit: Wer selbst Zwilling oder Drilling ist - oder Mehrlinge in der Familie hat - sollte bei Hormonbehandlungen unbedingt den behandelnden Arzt darauf hinweisen, um eine Überstimulation bzw. vermehrte Eisprünge zu vermeiden.*

▓ Gibt die 'Hellinsche Regel' verlässliche Auskunft über die Häufigkeit von Mehrlingen?

Nein! Doch nach wie vor werden Fragen nach der Häufigkeit von Mehrlingen mit der 'Hellinschen Regel' beantwortet. Obwohl sie nie genau gestimmt hat, steht sie weiterhin in medizinischen Lehrbüchern. Immerhin war sie ein grober Anhaltspunkt für natürliche Mehrlingsgeburten. Für Mehrlingsgeburten nach Kinderwunschbehandlungen trifft sie selbstverständlich nicht zu.

Die alte Regel des Dr. med. Dionys Hellin von 1895 lautet: Auf ca. 85 Geburten kommen einmal Zwillinge, auf 85x85 Geburten einmal Drillinge - und auf 85x85x85 Geburten einmal Vierlinge. Bis 1983 konnte die Regel bei sehr großzügiger Betrachtung ein grobes Bild ergeben. Demnach müsste früher auf ca. 7.225 Geburten eine Drillingsgeburt entfallen sein. Doch seitdem ab 1900 verwertbare Statistiken geführt werden, sind erst auf etwa 10.000 Geburten einmal natürlich gezeugte Drillinge nachweisbar.

▓ Warum haben die Mehrlingsgeburten in den letzten Jahren so enorm zugenommen?

Hauptursache: Kinderwunschbehandlungen, vor allem die Künstliche Befruchtung (IVF = In-Vitro-Fertilisation, ICSI = Intra-Cytoplasmatische Spermieninjektion). Durch den Transfer von drei Embryonen soll eine realistische Chance auf *ein* Kind gegeben werden. Das Embryonenschutzgesetz (ESG) erlaubt dieses Vorgehen. Die behandelten Paare wissen, dass es hierbei in der Mehrzahl zur Einlings-, Zwillings- oder zu gar keiner Schwangerschaft kommt. Sie wissen aber ebenso, dass sich dadurch eine Drillingsschwangerschaft entwickeln kann. Alles ist möglich!

Auch 'einfache' Hormonbehandlungen (mit Tabletten und Spritzen) führen immer wieder zu Mehrlingsschwangerschaften. Jeder Arzt darf Medikamente zur Auslösung eines Eisprungs oder 'nur' zur Zyklus-Regulierung verschreiben. Dabei - wie auch in spezialisierten Kinderwunschzentren - kommt es vor, dass eine Frau mit zu vielen Eisprüngen reagiert. Wenn dann das Paar entgegen dem Rat der Ärzte zusammen schläft, kommt es zur höhergradigen Mehrlingsschwangerschaft.

Der zweite Grund: Die erheblich gestiegenen Überlebenschancen für alle Frühgeborenen, auch für kleinste, extrem Frühgeborene dank der erfreulichen Fortschritte in der Pränatal- und Geburtsmedizin und in der Neonatologie.

■ **Was müsste getan werden, um höhergradige Mehrlingsschwangerschaften als Folge von Sterilitätsbehandlungen zu vermeiden?**
Kinderwunschbehandlungen gehören in die Hände von Spezialisten. Um bei der künstlichen Befruchtung eine Mehrlingsschwangerschaft sicher zu vermeiden, dürfte nur *ein* lebenskräftiger Embryo in die Gebärmutter eingesetzt werden. So wird es in Skandinavien und anderen europäischen Ländern mit 35 bis 40 Prozent Erfolg pro Versuch praktiziert. Dazu gehört jedoch, die Zellen im Glas nach der Befruchtung bis zum Blastocysten-Stadium mikroskopisch zu beurteilen.
Diese Methode ist den IVF-Spezialisten in Deutschland durch das Embryonenschutzgesetz (ESG) verboten. Dadurch haben die Ärzte keine Möglichkeit, den Embryo zu entdecken, der gute Chancen hat, sich einzunisten. Solange das ESG nicht geändert wird, muss also mit einer weiteren Zunahme von Drillingsschwangerschaften in Deutschland oder mit einem 'Behandlungstourismus' in Nachbarländer gerechnet werden.

▪ Warum gibt es so wenig Literatur über Drillinge - im Gegensatz zur Zwillingsliteratur?

Während die Zwillingsforschung schon vor über 100 Jahren von Sir Francis Galton (1822-1911) begründet wurde, hat die 'Drillingsforschung' erst begonnen. Drillinge konnte man bis 1983 nur sehr selten finden. Die wissenschaftliche Literatur bezog sich bisher meistens auf Schwangerschaft und Geburt von Drillingen - und auf die Entwicklung der frühgeborenen Mehrlinge. Eine Dissertation über die psychosoziale Situation der Drillingsmütter (*Jäger*) - und eine Diplomarbeit aus heilpädagogischer Sicht (*Felber - Suter*) sind außerdem entstanden. Arbeiten über das Dreiergruppen-Phänomen - gegenüber der Zwillingspaar-Situation - stehen noch aus. Der Datenschutz verhindert, eine größere Anzahl aller zehn Kombinationen von Drillings-Sets zusammen zu bekommen, um Vergleichsgruppen aufzustellen, Gesetzmäßigkeiten zu erkennen und Zufälle ausschließen zu können.

Die Bemühungen des ABC-Clubs, der durch freiwillige Angaben der Mehrlingsmütter ein eigenes Datenarchiv aufgebaut hat, sind deshalb von unschätzbarem Wert.

Die ersten drei Monate

(1. bis 12. Schwangerschaftswoche)

Befinden und Verhalten
in den ersten drei Monaten

Abwarten,

das ist die Antwort, die du in den ersten zwölf Wochen deiner Schwangerschaft häufig hören wirst. Trotzdem fragst du nach der umwerfenden Nachricht 'Mehrlinge gesichtet', wie dein Leben jetzt weitergehen soll. Wird es sich vom Leben einer 'Einlings-Schwangeren' unterscheiden? Nein, vorläufig nicht - bis auf die Tatsache, dass du häufiger zu Ultraschall-Kontrollen gebeten wirst. Aber immer wieder wird dir gesagt werden: Abwarten. Deshalb folgende Empfehlungen:

■ Versetze dich und deine Umgebung nicht in Alarmstimmung durch die Mitteilung einer Mehrlingsschwangerschaft - keinesfalls im ersten Vierteljahr. Erst nach 12 - 14 Wochen fest steht, wie viele Embryonen wirklich in dir weiter wachsen.

■ Deine Krankenkasse und dein Arbeitgeber hingegen müssen sehr früh wissen, dass du schwanger bist, wenn du die Bestimmungen des Mutterschutzgesetzes, Kündigungsschutz u. a. in Anspruch nehmen willst.

▨ Trotz der Unsicherheit in diesen ersten Monaten nimm die Diagnose 'Mehrlinge' ernst! Aber gehe noch nicht auf die Suche nach einem Drillingskinderwagen, wie es viele Drillingsschwangere verfrüht tun.

▨ Lasse deine Schwangerschaft regelmäßig und engmaschig durch Ultraschall-Kontrollen von Ärzten überwachen, die mit Mehrlingsschwangerschaften Erfahrung haben.

Befinden

Im ersten Vierteljahr wird das Befinden - wie bei jeder Schwangerschaft - geprägt sein von den großen körperlichen und seelischen Umstellungen und Anpassungsvorgängen an die neue Situation. Manche Frauen merken wenig davon, andere mehr. Allgemein ist die erste Zeit eine Phase der Instabilität, in der sich Vorfreude, Stolz, Angst, Unsicherheit und Verzweiflung mischen oder abwechseln können. Das gilt als normal! Dein Nachwuchs wird daran keinen Schaden nehmen.

Dein Partner wird hoffentlich auf solche Stimmungen, mit denen bei jeder Schwangerschaft gerechnet werden muss, mit Geduld und Verständnis reagieren. Obwohl alles noch in der Schwebe ist, werden deine Gedanken sehr viel um Mehrlinge kreisen. Wenn du bereits ein Kind hast, kannst du dir eine Zukunft mit mehrfacher Babypflege sogar realistisch ausmalen. Doch verzweifele nicht bei der Vorstellung, einen geliebten Beruf, eine Karriere in weite Ferne rücken zu sehen. Es kommen wieder andere Zeiten!

Ganz anders, wenn du - abgesättigt vom rauen Erwerbsleben - nach langen, vergeblichen Kinderwunschbehandlungen endlich durch künstliche Befruchtung schwanger geworden bist: Du und dein Partner, ihr seid jetzt überglücklich, dass es geklappt hat. „Lieber drei als keins!" sagen immer wieder Frauen nach IVF/ICSI - schon nach der ersten, noch unsicheren Ultraschalldiagnose. Andere erklären: „Wir wünschten uns sowieso drei Kinder!" Die Freude über eine Schwangerschaft ist oft so groß, dass bei manchen Paaren kaum Sorge um die Frühgeburt von höhergradigen Mehrlingen aufkommt. Wenn der medizinische Fortschritt das Wunder einer

Schwangerschaft hervorrufen kann - warum soll man dann nicht ebenso auf das Wunder einer komplikationslosen Drillingsgeburt hoffen - und vertrauen?

Übelkeit

Fast zwei Drittel aller Schwangeren leiden in den ersten drei Monaten an gelegentlicher bis anhaltender Übelkeit und Erbrechen, vor allem am Morgen. Das ist zwar unangenehm, aber nicht gefährlich, solange nur selten Erbrechen auftritt. Die Beschwerden in der ersten Hälfte einer Schwangerschaft müssen sich nicht automatisch durch Mehrlinge verdoppeln oder gar verdreifachen! Mehr als ein Drittel aller Frauen hat das Glück, während keiner einzigen Schwangerschaft von Übelkeit geplagt zu werden. Das gilt auch bei Drillingen - wie z.B. bei mir. Wenn eine Frau verstärkt an Übelkeit leidet, gibt es sicherlich andere Gründe dafür als die Anzahl der Feten.

Trotzdem berichten manche Ärzte, dass es bei Mehrlingen häufiger schon zu Beginn der Schwangerschaft zu starkem Schwangerschaftserbrechen kommt. Es kann sich nach wenigen Tagen bessern. Es kann aber auch eine stationäre Aufnahme nötig werden, um Flüssigkeits- und Salzverluste durch Infusionen auszugleichen. Denn zu Hause lässt sich ein echter Hungerzustand mit Stoffwechselentgleisung nicht mehr auffangen. Dies ist vor allem bis zur 14. Schwangerschaftswoche von sehr großer Bedeutung, weil sich in dieser Zeit das Organsystem der Kinder ausbildet.

> Wenn du fortgesetzt heftig erbrechen musst, ziehe sofort deine Ärzte zu Rate und warte nicht!

Spätestens in der zwölften bis 14. Schwangerschaftswoche hat sich die Hormonumstellung vollzogen. Danach geht es den meisten Frauen gut, manchen sogar 'supergut'.

Müdigkeit

Neben der Übelkeit klagen viele Frauen über ausgeprägte Müdigkeit. Du solltest dich deshalb bei jeder sich bietenden Gelegenheit hinlegen. Mache ein Nickerchen, wo und wann du nur kannst! Wenn du schon kleine Kinder hast, ist das sicher schwierig. Lege dich dann mit ihnen zum Mittagschläfchen hin. Alles andere lasse stehen und liegen! Es kommt sowieso bald nicht mehr auf den aufgeräumten Haushalt an, sondern andere Prioritäten müssen gesetzt werden.

Verhalten

Erfahrene Mütter von Mehrlings- und Einlingskindern stimmen mit mir überein, dass sie in den ersten vier bis fünf Monaten der Drillingsschwangerschaft keinen Unterschied zu ihren früheren Einlingsschwangerschaften feststellen konnten. Sie verhielten sich deshalb ähnlich unbefangen. Andere Mütter glauben, ihre Mehrlingsschwangerschaft von Anfang an 'anders' wahrgenommen zu haben. Sie verhielten sich vorsichtiger.

Die Belastbarkeit der Schwangeren ist individuell verschieden. Sie hängt auch davon ab, ob es sich um Erstgebärende handelt oder um Frauen, die schon geboren haben. Eine Norm für das Verhalten während der frühen Drillingsschwangerschaft gibt es nicht.

Normalerweise solltest du in den ersten Monaten nach der Mehrlingsdiagnose wie eine Einlingsschwangere leben: Dich gesund ernähren, deiner Arbeit nachgehen, dich auch schonen und entspannen, dich bewegen - Rad fahren, schwimmen, spazieren gehen, leichte Gymnastik ausüben.

Bitte nichts übertreiben, alles mit Maßen tun!

Es kommt auf die richtige Mischung an: Höre auf deinen Körper und lege Pausen ein, wenn dir danach ist. Das gilt auch bei der außerhäuslichen Arbeit. Dein Arbeitgeber weiß ja, dass du schwanger bist.

Wenn du bisher gewöhnt warst, besondere Sportarten oder Fitness-Programme in deiner Freizeit auszuüben, die Sauna regelmäßig zu besuchen, in der dünnen Luft hoher Berge zu wandern und in andere Klimazonen zu fliegen: Derartige Unternehmungen sind für eine Mehrlingsschwangere nicht angebracht. Lege das alles für eine Weile 'auf Eis', um nicht eine Fehlgeburt zu riskieren. Im Zweifelsfall sprich mit deiner Ärztin, deinem Arzt.

Krampfadern vorbeugen - schöne Beine erhalten
Krampfadern stellen sich sehr früh ein, oft schon, ehe der Bauch sich rundet. Du solltest sofort alles Vorbeugende dagegen tun, besonders, wenn eine gewisse 'familiäre Belastung' vorliegt.

Vermeide das Schleppen von Gewichten über fünf Kilogramm - und jedes Stehen auf der Stelle, z.B. beim Einkaufen. Wenn es sich nicht vermeiden lässt, tritt von einem Fuß auf den anderen oder laufe hin und her. Sei nicht zu schüchtern, um Hilfe beim Tragen oder um eine Sitzgelegenheit zu bitten. Wenn du schon ein kleines Kind hast, das noch gewickelt werden muss, ist alles leichter gesagt als getan: Dein Job zu Hause ist anstrengender als der Beruf außerhalb! Vielleicht kannst du das Wickeln des schweren Babys im Sitzen vor einem niedrigen Bett oder Tisch erledigen? Wenn es noch schwieriger wird, bitte deinen Frauenarzt um ein Attest, damit du von der Krankenkasse eine Heferin für dein Kleinkind bekommst.

Von jetzt an erledige alle Küchen- und andere Arbeiten im Sitzen, notfalls von einem Stehhocker aus - auch vor der Küchenspüle! Das Bügeln solltest du ganz abschaffen, denn ein Haushalt kann ohne diese Arbeit bestens bestehen. Es ist alles Gewohnheitssache! Gewöhne dir jetzt schon an, im Sitzen zu duschen und die Zähne zu putzen, nicht erst, wenn der Bauch eine schwere Kugel ist - und die Beine wegen Durchblutungsstörungen weh tun! Andererseits - stundenlanges Sitzen ist auch nicht gut. Wenn du noch in einem Beruf am Schreibtisch fest sitzen musst, bewege dich und deine Beine so oft es geht. Stehe möglichst oft auf, vertritt dir die Füße, laufe ein paar Schritte, damit das Blut wieder in Schwung kommt. Nimm dir einen Fußschemel an deinen Arbeitsplatz mit, auf den du deine Füße unter dem Schreibtisch stellst. Später kannst du das Bänkchen beim Stillen gut gebrauchen. Beim Liegen auf dem Sofa oder im Bett lagere deine Beine stets hoch.

Die wirkungsvollste Vorbeugung und Hilfe gegen Schmerzen in den Beinen sind Stützstrümpfe. Lasse sie dir in einer Länge verschreiben, die bis über die Oberschenkel reicht. Ansonsten kaufe die Strümpfe selbst. Ziehe sie jeden Morgen im Bett an und trage sie den ganzen Tag, nicht erst, wenn du neue, schmerzende Stellen spürst. Das Tragen der Strümpfe ist im heißen Sommer lästig. Es ist aber ein viel kleineres Übel als schmerzende oder auf Dauer 'knuddelige' Beine.

Nach der Schwangerschaft kannst du die Gummistrümpfe getrost wieder wegpacken. Wechselbäder sind sehr wichtig: Vergiss nicht das kalte Abbrausen deiner Füße und Unterschenkel nach jeder warmen Dusche. Denke an Spaziergänge, Radfahren und Schwimmen. Wenn du alle diese Vorschläge konsequent befolgst, kannst du nach der Mehrlingsschwangerschaft wieder schöne glatte Beine erwarten.

Sexualität

Oft wird Schwangeren gesagt, ihr Kind könne beim Geschlechtsverkehr keinen Schaden nehmen, da es im Bauch der Mutter gut geschützt sei. Das stimmt nicht ganz! Es darf nicht - wie in manchen Ratgeber-Büchern - heißen: „Bei Schwangerschaft ist erlaubt, was gefällt, so lange es dir und deinem Partner Spaß macht!" Prof. Holzmann* setzt zu Recht dagegen: „Erlaubt ist, was gefällt, so lange ihr sanft und behutsam miteinander umgeht. Dein Bauch darf nicht sehr belastet werden!" Derartige Sondersituationen kommen bei Mehrlingsschwangerschaften vermehrt vor. Aber mit etwas Fantasie kannst du während der langen Zeit der Enthaltsamkeit doch genügend Intimitäten mit deinem Partner austauschen. Viele Frauen sind im ersten Schwangerschaftsdrittel durch die Gedanken, was alles auf sie zukommt, und durch die körperlichen Veränderungen so abgelenkt, dass günstige Bedingungen für eine lustvolle Liebe fehlen. Vor allem Frauen, die zum ersten Mal schwanger sind, erleben jetzt die stärkste Abnahme ihres sexuellen Interesses. Das ist ganz normal und hat nichts mit Ablehnung des Partners zu tun. Erkläre es ihm, es ist wichtig! Keine Angst, alles wird wieder besser. Zärtlichkeit, Kuscheln und Schmusen sind jetzt umso notwendiger. Liebevolle Zuwendung kann eine wichtige seelische Stütze sein.

Zum völligen Verzicht auf Geschlechtsverkehr raten
Gynäkologen in folgenden Fällen:

- bei Fehl- und Frühgeburtsrisiko, das Mehrlingsschwangere und ältere Erstgebärende tragen,
- bei Neigung zu vorzeitigen Wehen, die der Orgasmus auslösen kann,
- bei tief sitzender Plazenta wegen der Gefahr einer Blutung,
- bei ungenügendem Muttermundverschluss,
- bei Neigung zu Scheideninfektionen.

Alkohol

Eine allgemein unterschätzte Gefahr mit weitreichenden Folgen für die Kinder ist Alkohol. Schon in kleinen Mengen kann er zur Embryopathie, zu Missbildungen, Kleinwuchs und Hirnschäden mit geistiger Behinderung führen. Verminderte Intelligenz, Verhaltensauffälligkeiten wie Konzentrationsstörungen, Zappeligkeit und Distanzlosigkeit sind die mildesten Erscheinungsformen. Jährlich werden in Deutschland einige Tausend Kinder mit solchen Schäden geboren, doch das Thema wird in der Bevölkerung weiterhin tabuisiert.

Schon 30 bis 90 Minuten, nachdem die Mutter getrunken hat, ist im Blut des Kindes die gleiche Alkoholkonzentration vorhanden. Da dem Ungeborenen die zum Alkoholabbau nötigen Eiweißstoffe noch fehlen, bleibt die Alkoholmenge bei ihm im Durchschnitt zwei- bis dreimal so lange erhalten wie bei der Mutter. Die Babys bekommen also einen regelrechten 'Rausch', der in der Summe zu den beschriebenen schweren Schäden führt. Daher:

Deinen Babys zu Liebe solltest du vom Moment einer Schwangerschaft an keinen Tropfen Alkohol mehr anrühren!

Nikotin

Deine Kinder rauchen mit, auch passiv! Zu Beginn der Schwangerschaft treten bei starken Raucherinnen gehäuft Blutungen und Fehlgeburten auf. Sofern die Schwangerschaft erhalten bleibt, machen sich später Mangelentwicklungen bei den Feten bemerkbar: Sie bleiben kleiner und werden mit geringerem Gewicht als die Babys von Nichtraucherinnen geboren.

Das Rauchen löst bei den Feten nicht nur vorübergehende Pulsbeschleunigung aus, sondern führt zu Sauerstoffmangel in der Plazenta, also zur Mangelversorgung der Babys. Raucherbabys leiden nach der Geburt doppelt so häufig wie andere Kinder unter Atemproblemen. Auch der Plötzliche Kindstod kommt bei ihnen öfter vor. Sogar das Leukämierisiko beim Kind kann durch Rauchen in der Schwangerschaft erhöht werden. Auch das Rauchen deines Partners, der Rauch am Arbeitsplatz oder im Restaurant - also Passivrauchen - hat die gleiche Wirkung für deine Babys und schadet ihnen. Prof. K. Holzmann gibt in seinem Ärztlichen Ratgeber „Schwangerschaft und Geburt"* praktische Tipps, wie du es schaffen kannst, mit dem Rauchen aufzuhören. Nachdem in jüngster Zeit dem Tabak bei der Verarbeitung weitere Stoffe (z.B. Ammoniak) hinzu gegeben werden, sind die Gefahren noch größer geworden (Dtsch. Ärzteblatt, Jg. 100, 26.9.03)

Medikamente

Ganz gleich, in welcher Schwangerschaftswoche du dich befindest: Medikamente, auch wenn sie noch so harmlos erscheinen, nimm nur nach Absprache mit deinen Ärzten ein! Es gibt zu viele Stoffe, die sich auf deine Feten schädlich auswirken könnten. Vermeide sie!

Empfehlungen zum Schluss

■ **Warte nie damit, schnellen ärztlichen Rat zu holen,**
wenn du dich unsicher oder nicht besonders gut fühlst; wenn dir
Unbekanntes auffällt oder du wissen willst, wann besonders vorsichtiges Verhalten nötig ist. Höre auf den Rat deiner Ärzte, vor
allem wenn du nach einer Kinderwunschbehandlung zum ersten
Mal schwanger bist. Eine Fehlgeburt sollte unter allen Umständen
vermieden werden.

■ **Besorge dir einen allgemeinen Ärztlichen Ratgeber
„Schwangerschaft und Geburt",**
von einem erfahrenen Frauenarzt geschrieben (→ siehe Service-
Teil). Dadurch wirst du auf allgemeine Fragen zur Schwangerschaft, auf die ich nicht näher eingehen kann, kompetente, aus-
führliche Antworten bekommen. Du wirst sehen, wie vieles für
alle Schwangerschaften gilt, auch bei Zwillingen und Drillingen -
jedenfalls in der ersten Hälfte der Schwangerschaft.

■ **Besorge dir einen Jahreskalender oder ein Tagebuch**
für deine persönlichen Aufzeichnungen über die Schwangerschaft.
Trage den ersten Tag der letzten vollständigen Menstruations-
blutung ein. Wichtig sind das Datum, wann zum ersten Mal die
Diagnose einer Mehrlingsschwangerschaft gestellt wurde - und
jede Beobachtung, die du jetzt machst. Deine Fragen, die zu Hause
und während der Arztbesuche auftauchen, Antworten und
Empfehlungen deiner Ärzte trage ein. Diese persönlichen Aufzeichnungen werden dir während der ganzen Schwangerschaft
nützlich - und später ein wertvolles Dokument sein.

Ernährung

Anfangs gibt es keinen Unterschied zwischen der Ernährung für Mehrlings- und Einlingsschwangere. Fast zwei Drittel aller Schwangeren haben in der ersten Zeit mit Übelkeit zu tun. Für viele Frauen ist in den ersten Monaten das Hauptproblem, sich trotz der Übelkeit so zu ernähren, dass es zu keinem Mangel an Vitaminen, Mineralstoffen und Flüssigkeit kommt.

Wie kannst du dich trotz Übelkeit gesund ernähren?
Was nützen dir die schönsten Theorien, wenn du jeden Morgen unter Übelkeit und niedrigem Blutdruck leidest und eigentlich gar nichts essen möchtest? Vielleicht widert dich Essen geradezu an. Deshalb der Vorschlag: Stelle dir am Abend ein Tablett am Bett zurecht, auf dem du Zwieback oder Kekse, Früchte, frische oder saure Gurkenstücke, eine Möhre, ein Getränk - und Honig findest.

Die Hauptsache: Wähle etwas, das du ein bisschen magst - in diesem Fall ohne strenge Rücksicht auf die Vollwertigkeit. Nachdem du dich am nächsten Morgen im Bett gereckt und gestreckt hast, solltest du zuerst eines der folgenden Mittel gegen Übelkeit ausprobieren.

Empfehlungen bei Übelkeit

- *Einen Esslöffel voll Honig* auf nüchternen Magen nehmen
- *Ingwerwurzel* - als Tee (aus dem Reformhaus) oder im wohl-schmeckenden Mixgetränk trinken (aus 2cm ausgepresster Ingwerwurzel, 8cl Möhren- und 10cl Apfelsaft selbst hergestellt).
- *Ein Glas Milch oder Buttermilch* trinken
- *Haselnüsse kauen* - auch tagsüber hilft das manchen Frauen.

Es ist besonders nett, wenn dir dein Ehemann/Partner ein leichtes Minifrühstück mit frischem Tee, Toast und leckerem Aufstrich ans Bett bringt. Wie schon gesagt, gelten die strengen Regeln der Vollwertkost dabei nicht, weil es jetzt wichtiger ist, im Übelkeits-Zustand überhaupt Energie zugeführt zu bekommen.

Fünf bis sechs kleine Mahlzeiten
mindestens statt der früheren drei großen solltest du jetzt tagsüber zu dir nehmen. Wichtig ist, dass deine Tagesration einen Teil fri-sches grünes Gemüse (Salat oder Spinat), einen Teil rotes Gemüse (Möhren oder Paprika, Rote Beete, Tomaten) und Kartoffeln als wichtigste Vitamin- und Mineralstoffträger enthält. Dazu gehört Fisch oder mageres Fleisch, Ei oder Geflügel. In den späteren Monaten deiner Schwangerschaft ergeben sich viele kleine Mahlzeiten aus 'Platzgründen' von selbst.

Wenn du trotz aller Maßnahmen fortgesetzt und heftig erbre-chen musst, ziehe deine Ärzte zu Rate - warte nicht!

Die Grundregel für gesunde Ernährung während der Schwangerschafts- und Stillzeit heißt: Ernähre dich vielseitig, aus-gewogen, nicht übertrieben kalorienreich, vor allem aber vitamin- und mineralstoffreich.

Lebensmittel, die auf dem Speiseplan der Schwangeren und Stillenden stehen sollen

■ **Die wichtigsten Energielieferanten**
Kohlenhydrate in Kartoffeln, Vollkornprodukten (Vollkornbrot, -reis, -nudeln, - mehl), Müsli, in Haferflockengerichten, Zerealien, Obst, Gemüse.

Mit *Fetten* solltest du grundsätzlich sparsam umgehen. Trotzdem sind sie wichtig, auch deshalb, weil dein Körper die fettlöslichen Vitamine A,D,E,K sonst nicht aufnehmen kann. Nimm nicht mehr als 70-80 Gramm täglich zu dir. Bedenke, dass überall in der Nahrung schon Fette versteckt sind. Das Braten in der Pfanne ersetze möglichst durch Kochen und Backen im Ofen. Es ist Gewohnheitssache! Iss wenig tierische Fette (Butter, Sahne, Käse). Gebrauche stattdessen gute Margarine, Leinöl (das gesündeste Öl und schmackhaft zusammen mit Quark), Olivenöl, Keimöle.

Fischöl: Nach neuen Erkenntnissen sind für Schwangere besonders wichtig die Omega-3-Fettsäuren, die vor allem in Fischöl enthalten sind - in Makrelen, Wildlachs, Heringen, Sardinen. Dieses Fischöl soll sich günstig auf die Entwicklung der Ungeborenen auswirken und auch einen Anti-Frühgeburts-Effekt haben. Studien zeigten, dass Risikoschwangere, die regelmäßig Fischöl in Form von Kapseln erhielten, seltener Frühgeburten erlitten (Prof. Holzmann).

■ **Die wichtigsten Eiweißspender** als Bausteine für die kindliche Entwicklung: Milch und Milchprodukte (Quark, Hüttenkäse, Käse, Yoghurt), Fisch, mageres Fleisch, Geflügel, Eier, Hülsenfrüchte, Sojaprodukte, Nüsse, Mandeln, Sonnenblumen- und Sesamkerne, Zerealien.

■ **Die wichtigsten Lieferanten für Vitamine und Mineralstoffe**
Möglichst frisches Obst (ungespritzte oder geschälte Äpfel in Mengen), Salate, Kartoffeln, Gemüse. Achte auf die ausgewogene Zusammenstellung von rotem und dunkelgrünem Gemüse! Letzteres enthält z.B. Eisen, Magnesium und Folsäure.

Folsäure ist für die körperliche und geistige Entwicklung der Babys ein besonders wichtiges Vitamin. Schon zu Beginn einer Schwangerschaft steigt der Folsäurebedarf der Mutter auf das Doppelte täglich an. Ein Mangel daran kann zu Blutarmut und Fehlbildungen der Feten im Bereich des Rückenmarkkanals (offenem Rücken) führen. Die Deutsche Gesellschaft für Ernährung (DGE) empfiehlt deshalb Frauen mit Kinderwunsch, schon vor einer Schwangerschaft auf eine ausreichende Folsäureversorgung zu achten. Folsäure steckt reichlich in dunkelgrünem Gemüse (Brokkoli, Spinat, Endivie, Wirsing), in Geflügel, Tomaten und Sojaprodukten.

Eisen benötigst du während der Schwangerschaft ebenfalls in doppelter Menge, die durch die Ernährung allein eventuell nicht gedeckt wird. Eisenquellen sind mageres Fleisch, fettarme Wurst, Fisch und Hülsenfrüchte. Bei längerer Unterversorgung droht eine Anämie, ein Mangel an roten Blutkörperchen - und damit eine schlechtere Sauerstoffversorgung der Babys. Eisen ist für die Blutbildung der Babys unentbehrlich. Eine Schwangerschaftsanämie kann Leistungsmangel und verstärkte Anfälligkeit für Infekte verursachen, sie kann aber auch zu einer Frühgeburt führen. Sie muss behandelt werden.

Jod ist notwendig für die Schilddrüsenhormone und für den Stoffwechsel. Du findest es im Seefisch, in Milch, jodiertem Salz.

Kalzium ist besonders wichtig für die Knochenbildung der Babys und für deine eigenen Zähne! Es ist reichlich enthalten in Milchprodukten, Emmentaler, Gouda oder Grünkohl.

Magnesium hat besondere Bedeutung für den Stoffwechsel, für Muskeln und Knochen. Es ist zu finden im Vollkornbrot, in Nüssen, Sojabohnen und Bananen.

Rücksprache mit dem Arzt ist nötig!

Frage deinen Arzt, ob du zusätzlich zur Nahrung Vitamine wie Folsäure oder die Mineralstoffe Eisen, Jod, Kalzium, Magnesium einnehmen sollst.

Nimm nichts auf eigene Faust ein, auch wenn durch gelegentliches Erbrechen ein Mangel an Vitaminen und Mineralstoffen entstanden sein kann. Denn wie ein 'Zuwenig' kann auch ein 'Zuviel' gefährlich sein.

Verzichte ganz auf den Genuss von Leber!

Sie enthält oft viel zu hohe Konzentrationen an Vitamin A, die besonders in der Frühschwangerschaft Schäden verursachen können. Die Vitamin-A-Dosis in Multivitaminpräparaten liegt dagegen niedriger. Befrage dazu deinen Arzt!

Vorsicht bei Salz!

Die ist auch bei jodiertem Salz geboten. Zwei bis vier Gramm täglich sind ein gutes Mittelmaß, fünf Gramm sind die oberste Grenze nach Prof. Holzmann. Denke daran, dass du möglichst keine Wassereinlagerungen (Ödeme) in deinem Gewebe bekommen willst. Wer dazu neigt, sollte sich gleich an die Ernährungsvorschläge der Gestose-Selbsthilfegruppe halten. Gegen Gebühr erhält man von dort wichtiges Informationsmaterial.

➤ *Siehe Adresse im „Service-Teil"*

Das tägliche Trinken

Trinken ist außerordentlich wichtig. Mindestens zwei Liter soll eine Drillingsschwangere täglich trinken, den Hauptanteil davon als Milch. So heißt die Empfehlung der 'Triplet-Connection' in USA, die seit zwanzig Jahren Erfahrungen von Drillingsmüttern sammelt und mit Ärzten zusammen arbeitet. Wir staunen: Wie kann eine Frau eine solche Trinkmenge schaffen?

Wasser

Stelle in deiner Wohnung an mehreren Plätzen Gläser, Krüge oder Flaschen mit Mineralwasser griffbereit auf. Noch besser ist

Leitungswasser, *wenn* es von eurem Wasserwerk auf seinen Gehalt geprüft ist. Die Anfrage bei der Gemeinde, ob man es unbesorgt ungekocht trinken kann, lohnt sich - und erspart eine Menge Schlepperei, Zeit und Geld. Oft bestätigen Wasserüberprüfungen und Vergleiche, dass Leitungswasser eine bessere Qualität und Zusammensetzung als Mineralwasser hat!

Milch, Buttermilch und Yoghurt
halte dir genügend im Kühlschrank vorrätig als wichtigste Eiweiß-, Kalzium- und Flüssigkeitslieferanten. Mit vier bis fünf täglich getrunkenen Gläsern Milch (und mehr) kannst du den Knochenaufbau und die Entwicklung deiner Kinder fördern. Gleichzeitig tust du etwas für den Erhalt deiner eigenen Zähne. Die könnten sonst durch die Schwangerschaft leiden.

Wenn du aber eine große Abneigung gegen Milch hast und nur wenig davon zu trinken schaffst, solltest du deinen erhöhten Eiweiß- und Kalziumbedarf anders abdecken: durch Buttermilch, Yoghurt und reichlichen Verzehr von Quark, Hartkäse und anderen eiweiß- und kalziumhaltigen Lebensmitteln.

Ungesüßte Früchte- oder Kräutertees,
verdünnte Obst- und Gemüsesäfte
sind empfehlenswert. Beachte, dass unverdünnte Obst- und Gemüsesäfte zu kalorienreich sind. Vermeide auch Limonaden und Säfte, die mit Zucker oder Süßstoff gesüßt sind.

Kaffee und schwarzer Tee
sind in Maßen erlaubt. *Eine* Tasse täglich kann als unbedenklich gelten. Beide Getränke vermindern die Aufnahme von Mineralstoffen im Darm. Das Koffein gelangt über die Plazenta auch in den Blutkreislauf der Babys. Forschungsergebnisse haben gezeigt, dass übermäßiger Kaffeegenuss sogar bei einer komplikationslosen Schwangerschaft das Geburtsgewicht der Babys erniedrigt - und das Fehlgeburtsrisiko drastisch erhöht (Prof. Holzmann, Dr. Novotny*)

Alkoholische Getränke
Auf diese verzichte ganz während der gesamten Schwangerschaft -

deinen Kindern zu Liebe! Du weißt es längst, was Alkohol anrichten kann.

➤ *Lies nach im Kapitel „Befinden und Verhalten"! (S. 30)*

Wenn du Schwellungen an den Beinen, an Händen, Fingern oder im Gesicht bemerkst, frage sofort deinen Arzt, wie viel du in solchem Fall trinken darfst - und sollst!

Deine Kinder essen und trinken mit

Das wussten zwar schon unsere Urgroßmütter, aber sie kannten keine Ernährungslehre und aßen häufig die falschen Lebensmittel in großen Mengen. Das Ergebnis waren oft zu große Kinder und schwere Geburten. Also kam die Regel auf: „Iss nicht für zwei oder mehr! Ein Kind nimmt sich, was es haben muss!" Wenn aber nicht 'alles' im mütterlichen Reservoir zur Verfügung steht? Inzwischen haben wir gelernt, dass ein Embryo schon in den frühen Stadien bestimmte Stoffe unbedingt braucht. Wir wissen, dass der Fetus sich nur optimal entwickeln kann, wenn er während des Wachstums mit allen wichtigen Nährstoffen ausreichend versorgt wird. Das gilt erst recht, wenn Mehrlinge heranwachsen. Ab der 'Zweiten Halbzeit' (ca. 20. SSW) ist eine Mehrlingsschwangerschaft nicht mehr mit einer Einlingsschwangerschaft gleichzusetzen. Du wirst es merken, wenn du schon Erfahrungen hast.

In der 'Zweiten Halbzeit' musst du samt deinen Mehrlingen reichlicher mit Nährstoffen versorgt werden als eine Einlingsschwangere!

Das heißt: Es kommt jetzt nicht nur auf die Auswahl und Zusammenstellung deiner Nahrungsmittel an, sondern auch auf die Menge derselben. In anderen Ländern, z.B. in USA, werden für mehrlingsschwangere Frauen individuelle Ernährungspläne erstellt. So etwas ist in Deutschland bis jetzt unbekannt. Dr. Thomas Brewer behauptet, durch solche gezielte Ernährung wären 'seine' Mehrlinge sehr viel länger als sonst üblich, oft sogar voll ausgetragen worden. Die 'richtig' ernährten Mütter hätten nur selten

Komplikationen bekommen wie z.B. Präeklampsie. (Aus: Twins´, Jan./Febr.1997 nach einer 10-Jahres-Studie mit 7000 Mehrlingsmüttern. Hauptsächlich handelte es sich um Zwillingsmütter.)

Hierzulande muss sich jede Mehrlingsschwangere ihren Speiseplan selbst schreiben. Du kannst aber auf Anregungen und hilfreiche Ernährungstabellen in Ärztlichen Ratgebern für normale Einlingsschwangerschaften zurückgreifen. Ich empfehle von Prof. K. Holzmann: „Schwangerschaft und Geburt" (nur über Apotheken zu beziehen) - oder von Dr. med. Ulrike Novotny: „Ausgewogen essen während der Schwangerschaft". Auch die Gestose-Frauen e.V . haben viele Tipps.

➤ *Adressen und Bücher, die weiterhelfen, siehe im „Service-Teil"*

Wie viel darf eine Drillingsschwangere zunehmen?
Niemand kann es genau festlegen. Denn die Gewichtszunahme bis zur Entbindung hängt von Folgendem ab: Von der Größe, vom Typ der Frau (schlank oder mollig) und davon, ob und wie viel Wasser sie eingelagert hat; vom Wachstum der Babys - und von der Dauer der Schwangerschaft. Die Gewichtszunahme verläuft also sehr individuell. Sie ist nicht der einzige Gradmesser für das Wohlergehen deiner Babys.

Wir können nur auf Erfahrungswerte verweisen. Die liegen nach Angaben von 50 Drillingsmüttern des ABC-Clubs in Deutschland zwischen 7 und 31 kg, durchschnittlich bei 18 kg. Die 'Triplet-Connection' in USA spricht von 20 bis 31,5 kg Gewichtszunahme bei ihren Drillingsmüttern. Die größte Gewichtszunahme bedeutet keineswegs, dass Babys nach einer langen Tragzeit besonders schwer und reif zur Welt kommen. Es kann auch anders herum sein. Mein eigenes Beispiel: Ich nahm höchstens 14 kg zu - und trotzdem wurden meine Drillinge mit Gewichten zwischen 2250g und 3060g geboren. So schwer wurden sie aber nur, weil sie über 40 Wochen Tragzeit hatten. Es gibt viele Kombinationen von Gewichten der Schwangeren, der Babys und der Tragzeiten. Einige mir bekannte Mütter, deren Babys alle mit Gewichten über 2000g in der 33. bis 37. Schwangerschaftswoche entbunden wurden, nahmen zwischen 14 und 24 kg zu. Allgemein lässt sich sagen: Ein schlanker Typ darf ruhig mehr zunehmen; wer schon mollig ist, sollte ein bisschen aufpassen. Warum? Bei Untergewicht und mangelnder Gewichtszunahme der Mutter sind auch die Babys unterernährt. Die Gefahr einer Frühgeburt ist dann erhöht. Bei übergewichtigen Frauen kommt es leicht zu hohem Blutdruck, manchmal zu erhöhtem Blutzuckerspiegel. Eine zu schnelle, starke Gewichtszunahme kann auch durch Ödeme (Wassereinlagerungen) entstehen und ein Hinweis auf eine sich entwickelnde Präeklampsie sein. Also Vorsicht!

Auch, wenn du viele Kilos zunimmst, kannst du in nicht ferner Zeit nach der Entbindung dein altes Gewicht wieder erreichen. Im Durchschnitt dauert es sechs Wochen bis zu diesem Zeitpunkt. Das gilt vor allem, wenn du dich weiterhin auf gesunde Weise ernährst und leichte sportliche Betätigung nicht vergisst.

Ein Tipp zum Schluss
Wie wäre es, wenn du die Grundregeln für gesunde Ernährung aus der Schwangerschafts- und Stillzeit beibehältst und deine ganze Familie daran gewöhnst? Diese Ernährung ist nicht nur die beste Gesundheitsvorsorge für alle, sondern gilt auch einfachste, wichtige Vorbeugung gegen Krebs. Sie ist ein großes Kapital, das du deinen Kindern mit auf den Lebensweg geben kannst.

Pränatale Diagnostik

„Ist mein Kind - sind meine Kinder - gesund?" Diese Frage beschäftigt jede Schwangere. Deshalb wird die pränatale Diagnostik gern in Anspruch genommen. Vor allem Frauen über 35 Jahre sorgen sich, eventuell ein Baby mit Down-Syndrom zur Welt zu bringen. Mit dem Alter der Mutter nimmt das Risiko dafür zu. Während es für 20jährige etwa 1:1000 beträgt und für 30jährige 1:900, wächst es für 35jährige auf 1:400, für 37jährige auf 1:250, für 40jährige auf 1:100 und für 45jährige auf etwa 1:25 an (Dr. C. Lees 1998*).

> Alle Untersuchungen, die in gewissem Umfang Aufschluss über den Gesundheitszustand der Kinder im Mutterleib geben, zählen zur pränatalen Diagnostik.

Zwischen den einzelnen Verfahren gibt es jedoch große Unterschiede. Die solltest du kennen, weil sie nicht nur Informationen vermitteln, sondern manche auch mit Unsicherheiten, andere mit besonderen Risiken verbunden sind. Du wirst entsprechende Entscheidungen treffen müssen.

Der Triple-Test (Dreifach- oder Alpha-Feto-Protein-Test) wird Frauen immer wieder nahe gelegt. Ein Grund: Es ist dafür 'nur' eine Blutentnahme zwischen der 15. und 18. Schwanger-schaftswoche nötig. Das Ergebnis liegt bereits nach einer Woche vor. Doch der Test ist so unzuverlässig, dass in Universitäts- und anderen größeren Kliniken keine Triple-Tests mehr durchgeführt werden. Es wird sogar davon abgeraten! Ein Beispiel dazu: Auf 1000 durchgeführte Tests kommen rund 100 Hinweise auf Down-Syndrom. Um die Richtigkeit zu überprüfen, muss anschließend eine Amniozentese durchgeführt werden. Dabei erweisen sich über 95 Prozent der Hinweise als falsch! (Dr. M. Albrecht 2001*)

➤ *Lasse lieber gleich die Finger davon! Du regst dich ganz unnö-tig über falsche Ergebnisse auf!*

Die Ultraschalluntersuchung (Sonografie)

ist die wichtigste und am häufigsten praktizierte Methode. Sie ist unschädlich, schmerzfrei und liefert wertvolle Informationen. Mehrlingsschwangerschaften sollten damit alle 14 Tage oder noch engmaschiger kontrolliert werden, ab der 28. Schwangerschafts-woche wöchentlich.

Der Spezialarzt für Pränataldiagnostik erkennt Besonderheiten Schon in den ersten drei Monaten einer Schwangerschaft wird er herausfinden, ob deinen Mehrlingen das "Fetofetale Transfusions-syndrom" gefährlich werden könnte. Der Spezialarzt wird dir sagen, ob in solchem Fall eine besondere medizinische Maßnahme getroffen werden muss.

➤ *Siehe Kapitel „Eiigkeit und 10 Kombinationen ..."(S. 80)*

Die Ultraschalluntersuchung des Nackens der Feten in der 11. bis 14. Schwangerschaftswoche dient dazu, die Dicke der Nacken festzustellen. Dieses zur Zeit beste, äußerlich anwendbare, ungefährliche Verfahren liefert frühe Hinweise auf eventuelle Herzfehler, auf das Down-Syndrom, auch Trisomie 21 oder Mongolismus genannt, oder auf andere Chromosomen-schäden. Absolute Sicherheit bietet diese Untersuchung nicht. Erfahrene Ärzte mit hochwertigen Ultraschallgeräten erkennen jedoch von der Norm abweichende Veränderungen. Hat ein Fetus ein dickeres Nackenpolster als normal (eine Schwellung, das dorsonuchale Ödem), dann wird der Schwangeren zur Amniozentese oder zu einem anderen invasiven Test geraten. Ohne einen solchen kannst du zu keiner sicheren Diagnose kommen.

Invasive Tests

Bei diesen Verfahren sticht der Arzt mit langen dünnen Nadeln durch Bauchdecke und Gebärmutterwand der Schwangeren in die einzelnen Fruchtblasen hinein. Es werden kleine Proben aus dem Inneren der Fruchtblasen zur Diagnosebestimmung entnommen. Dabei besteht die Möglichkeit einer Komplikation durch die Verletzung eines Feten, durch Infektionsgefahr und die Auslösung einer Fehlgeburt. Es gilt, diese Risiken abzuwägen gegen die Sicherheit der Auskünfte, die du über den Gesundheitszustand deiner Kinder bekommen wirst.

Die Chorionzottenbiopsie

Mit ihr können einige genetisch bedingte Krankheiten im Mutterleib festgestellt werden. Dieses Verfahren ist schon zwischen der 8. und 11. Schwangerschaftswoche möglich im Gegensatz zur Amniozentese, die frühestens ab der 14. Schwangerschaftswoche durchgeführt werden kann. Der Arzt entnimmt hierzu den Chorionzotten (kindliches Gewebe der Plazenta) mit der Nadel kleinste Mengen Zellen zur Chromosomenanalyse. Die Auswertung dauert höchstens eine Woche. Die Chorionbiopsie weist ein Fehlgeburtenrisiko von ein bis vier Prozent auf. Wird sie vor der zehnten Schwangerschaftswoche durchgeführt, könnte sie Fehlbildungen an den Zehen, Fingern oder im Mundbereich des Feten verursachen. Die Aussagen hierzu sind jedoch umstritten.

Die Amniozentese (Fruchtwasserpunktion)

wird zwischen der 14. und 18. Schwangerschaftswoche durchgeführt. Manche Ärzte sagen: bis zur 17., andere bis zur 26. Schwangerschaftswoche. Voraussetzung ist, dass du gesund bist und keine unzeitgemäßen Vorwehen hast. Bei diesem Verfahren wird wie bei der Chorionbiopsie je eine lange Nadel unter Ultraschallkontrolle in jede Fruchtblase eingeführt. Bei jedem Kind werden ein paar Milliliter Fruchtwasser, die kindliche Zellen enthalten, abgesaugt. Im Labor wird aus den Zellen eine Kultur angelegt. Die ungewisse Wartezeit von mindestens zwei, im Allgemeinen drei Wochen auf das Untersuchungsergebnis wird von vielen Schwangeren und ihren Partnern als ungemein belastend empfunden.

Bis der Befund der Amniozentese endgültig vorliegt, haben die meisten Frauen schon erste Kindsbewegungen gespürt. Diese Wahrnehmungen vergrößern den Konflikt, in dem sie sich befinden, wenn der Befund nicht in Ordnung ist. Die Frauen müssen jetzt die Entscheidung treffen - für oder gegen ein Kind in ihrem Leib, für oder gegen einen Fetozid... Wenn überhaupt, sollte deshalb die pränatale Diagnostik möglichst früh durchgeführt werden.

Die Ultraschalluntersuchung der Nackenfalten sollte auf keinen Fall später als in der 11. oder 12. Schwangerschaftswoche erfolgen.

Überprüfe vorsorglich deine Einstellung zu den verschiedenen invasiven Methoden!
Überlege *vor* einem invasiven Test, was du tun würdest, wenn der Befund der Fruchtwasseruntersuchung einen Herzfehler, das Down-Syndrom oder eine andere Fehlbildung bei einem deiner Kinder bestätigen sollte. Natürlich kommt es dann darauf an, wie die Diagnose genau ausfällt. Trotzdem lösen alle Überlegungen darüber größte Konflikte und meist Verzweiflung aus. Der Gedanke an einen Fetozid des beschädigten Kindes rückt in unmittelbare Nähe.

Andererseits möchtest du das Kind annehmen. Wie steht dein Partner dazu? Was ist, wenn die ganze Schwangerschaft durch einen invasiven Test oder durch einen Fetozid verloren geht? Es ist schrecklich, solche Entscheidungen treffen zu müssen. Wenn aber eine Abtreibung, ein Fetozid, aus welchen Gründen auch immer, für euch gar nicht infrage kommt? *Dann könnt ihr euch die 'invasiven Tests' mit ihrer psychischen Belastung sparen!*

Ein bisschen Ungewissheit bleibt
Wir sollten uns trotz der großartigen Leistungen der pränatalen Diagnostik immer wieder klar machen, dass auch heute nicht alle angeborenen Krankheiten und Veränderungen erkennbar sind. Du kannst keine hundertprozentige Garantie für vollkommen gesunde Kinder bekommen. Es gehört zu einer Schwangerschaft, ein bisschen Ungewissheit um die Ungeborenen auszuhalten.

Ultraschallbild mit Drillingen in der Schwangerschaftswoche 12+0. Von Karolina Reinhart, München, 2002.

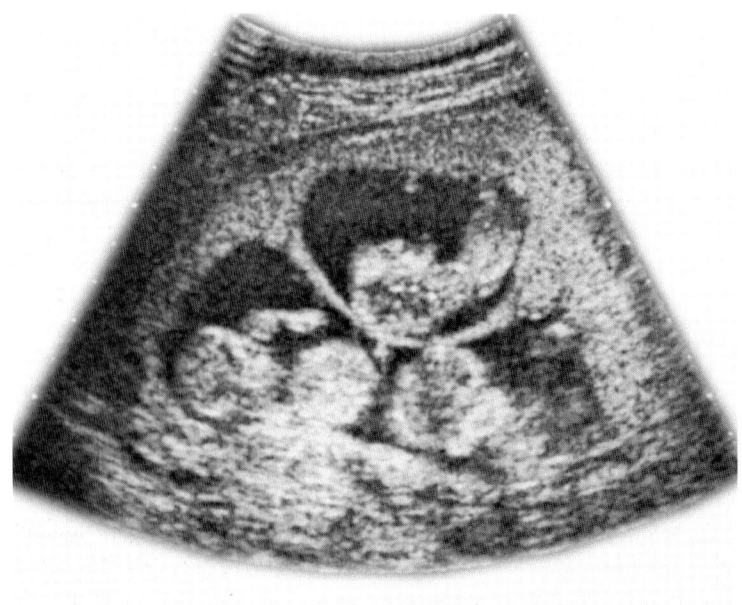

Wenn Feten
von selbst verschwinden -
ein Geheimnis der Natur

Erfahrene Ärzte mit modernen Ultraschallgeräten erkennen sie heute um die sechste Schwangerschaftswoche: Eins, zwei, drei winzige Embryonen, schon ehe die kindlichen Herzschläge zu sehen sind. Drillinge? Eine endgültige Diagnose gibt es zu einem so frühen Zeitpunkt noch nicht. Erst um die 12. bis 14. Schwangerschaftswoche ist klar, ob und wie viele Feten in dir heranreifen. In den meisten Fällen ist es nur einer. Wo sind dann die anderen geblieben?

Das natürliche Verschwinden von Embryonen bzw. Zwillings- oder Mehrlings-Feten wurde schon Jahrhunderte vor der Erfindung des Ultraschalls vermutet. In den ältesten 'Drillingsstudien' (Degenhardt et al. 1961*) wurde schließlich darüber geschrieben: „Es besteht kein Zweifel, dass sehr viel mehr Mehrlinge angelegt als geboren werden". Doch die Beweise konnten erst nach der Erfindung und mit dem Einsatz immer besserer Ultraschallgeräte erbracht werden. Nur langsam spricht es sich unter Schwangeren herum, dass sich zuweilen Mehrlinge auf ganz natürliche Weise im Uterus einnisten, aber einige von selbst wieder verschwinden.

In 70 Prozent aller anfänglich diagnostizierten Zwillingsschwangerschaften entwickelt sich nur ein Kind bis zur Geburt weiter. Die übrigen Embryonen bzw. Feten bilden sich wieder zurück und werden vom Körper der Schwangeren unmerklich aufgesaugt. Sie stellen keinerlei Gefahr für die Mutter und das weiter wachsende Geschwister dar. In seltenen Fällen bemerkt die Schwangere vielleicht eine leichte Blutung. Häufiger, als sie es ahnten, wird es manchen unserer Großmütter so ergangen sein.

Das 'Verschwinden' von Embryonen gilt auch für Frauen mit künstlich stimulierten Eisprüngen, ebenso für den Transfer von drei Embryonen bei der künstlichen Befruchtung (IVF, ICSI usw.). Mehrere Frauen haben mir die Geschichte ihrer Drillingsschwangerschaft erzählt, an deren Ende sie ohne irgendeinen Eingriff Einlings- oder Zwillingsmutter wurden. Natürlich trauerten diejenigen eine Weile, die sich sehr früh auf Drillinge eingestellt und darauf gefreut hatten. Das sollte jeder Außenstehende respektieren.

Tröstlich ist, wenn die Natur selbst die Entscheidung für eine kleinere Anzahl von weiter wachsenden Feten trifft. Die Überlebenden können so kräftiger werden.

Der Fetozid -
eine Auseinandersetzung

Prävention ist der Ausweg, der dieses Kapitel in Zukunft überflüssig machen könnte. „Vorbeugen ist besser als heilen", sagt das Sprichwort. Paare sollten schon *vor* einer Kinderwunschbehandlung die Risiken und möglichen Folgen einer Mehrlingsschwangerschaft kennen.

„Da kann man etwas machen!", sagen manche Ärzte, wenn sie mehr als zwei Embryonen bzw. Feten auf dem Bildschirm sehen. Sie meinen die Mehrlingsreduktion durch Fetozid. Andere Ärzte sind erst dann dieser Meinung, wenn sie mehr als drei oder vier Feten diagnostiziert haben. Wieder andere warnen generell vor dem Eingriff. Die ganze, mühsam errungene Schwangerschaft könnte dadurch verloren gehen. Alle Meinungen sind überlegt, sehr gut begründet und haben irgendwo Recht. Die Verwirrung für Nichtmediziner und Kinderwunschpaare kann nicht größer sein.

▉ Was bedeutet Fetozid?
Wird unter den Feten einer Mehrlingsschwangeren ein kranker entdeckt, dann kann dieser *selektiv* durch Fetozid getötet werden. Die

verbliebenen Geschwister erhalten dadurch bessere Entwicklungs-
möglichkeiten. Auch wenn alle Feten gesund erscheinen, wird
manchmal deren Anzahl reduziert. Hierzu wird *unselektiv* der am
leichtesten erreichbare Fetus ausgewählt. Es handelt sich also bei
jeder 'Mehrlingsreduktion durch Fetozid' um eine Teilabtreibung.

Dazu ermahnte bereits 1989 die Bundesärztekammer alle Ärzte:
„...unvertretbar ist es in jedem Fall, bei einer Sterilitätsbehandlung
und -beratung die Möglichkeit einer Korrektur durch Mehrlingsreduktion mittels Fetozid bereits zum Bestandteil einer Behand-
lungsstrategie zu machen. Diese muss vielmehr zum Ziele haben,
ein solches Risiko zu vermeiden." *(Dt. Ärzteblatt 86 H. 31/32 v. 7. 8. 89)*

■ **Warum werden Frauen auf den Fetozid aufmerksam
gemacht?**
Wir sind vom Ziel, die Risiken der höhergradigen Mehrlingsschwangerschaften zu vermeiden, noch weit entfernt. Immer wieder entstehen durch Sterilitätsbehandlungen Drillings- bis Sechslingsschwangerschaften. Deshalb gilt weiterhin der Rat der Bundesärztekammer: „Zur Verringerung der Risiken und zur Vermeidung schwerer Leiden für Mutter und Kind wird deshalb eine
Reduktion der Anzahl auszutragender Feten *auf drei und weniger*
durch intrauterine Abtötung überzähliger Feten (Fetozid) empfohlen... Das unselektive Abtöten der am leichtesten zugänglichen
Feten ist jedoch mit schweren ethischen und rechtlichen Problemen
belastet und steht im Widerspruch zu ärztlichen Grundsätzen." *(Dt.
Ärzteblatt s.o.)*

■ **Welche Gefahren sollen durch eine Mehrlingsreduktion ver-
mindert werden?**
Je mehr Feten, desto größer ist der Platzmangel und die Überbean-
spruchung des mütterlichen Körpers. Eine viel zu frühe Geburt ist
vorauszusehen. Die große Unreife der Babys kann schwere Krank-
heitsfolgen haben: Hirnblutungen, Lungen-, Herz-, Darmprobleme
(Enterokolitis!) usw. Je kleiner und unreifer die Frühchen geboren
werden, desto länger müssen sie mit hoher Sauerstoffkonzentration
beatmet werden, um zu überleben. Diese notwendige hohe Sauerstoffkonzentration ist eine große Gefahr für die Augen und kann bis

zur Blindheit führen. Alle diese Probleme möchten die Befürworter des Fetozids den Müttern und ihren Kindern ersparen. Das ist oft nur möglich, wenn einige der Feten zugunsten der Geschwister geopfert werden. Je weniger Feten im Mutterleib, desto länger ihre Tragzeit, desto größer die Reife der Babys. Das ist die Hoffnung, die den Fetozid ertragen lässt.

▧ Wie und wann wird ein Fetozid durchgeführt?

Am Anfang steht ein ausführliches Beratungsgespräch. Dazu gehört die Aufklärung des Paares über alle Risiken einschließlich der Möglichkeit, eventuell die ganze Schwangerschaft zu verlieren. Der Eingriff wird von einem Facharzt für Pränatale Diagnostik und Therapie meist um die 12. Schwangerschaftswoche vorgenommen. Per Ultraschall schaut er auf einem besonders großen Bildschirm nach den Feten, ihren Herzchen und ihren Nabelschnüren. Der ganze Vorgang kann von der Schwangeren auf dem Monitor mitverfolgt werden, sofern sie das will. Manche Ärzte operieren ohne jegliche Ruhigstellung und Betäubung der Frau, um nicht die gesamte Schwangerschaft zu gefährden, andere legen ihre Patientinnen in künstlichen Tiefschlaf. Mit einer langen Nadel wird durch die Bauchdecke der Schwangeren, durch Gebärmutterwand und Fruchtblase in das Herz oder in die Nabelschnurvene eines oder mehrerer Feten Kalium-Chlorid gespritzt. Es kommt zum Herzstillstand. Die kleinen getöteten Feten bleiben im Bauch der Mutter und werden im Lauf der Zeit von ihrem Körper aufgesaugt. Das Risiko, durch so eine Maßnahme die gesamte Schwangerschaft zu verlieren, liegt weltweit zwischen 10 und 20 Prozent (Hackelöer, Hausmann*) Es steigt mit fortschreitender Schwangerschaft an.

▧ Warum wird die Reduktion nicht früher vorgenommen?

Erst ab der 11. Schwangerschaftswoche wird in der Regel die Ultraschalluntersuchung der Nackenfalten mit eventuellen Hinweisen auf Fehlbildungen der Feten durchgeführt. Eine Amniozentese zur Sicherung der Diagnose ist sogar erst ab der 14. Woche möglich. Was wäre, wenn sich nach einem sehr früh unselektiv vorgenommenen Fetozid herausstellte, dass eines der verbliebenen Kinder an einer Fehlbildung oder Down-Syndrom leidet, während zuvor ein vermutlich gesunder Fötus abgetrieben wurde? *Es gibt also Gründe, den unselektiven Fetozid in einen selektiven Fetozid umzuwandeln* und dafür den späteren Zeitpunkt in Kauf zu nehmen. Allerdings wird dann das Risiko einer Fehlgeburt wieder größer. *(GebFra 12/61, 2001, S.1007)*.

Manche Ärzte warnen vor dem Eingriff
Viele Reproduktionsmediziner und andere Gynäkologen raten Drillingsschwangeren vom Fetozid ab: „Lasst die Finger davon! Der Eingriff könnte den totalen Verlust der mühsam errungenen Schwangerschaft bedeuten!" Schließlich gibt es bei einer Reduktion die gleichen Risiken wie bei den 'Invasiven Tests': Infektionsgefahr, Verletzung eines (anderen) Feten, Auslösung einer Fehlgeburt.
➤ *Siehe Kapitel: „Pränatale Diagnostik" (S. 48)*

Andere sehen im Fetozid das kleinere Übel
Es sind Ärzte, die mit Fehl- und Frühgeburten oder anderen schweren Komplikationen bei höhergradigen Mehrlingsschwangerschaften wiederholt konfrontiert wurden. Sie kämpften oft und lange um das Leben von Frühchen, manchmal auch um das Leben einer Mutter. Nicht immer konnten sie den Kampf gewinnen. Zuweilen war das Leben der Kinder nur um den Preis leichter bis schwerster Behinderungen zu retten. Diese Ärzte empfinden eine 'Mehrlingsreduktion durch Fetozid' als das kleinere Übel. Sie stimmen der Notlösung zu, wenn auch mit schwerem Herzen.

Andere Ärzte weisen auf den Fetozid hin, um einen eventuell gewünschten Totalabbruch zu verhindern. Anstatt die ganze Schwangerschaft zu verlieren, möchten sie einige Leben retten. Das gilt auch für Frauen, die 'nur' Drillinge erwarten. Manche dieser Frauen verzweifeln schon nach der ersten, noch unsicheren Diagnose. Sie können sich nicht vorstellen, drei Kinder bis zur Lebensfähigkeit austragen und die Riesenaufgabe bewältigen zu können.

In dieser Situation wird der vom Arzt ausgesprochene Satz: „Da kann man etwas machen!" zum Rettungsanker in der Not. Manche

Paare, die durch Fehl- oder Frühgeburt alle Mehrlingskinder verloren haben, glauben danach, dass eine Reduktion 'überzähliger Feten' das kleinere Übel sei.

Erfahrungen von Müttern

zeigen, dass die 'Rechnung' mit der Reduktion zuweilen, aber nicht immer aufgeht. Wir wissen von Frauen, die nach einer Reduktion ihrer Fünf- und Sechslingsschwangerschaften gesunde, kräftige Drillinge aufziehen konnten. Mir sind aber auch Drillinge aus Fünflingsschwangerschaften bekannt, die trotz des Fetozids viel zu früh geboren wurden. Sie trugen schwere Behinderungen davon. Wieder andere Vierlinge und Fünflinge wuchsen ohne Reduktion wie die meisten Drillinge gesund auf. Manche Schwangerschaften endeten nach einem Fetozid durch Fehlgeburt. *Alles* ist möglich vom optimalsten bis zum traurigsten Ausgang. Es ist wie beim Russischen Roulette...

Die meisten Mehrlingsschwangeren des ABC-Clubs, vor allem mit Drillingen, beantworten den Hinweis auf einen Fetozid trotz anfänglichen Schocks mit klarem „Nein! Das kommt für uns nicht infrage!" Viele Frauen ließen sich bei der künstlichen Befruchtung bewusst drei Embryonen einsetzen und stehen dann dazu. Nicht wenige Paare sagen: „Wir wollten sowieso drei Kinder." Auf Grund ihrer Einstellung und mit der Hoffnung, die Drillinge gut durch Schwangerschaft und Geburt hindurch zu bekommen, erledigt sich das Thema 'Fetozid' für sie. Doch nicht immer erfüllt sich die Hoffnung, dass alles gut geht.

Wer sich für eine Reduktion auf Drillinge oder weniger Kinder entscheidet, fällt später unter Drillings-, Zwillings- und Einlingsmüttern gar nicht auf. Doch irgendwann, wenn die Frauen sehen, wie in anderen Familien Mehrlingskinder allen Schwarzmalereien zum Trotz gesund aufwachsen, folgt bei manchen Müttern bittere Reue. Jahrelang werden Alpträume durchlitten. Bei nicht wenigen Frauen erwacht der Wunsch, mit anderen Schicksalsgefährtinnen darüber zu reden, vielleicht nur per Internet. Es hängt von der Persönlichkeit der Frau, ihrer Prägung und ihrer inneren Einstellung ab.

Was Frauen schreiben,
die einen Fetozid durchführen ließen

Nach einer Fünflingsschwangerschaft: „Der Schock war groß - die Entscheidung zur Reduktion nicht einfach - und sie wurde bestimmt nicht leichtfertig getroffen. Nach Absprache mit den Ärzten entschied ich mich zum Behalten von drei Kindern. Die Reduktion wurde frühzeitig durchgeführt, und ich habe diesen Schritt bis heute nicht bereut. Meine drei Kinder kamen in der 28. Schwangerschaftswoche zur Welt, und sie hatten keinen einfachen Start. Sauerstoffmangel... Meningitis... Ein Kind behielt eine spastische Lähmung der Beine zurück, aber nach vielen Therapien kann es jetzt an Unterarmstützen gehen. Alle Kinder kommen dieses Jahr in eine normale Grundschule. Wenn ich meine Drei heute sehe, weiß ich, meine Entscheidung war richtig. Ob es mit Fünflingen auch so glimpflich abgegangen wäre?"

Eine Mutter gibt zu bedenken: „Ich wurde von meinen Ärzten gut aufgeklärt, aber etwas verschwiegen sie mir: die Gewissensbisse und Alpträume, die folgten. Und: Wie schrecklich es ist, die getöteten Kinder bis zur Entbindung im Bauch zu wissen. Wie schrecklich es ist, auf dem Bildschirm die kleinen zusammengesunkenen Körper zu sehen, kleine Wesen mit Armen und Beinen, die in ihren Hüllen kauern - meine Kinder. Bei späteren Untersuchungen waren sie nicht mehr zu erkennen. Vergessen werde ich sie nicht. Wenn ich aber alle fünf Kinder zur Welt gebracht hätte - wie hätte es mit der Gesundheit ausgesehen? Ich weiß es nicht. Nun habe ich drei von ihnen bekommen, die alles, auch Blutungen und den Fetozid überlebt haben - drei wundervolle Wonneproppen..."

Eine andere Mutter überlegt: „Ich würde nach meiner heutigen Erfahrung einer Reduktion nicht mehr zustimmen; nicht weil ich denke, meine fünf hätten es auch geschafft, sondern weil mich mein schlechtes Gewissen plagt, zwei hergegeben zu haben. Die Alpträume, die mich immer wieder heimsuchen, in denen sie schreien... , diese Fragen, wie sie ausgesehen hätten - und ob es wohl auch Mädchen waren oder Jungs? Es ist so schwer, damit fertig zu werden, und ich bin noch meilenweit davon entfernt, jemals darüber hinwegzukommen. Ich weiß nicht, ob ich meine Fünf überhaupt lebend zur Welt gebracht hätte, das steht in den Sternen, und ich werde es nie erfahren. Ich spreche für mich: Ich würde nie wieder einer Reduktion zustimmen. Doch könnte ich einer anderen Frau, die mit Vierlingen oder gar mehr Kindern schwanger ist, nicht ruhigen Gewissens von einer Reduktion abraten. Jede Frau muss es für sich allein entscheiden. Nur bei einer Drillingsschwangerschaft sage ich: Lass die Finger davon!"

Das Ende einer Schwangerschaft: „Als meine Drillinge entdeckt wurden, sprach meine Ärztin sofort von Reduktion - und ich willigte ein. Alles ließ ich mir von der Ärztin und von meinem Mann einreden - und nun habe ich durch eine Fehlgeburt alle drei Kinder verloren. Ich konnte die Tragweite der Entscheidung anfangs nicht begreifen. Bis zur 15. Schwangerschaftswoche musste ich auf den Eingriff warten, weil vorher noch eine Amniozentese gemacht werden sollte. Erst dann wurde ein Kind reduziert, und eine Woche danach kam die Fehlgeburt. Es ist furchtbar. Wenn ich alles noch mal rückgängig machen könnte, würde ich nur auf mein Herz hören, nicht mehr auf die Ärzte. Ich würde alle drei Kinder bekommen..."

Frauen, die den Fetozid früher ablehnten, würden ihn heute bejahen

Eine Mutter verlor drei ihrer Vierlinge nach wochenlangem Überlebenskampf. Das kleinste, leichteste Kind mit 910g Geburtsgewicht überlebte und ist inzwischen 12 Jahre alt. Es blieb äußerst zart und leidet bis heute an Wahrnehmungsstörungen. „Sicherlich hätte mein Kind als einzeln Getragenes oder als Zwilling mehr Kraft zum Leben mitbekommen", sagt die Mutter. „Ich lehne heute den Fetozid nicht mehr ab wie damals, als ich vor dieser Frage stand..."

Eine Mutter von gesunden Vierlingen schreibt: „Obwohl wir heute trotz Stress, Angst und Arbeit glücklich sind, vier Kinder auf einmal bekommen zu haben, sind wir doch der Meinung, dass man die

Reduktion von Mehrlingen nicht so einfach als Mord o. Ä. generell ablehnen darf. Wir glauben, dass die Entscheidung darüber ausschließlich Sache der Eltern ist..."

Stimmen von Mehrlingseltern gegen den Fetozid

Stellvertretend für viele Eltern: „Wir sind heute beide glücklich, dass wir uns für unsere Drillinge entschieden und auf die uns betreuende Frauenärztin gehört haben, die uns vom Fetozid abriet. Sie sagte, dass sie viele Frauen kenne, die ihre Abtreibung psychisch nie verkraftet hätten. Auch zweifelte sie die angeblich niedrige Fehlgeburtsrate nach einem Fetozid an. Wichtig ist, dass man nicht nur auf den behandelnden Reproduktionsmediziner hört, sondern auch andere Meinungen einholt - insbesondere Mehrlingsfamilien kennen lernt und sieht, wie sie den Alltag mit ihren Kindern gestalten."

Eine Vierlingsmutter teilt nach einer Schwangerschaft von 34 Schwangerschaftswochen und vier Tagen mit: „Wir freuen uns, dass unsere drei Jungen und unser Mädchen gesund auf die Welt gekommen sind! Ihre Geburtsgewichte waren 1720g, 2010g, 1560g und 1800g, zusammen 7090g. Ich kann nur jedem raten, eine Mehrlingsschwangerschaft zu akzeptieren und so weit wie möglich alle Kinder auszutragen, und keines davon abtöten zu lassen, wie es einem manche Ärzte raten. Bei mir verlief die Schwangerschaft völlig komplikationslos."

Eine Drillingsmutter will ermutigen: „Ich möchte allen Schwangeren mit meiner Geschichte Mut machen. - Als ich in der 16. Schwangerschaftswoche erfuhr, dass ich Drillinge erwarte, war es für mich ein totaler Schock. Mein erster Gedanke und Wunsch war: 'Die Kinder müssen weg, ich will diese Kinder nicht!' Das teilte ich dem Arzt und meinem Mann mit. Beide waren sehr geschockt über meine Aussage. Heulend sagte ich auch zu Hause immer wieder, dass ich die Kinder nicht wollte. Ich hätte ja dann kein Leben mehr für mich usw. Es dauerte ca. sechs Wochen, bis mein Mann und mein Arzt mich so weit hatten, dass ich die Schwangerschaft akzeptierte. Heute, nach 17 Monaten mit unseren Kindern wollte ich nie mehr eines davon hergeben. Im Gegenteil, wenn ich noch einmal am Anfang stünde, würde ich sofort 'Ja' sagen. Es ist das Schönste, was man sich vorstellen kann, drei so kleine Mäuse zu haben. Trotz vieler, vieler Arbeit, aber man kann es immer schaffen, wenn man den Willen und einen lieben Mann dazu hat. Wenn eine andere Frau in Not ist, wird sie hoffentlich erfahren, wie es mir ging..."

Erwachsene Drillinge, Vierlinge, Fünflinge sind natürlich gegen Mehrlingsreduktion. Die mir bekannten finden es toll, ein 'Mehrling' zu sein. Das gilt vor allem für meine Drillingssöhne 'ABC' und die ältesten Vierlinge der Welt vom Jahrgang 1912. „Welchen von uns hätte das Gift getötet?" fragten sie. „Nicht auszudenken. Unmöglich!"

Der große Konflikt

Kein Wunder, dass sich die meisten Frauen überrumpelt, geschock und verzweifelt fühlen, wenn sie mit dem Problem der Teilabtreibung konfrontiert werden.

Dein sehnlichster Wunsch war ein Kind - oder Kinder. Du hast viel geben und erleiden müssen, um überhaupt schwanger zu werden. Nun sollst du dich mit der schrecklichen Frage auseinander setzen, einige deiner Babys zugunsten der Geschwister töten zu lassen. Eine ungeheure Zumutung! Deine Entscheidung 'Ja' oder 'Nein' hängt nicht nur von der Anzahl der Feten, von der medizinischen Beratung, von deinem sozialen, ökonomischen und kulturellen Umfeld ab. Ebenso stark wiegt deine Persönlichkeit. Deine Prägung, deine Lebensphilosophie oder Religionszugehörigkeit, deine innere Stimme zählt. Eine enorme Bedeutung hat die Beziehung zu deinem Partner. Gemeinsam werdet - und müsst! - ihr die für euch richtige Antwort finden.

Prävention als Ausweg

Wenn höhergradige Mehrlingsschwangerschaften heute meistens durch Sterilitätsbehandlungen hervorgerufen werden, dann sollte dieses therapeutische Risiko auch weitgehend vermeidbar sein. Dazu gehört eine Änderung des Embryonenschutzgesetzes (ESG). Es sollte in Deutschland wie in anderen Ländern möglich werden, mit der Implantation von nur einem Embryo bei IVF reale Chancen für ein Kind zu bekommen. Dadurch würden Mehrlingsschwangerschaften seltener. Mehr darüber habe ich an anderer Stelle geschrieben.

➤ *Siehe Kapitel: "Erste und allgemeine Fragen" (S. 23)*

Ein Tipp zum Schluss

Wenn du mit anderen Frauen über das Thema 'Fetozid' sprechen möchtest, frage nach Kontaktmöglichkeiten beim ABC-Club.

➤ *Adresse im „Service-Teil"*

Vierter und fünfter Monat

(13. bis 20. Schwangerschaftswoche)

Diagnose gesichert:
Drei wachsen heran!!!

Eine glückliche Reaktion

„Kaum zu fassen!" sagen die einen, nachdem die 13. oder 14. Schwangerschaftswoche erreicht ist und der Arzt bestätigt hat, dass sich die drei eingepflanzten Embryonen normal weiter entwickeln. „Drei Kinder waren immer unser Traum", erklärt manches Paar überwältigt von Glück. Nach vielen vergeblichen Versuchen schwanger zu werden war auch diesmal die Angst riesig, dass ein Embryo nach dem anderen stillschweigend verschwindet. Damit wäre es wieder nichts mit der Familiengründung geworden. Diese Angst war größer als alle anderen Sorgen rund um eine Mehrlingsgeburt. Und nun das: Drei Kinder auf einmal wachsen heran!!! Jetzt können sich die werdenden Eltern darauf einrichten und planen. Sie können ihren Freunden davon erzählen. Sie vertrauen auf weitere Wunder der Medizin, mit der sie gute Erfahrungen gemacht haben. In ihrer Grundeinstellung spiegelt sich Optimismus, der hilfreich für das ganze Leben ist. Manche Paare hoffen auf den Segen von oben. Sie nehmen die Herausforderung selbstverständlich an.

Zuerst ein Schock

„Kaum zu fassen!", sagen die anderen. Die Frauen sind geschockt und verzweifelt, wenn ihnen die drei munteren Embryonen auf dem Bildschirm gezeigt werden. Sie fürchten die Schwangerschaft, die Frühgeburt, die viele Arbeit, das Angebundensein, die jahrelange Berufspause und die finanziellen Belastungen. Außerdem - wie soll eine Mutter von kleinen Drillingen noch Zeit aufbringen für ein Kind, das schon da ist, für den Partner, für sich selbst? Besonders die Mütter mehrerer Einzelkinder erschrecken, die spontan und ungeplant mit Drillingen schwanger geworden sind. Geschockt sind ebenso Frauen, die IVF-Behandlungen hinter sich haben. Sie wissen, dass es nach Rücksetzung von drei Embryonen nur in ca. 20 bis 30 Prozent zu einer Schwangerschaft kommt und dass von diesen wenigen Schwangeren ca. 71 Prozent der Frauen Einlinge, ca. 24 Prozent Zwillinge und 'nur' fünf Prozent Drillinge bekommmen (Felberbaum 2001*). Warum sollten ausgerechnet sie unter den fünf Prozent Schwangeren mit Drillingen sein? Die meisten der anfangs geschockten Frauen sind später glückliche Mütter. Sie reden sogar von ihrem dreifachen Glück. Wer selbst ein Zwilling oder Drilling ist oder aus kinderreicher Familie stammt, reagiert auf eine Drillingsdiagnose wieder anders. Es kommt auf die eigene Lebenserfahrung an. Einer meiner erwachsenen Söhne sagt, es sei so schön, Drilling zu sein, dass alle Kinder zu dritt zur Welt kommmen müssten. Wenn es nur nicht so risikoreich für alle Beteiligten wäre...

Jede der genannten Auffassungen hat ihre Berechtigung. Es ist wie bei einer halb gefüllten Flasche: Ob sie halb voll oder halb leer ist, bleibt absolut dasselbe. An der Realität lässt sich nichts verändern. Die optimistische Aussage „Die Flasche ist halb voll" hat jedoch eine positive Zauberwirkung: Mit solcher Einstellung, die stets auf Glück und mögliche Wunder hofft, lebt es sich leichter. Du gehst dann viel aktiver und beschwingter an neue Herausforderungen heran als wenn du mit Ängsten und Sorgen 'die Flasche halb leer' siehst. Der positive, optimistische Blick auf die umwerfende Nachricht „Drei wachsen heran" darf trotzdem die Realitäten nicht übersehen. Werdende Eltern müssen sogar scharf sehen und mit den Realitäten umzugehen lernen.

Befinden und Verhalten im vierten und fünften Monat (13. - 20. Woche)

Eine relativ stabile Phase erlebst du im vierten und fünften Monat. Jetzt ist die Zeit, in der du mehr als in den ersten drei - und mehr als in den letzten Monaten unternehmen kannst. Auch mit dem Planen und Vorbereiten für deine Drillinge kannst du jetzt beginnnen. Genieße die Monate, aber sei trotzdem vorsichtig!

Befinden
Du wirst froh sein, die ersten kritischen Wochen hinter dich gebracht zu haben. Die Übelkeit der ersten Wochen, falls sie überhaupt aufgetreten war, ist vorbei. Es gibt noch keinen großen Bauch, der dich behindert. Dein körperlicher Zustand ist super. Du fühlst dich blendend und deine Unternehmungslust ist ungebremst. So ging es mir in der entsprechenden Schwangerschaftszeit. Ich erzähle meine kleine Geschichte als Beispiel für gutes Befinden, aber nicht zum Nachahmen! Ich will damit Mut machen und zeigen, was alles in der Natur möglich ist:

*Keine Ahnung von Dril-
lingen im Bauch leiste
ich mir nach 19 Schwan-
gerschaftswochen leichte
Skivergnügen*

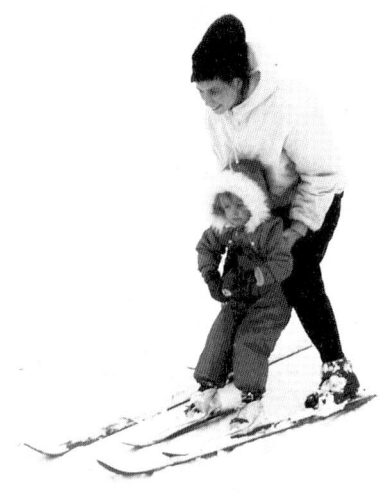

Glück muss der Mensch haben

Winterurlaub im Schwarzwald. Ich bin in der 19./20. Woche schwanger und es geht mir sehr gut. Jeden Tag stelle ich meine 4jährige Tochter Ute mit auf meine Skier und wir rutschen stundenlang zusammen kleine Hänge herunter. Mein Mann kümmert sich währenddessen um unsere beiden sechs- und siebenjährigen Kinder. Niemand ahnt, dass ich Drillinge im Bauch trage, denn Ultraschalluntersuchungen gibt es noch nicht. Ich fühle mich als geübte Mutter von drei Einzelkindern sicher in dem, was ich tue, und auch mein Mann als Mediziner hat keine Einwände gegen mein Verhalten.

Ein Riesenschreck erwischt uns dann doch, als ich sehr hart auf Glatteis stürze. Aber - o Wunder - der Sturz bleibt ohne Folgen. Ich kann ganz normal weiterleben. Meine Schwangerschaft dauert ohne jede Komplikation, ohne Wehen hemmende Mittel 40 Wochen und fünf Tage, bis die normalen Wehen einsetzen.

Heute würde ich derartige Experimente mit Drillingen im Bauch nicht mehr riskieren. Ich rate jeder Mehrlingsschwangeren davon ab, weil ich jetzt viele andere Erfahrungen von Frauen kenne. Meine Babys und ich hatten einfach unwahrscheinliches Glück - oder war es ein Wunder? Wie es auch sei: Jeder Schwangeren und ihren Kindern wünsche ich so viel Glück, wie wir es hatten!!!

Erste Kindsbewegungen

Es ist ein unglaublich intensives Erlebnis, wenn dir zum ersten Mal die Bewegungen deiner ungeborenen Kinder bewusst werden. Meist ist dies gegen Ende des 5. Monats der Fall. Manche Frauen spüren ihre Kleinen schon früher, andere erst nach der 20. Schwangerschaftswoche. Sind es deine ersten Kinder, denkst du anfangs, du hättest Bauchgrummeln - Winde - oder eine Art Flattern in dir. Du spürst es jetzt nur zart, aber es wird stärker im Lauf der Wochen. Und bald wirst du viel Spaß daran haben!

➤ *Siehe Kapitel „Befinden und Verhalten "(S. 126)*

Verhalten

Obwohl du jetzt noch Bewegungsfreiheit für allerlei Unternehmungen hast, solltest du auf sehr lange Autofahrten verzichten. Das gilt auch für Reisen in hohe Berge mit dünner Luft oder Flugreisen in ein fremdes Klima. Frage vorsichtshalber immer deinen Arzt! Im Übrigen halte dich bei allen Aktivitäten an die grundsätzlichen Verhaltensregeln.

➤ *Siehe Kapitel "Befinden und Verhalten "(S. 30)*

Höre auf deinen Körper

und traue dem eigenen Instinkt! Wenn du meinst, etwas sei nicht in Ordnung, ist das wahrscheinlich so. Dann ziehe sofort deinen Arzt zu Rate.

Wenn deine Beine bereits am Morgen beim Aufstehen geschwollen sind, melde es, ebenso, wenn du Schwellungen an den Händen und im Gesicht entdeckst.

Ernährung

Auch für deine Ernährung gelten weiterhin die gleichen Regeln, die du seit Beginn deiner Schwangerschaft kennst.

➤ *Siehe Kapitel „Ernährung" (S. 39)*

Entscheidungswolken

Für viele Paare, die sich immer schon drei Kinder gewünscht hatten, scheint die Zukunft klar. Eine Reduktion, ein Fetozid kommt nicht in Frage. Diese Schwangerschaft wird gepflegt. Alles, was sie gefährden könnte, wird vermieden, also auch eine Amniozentese.

So klar ist das leider nicht für alle Paare. Was ist z.B., wenn bei der großen Ultraschalluntersuchung um die zwölfte Schwangerschaftswoche festgestellt wurde, dass einer deiner Feten ein dickeres Nackenpolster hat als die anderen beiden? Was ist, wenn sich dahinter das Down-Syndrom oder eine andere Abweichung von der Norm verbirgt? Seid ihr als Paar auch dann - wenn es so wäre - fest entschlossen, ein solches Kind anzunehmen? Down-Kinder sind sehr fröhliche, liebenswerte Kinder. Falls ihr entschlossen seid, ein nicht gesundes Kind in jedem Fall anzunehmen, dann könnt ihr euch weitere invasive Tests ersparen.

Ein solcher Test ist jedoch notwendig, um eine sichere Diagnose zu stellen. Die dickere Nackenfalte war nur ein ungesicherter Hinweis! Wer es also genau wissen will, frage einen zweiten erfahrenen Arzt, einen Pränatalmediziner. Wenn auch er zur gleichen Beurteilung des verdickten Nackenpolsters kommt, wird er eine Amniozentese vorschlagen. Das heißt für euch Eltern: Im Fall der Diagnose 'Down-Syndrom' oder irgend einer anderen Regelwidrigkeit steht die Entscheidung konkret im Raum, ob ihr das Kind annehmen oder durch Fetozid abtreiben lassen wollt. Wenn ja, dann sollte nur ein geübter Pränatalmediziner diesen Eingriff vornehmen, damit nicht eines der gesunden Kinder von der Nadel verletzt wird. Es ist eine sehr schwere Entscheidung, die ihr auf keinen Fall vor euch herschieben dürft, um nicht noch mehr Zeit zu verlieren

➤ *Siehe die Kapitel „Pränatale Diagnostik" (S. 48) und „Der Fetozid" (S. 55)*

Die regelmäßige Überwachung
In jedem Fall solltest du dir *jetzt* überlegen, wohin du dich zur regelmäßigen Überwachung bis zur Geburt überweisen lassen willst. Gehe am besten gleich in eine größere Klinik mit Mehrlingserfahrungen, in der du später auch entbinden wirst. Eine Drillings- oder Vierlings-Schwangerschaft ist eine Hoch-Risiko-Schwangerschaft. Sie gehört nicht in die Praxis eines niedergelassenen

Frauenarztes, sondern benötigt eine mehrlingserfahrene Spezialbetreuung. Außerdem ist es gut, wenn du und das Klinik-Team sich über einen längeren Zeitraum kennen lernen.

➤ *Siehe Kapitel „Die Wahl der Klinik" (S. 86)*

Eine Cerclage

wird man dir nicht mehr 'automatisch' verpassen. Die Zeiten sind vorbei, in denen allen Drillingsschwangeren vorbeugend eine Cerclage gelegt wurde. Heute wird von Fall zu Fall entschieden. Bei der Cerclage wird der Muttermund mit einem Faden zugenäht. Dies geschieht in Narkose um die 16. Schwangerschaftswoche, selten früher, meistens später. Auch ohne Narkose kann der Muttermund durch ein Cerclage-Pessar verschlossen werden. Auf diese Weise soll verhindert werden, dass sich der Muttermund zu früh öffnet.

Der Wert einer vorbeugenden Cerclage ist in der medizinischen Literatur umstritten! Ich kenne Frauen, bei denen wegen vorzeitiger Wehen und Muttermundschwäche die Frühgeburt durch eine Cerclage nicht aufzuhalten war. Manchmal schien es sogar, als habe das Hantieren am Muttermund die vorzeitige Wehentätigkeit noch angeregt. Das ließ sich aber nicht beweisen. Die mir bekannten Frauen, deren Babys mit besonders hohen Gewichten geboren wurden, hatten keine Cerclage bekommen.

Wie lange kann ich berufstätig bleiben?

Das ist sehr unterschiedlich. Es hängt von der Art deiner Tätigkeit und von deinem Befinden ab. Im Allgemeinen gilt: Frauen mit höhergradiger Mehrlingsschwangerschaft bekommen meist gleich nach der sicheren Diagnose vom Arzt die Arbeitsunfähigkeitsbescheinigung ausgestellt. Du kannst also von da an deinem außerhäuslichen Arbeitsplatz fern bleiben. Nutze die Zeit für dich und die Vorbereitungen für deine Babys! In den nächsten Jahren wirst du nie mehr so viel Zeit für dich allein finden. Falls du aber noch eine Weile im Beruf bleiben willst: Die Erfahrung zeigt, dass manche körperlich und seelisch wenig belastende Berufstätigkeit weniger anstrengend ist als z.B. die Führung eines Haushaltes mit Kindern. Nicht die Berufstätigkeit an sich ist das erhöhte Risiko für deine Schwangerschaft. Entscheidend ist der damit verbundene Stress, der dir unbedingt fern bleiben muss.

Frühzeitig Mutterschutz, Erziehungsgeld, Elternzeit, gesetzliche Regelungen bedenken!

Gesetzliche Regelungen rund um Mutterschutz, Erziehungsgeld, Elternzeit, Hilfen für Mütter durch das KJHG (Kinder- und Jugendhilfegesetz) ändern sich immer wieder. Deshalb fordere bei der unten genannten Adresse kostenlose Broschüren über den aktuellen Stand der Gesetze zu den genannten Themen an. Auch Arbeits- und Jugendämter, Rathäuser und Krankenkassen sollten diese Schriften der 'Bundeszentrale für gesundheitliche Aufklärung' oder entsprechender Ministerien bereithalten. Sehr empfehlenswert ist eine Liste aller Titel der kostenlosen, sehr guten Broschüren über Babys, Kinder, Jugendliche, Erziehung, Gesundheit usw. Frage danach bei der Bundeszentrale für gesundheitliche Aufklärung. Auch beim ABC-Club gibt es einige Informationen.

➤ *Adressen im „Service-Teil"*

Der Tipp zum Schluss

Trage die ersten vermeintlichen und die sicheren Kindsbewegungen in deinen Jahreskalender bzw. dein Tagebuch ein. Abends, wenn du selbst zur Ruhe kommst, wirst du die Bewegungen deiner Kinder besonders gut wahrnehmen. Es kann auch vorkommen, dass die Babys schlafen und eine Weile völlige Ruhe herrscht...Wenn sich aber über einen Zeitraum von etwa zwölf Stunden nichts mehr gerührt hat, rufe deinen Arzt an!

73

Weitere Fragen, kurze Antworten

■ **Kann eine Frau allein die viele Arbeit mit Drillingsbabys schaffen?**
„Nein", ist die Antwort nach den heute üblichen Vorstellungen. Die Natur hat zwei Hände, zwei Brüste und den Schoß einer Mutter für nur *einen* Säugling vorgegeben. Trotzdem wird die Frage von manchen Drillingsmüttern mit „Ja" beantwortet. Mir sind einige als Powerfrauen, andere als geniale oder einfach als tapfere Mütter begegnet. Powerfrauen sind Ausnahmen. Eine realistische Antwort auf die Frage nach der Arbeitsbewältigung ist: Es kommt auf die Verhältnisse an! Alle Drillingsmütter packen ihre Aufgabe irgendwann, irgendwie...

Das 'Irgendwie' hängt von vielem ab: Wie gesund, praktisch, einfallsreich, großzügig und selbstbewusst du als Mutter bist. Wie viele Einzelkinder du außer den Drillingen noch hast - und wie gesund sie alle sind. Wie es mit der Partnerschaft steht... Verfügst du über ein unerschütterliches Gemüt und Nerven wie Drahtseile? Hast du genug Geld, um Wegwerfwindeln, Gläschenkost und technische Erleichterungen zu kaufen? Klar, dass damit die Arbeit leichter zu schaffen ist. Doch auch mit weniger Geld bekommst du deine Drillinge 'irgendwie' groß. Es bedeutet allerdings, über längere Zeit persönliche Wünsche 'auf Eis' zu legen. Eine Rolle spielt auch, wie sehr ihr euch Kinder gewünscht habt. Könnt ihr eure Drillinge als 'Geschenk des Himmels' annehmen? Für viele Menschen ist eine positive Lebenseinstellung bzw. eine religiöse Bindung eine große seelische Stütze im Arbeitsalltag.

Meine Meinung: Auch wenn du lieber die Arbeit allein machen möchtest, um nicht ständig 'andere Leute' um dich herum zu haben - besorge dir Hilfe vom Familienclan oder eine bezahlte Unterstützung. Denke daran, auch kleinste Hilfsangebote anzunehmen! Deine körperlichen und nervlichen Kräfte müssen noch lange reichen!

■ Muss ich meinen Beruf ein paar Jahre lang für die Drillinge aufgeben?

Ja. Jeder Frühgeborenenspezialist wird dir dazu raten. Ein Ausstieg aus dem Beruf ist umso schwerer, je mehr Zeit und Energie du in deine Ausbildung gesteckt hast, und je höher du auf der Berufsleiter geklettert bist.

Doch für die Entwicklungsförderung von frühgeborenen Kindern ist deren Beziehung zu ihren Eltern in einem positiven Milieu von allergrößter Bedeutung. Mehrere Studien (Largo u. Duc, Wolke et al.*) belegen die These von der Wichtigkeit des stabilen 'positiven Milieus'. In ihm können Entwicklungsdefizite sehr viel schneller und besser aufgeholt werden als bei Krippen- und Fremdbetreuung mit wechselnden Bezugspersonen. Als Mutter ohne außerhäuslichen Beruf hast du viele Möglichkeiten, das 'Milieu' für deine frühgeborenen Kinder förderlich zu gestalten. Nimm dir wenigstens ein paar Jahre Zeit dafür.

Wenn du aber gezwungen bist, rasch in deinen Beruf zurückzukehren, empfiehlt es sich, für die ersten prägenden Jahre deiner Drillinge eine ausgebildete Erzieherin zu engagieren. An dieser Stelle darfst du nicht mit Geld sparen, auch wenn dein 'Sauerverdientes' dabei gleich wieder drauf geht. Ich kenne eine Erzieherin, die sich als Hauptbezugsperson vollzeit um die

Drillinge einer berufstätigen Frau kümmerte. Es gelang ihr, die Kinder so gezielt zu fördern, dass diese den Großteil ihrer Entwicklungsdefizite bis zum Kindergartenalter aufholen konnten.

Du solltest dir in solchem Fall bewusst machen, wie vieles du bei deinen Kleinen verpassen - und mit wem du den Platz in ihren Herzen teilen wirst. Aber - kein Mensch kann 'alles' haben. Für fremdbetreute Kinder ist es wichtig, eine innige Beziehung zur Kinderfrau entwickeln zu können. Zuweilen entsteht eine innigere, lebenslange Beziehung zur Betreuerin als zur eigenen Mutter. Winston Churchill und Alexander Puschkin haben ihre Kinderfrau-Beziehungen eindrucksvoll beschrieben.

Gibt es mehr Risiken für Mehrlingsschwangere und -kinder als bei Einlingsschwangerschaften?
Ja. Jede Mehrlingsschwangerschaft ab Zwillingen ist eine Risikoschwangerschaft. Jeder Fötus mehr erhöht allmählich die üblichen Beschwerden und Gefahren für Mütter und Kinder.

Die häufigsten Risiken in der zweiten Schwangerschaftshälfte sind: Muttermundschwäche, vorzeitige Wehen, ein vorzeitiger Blasensprung und die Frühgeburt. Obwohl selten alle diese Komplikationen bei Mehrlingsschwangeren auftreten, sollten sich die Frauen vorsichtshalber darauf einstellen.

Zu den Risiken gehört auch die Neigung zu besonders starken Wassereinlagerungen, erhöhtem Blutdruck und Eiweißausscheidungen im Urin. Dies könnten Hinweise auf eine beginnende Präeklampsie bzw. eine EPH-Gestose oder das HELLP-Syndrom sein. Eine Früherkennung der Symptome ist ungeheuer wichtig, damit man den Krankheiten zuvorkommen kann. Viele der Gefahren für Mütter und Kinder können erfahrene Ärzte durch engmaschige Überwachung der Schwangerschaft in einem technisch und personell gut ausgestatteten Krankenhaus abfangen.

Mache dir deshalb keine übertriebenen Sorgen. Es gibt auch viele Mehrlingsmütter, die - wie ich - eine komplikationslose Schwangerschaft erlebten.

Sind Drillingsschwangerschaften nach IVF und andere Behandlungen risikoreicher als nach normaler Empfängnis?

Es gibt nicht wenige kurze Drillingsschwangerschaften nach IVF, die durch Fehlgeburt verloren gehen. Auch kommt es vor, dass sich von selbst ein oder zwei Feten wieder verabschieden. Für die weiter bestehenden Drillingsschwangerschaften scheint es kaum eine Rolle zu spielen, ob sie durch eine Sterilitätsbehandlung oder durch spontane Empfängnis zustande gekommen sind. In jeder dieser Gruppen erlebte ich Frauen, bei denen alles optimal verlief, die rundum glücklich mit ihren Kindern geworden sind. Ebenso begegnete ich Müttern, die nach der Frühgeburt Babys verloren haben oder die mit lebenslangen Behinderungen ihrer Kinder leben müssen. Neuere Untersuchungen ermittelten für Kinder, die durch ICSI gezeugt wurden, ein etwas höheres Fehlbildungsrisiko als für natürlich gezeugte Kinder (Lenzen-Schulte in 'Spektrum der Wissenschaft', Dez. 03).

Kann eine Frau den Unterschied zwischen Einlings- und Mehrlingsschwangerschaft spüren?

Am Anfang nicht. Das ist auch meine Erfahrung. Später, in der 2. Hälfte der Schwangerschaft, spürst du die Unterschiede enorm. Der Mehrlingsbauch wächst viel schneller als bei einer Einlingsschwangerschaft. Manche Drillingsschwangere sieht schon in der 20. Woche wie eine Einlingsschwangere in der 24. Woche aus. Andere Frauen bleiben längere Zeit 'schmal'. Es ist individuell verschieden. Mit zunehmendem Umfang wird der Bauch hinderlicher und schließlich unangenehm. Die vielen Kindsbewegungen dagegen sind ein großer Spaß. 'Mengenmäßig' sind sie nicht vergleichbar mit den Bewegungen eines Einzelkindes.

Kann eine Frau fühlen, welches Mehrlingskind sich bewegt?

Die meisten Zwillingsschwangeren können die Bewegungen ihrer Ungeborenen einzeln wahrnehmen. Die Gründe: Zwillinge bleiben normalerweise nach etwa 24 Wochen, wenn es enger wird, auf 'ihrem' Platz. Auf den Ultraschallbildern sehen die Mütter jeweils auf einer Seite ein Baby. Manche Frauen reden vom 'oberen' und 'unteren' Kind. Sie merken sogar, welches von beiden schläft. Bei Drillingen und mehr Kindern ist die Sache weniger übersichtlich.

Trotz Ultraschallbildern können die Mütter nicht immer erkennen, wer sich wo bewegt.

■ In der wievielten Schwangerschaftswoche, mit welchen Geburtsgewichten werden Drillinge durchschnittlich geboren?

Die mittlere Tragzeit bei Drillingen liegt zur Zeit bei 32 Schwangerschaftswochen, das mittlere Geburtsgewicht bei 1600 Gramm pro Kind. Da von Jahr zu Jahr winzigere Säuglinge überleben, werden die statistischen Durchschnittszahlen noch weiter sinken. Im Vergleich dazu Zwillinge: Die mittlere Tragzeit liegt zur Zeit bei 36 Schwangerschaftswochen, das mittlere Geburtsgewicht bei 2400 Gramm pro Kind (Felberbaum in GebFra 12, 2001*).

Die kleinsten mir bekannten Drillinge wurden nach der vollendeten 25. Schwangerschaftswoche mit Geburtsgewichten um 600 Gramm, die größten nach der 40. Schwangerschaftswoche mit Gewichten um 3000 Gramm pro Kind geboren. Folgendes fiel mir bei Babys auf, die alle drei mit Geburtsgewichten zwischen 2000-3000 Gramm reif geboren wurden: Ihre Mütter waren größer als durchschnittlich, mindestens 170 cm - und sie brauchten keine Cerclage.

■ Wieviele Drillinge werden nicht zu früh geboren?

Der Anteil der geborenen Drillinge mit einem Schwangerschaftsalter jenseits der vollendeten 37. Schwangerschaftswoche beträgt nur 1,2 Prozent (Felberbaum 2001).

■ Wann nennt man Neugeborene „Frühgeborene"?

Alle Kinder, die vor der vollendeten 37. Schwangerschaftswoche mit Geburtsgewichten unter 2500 Gramm geboren werden, sind 'Frühgeborene'. Liebevoll werden sie auch 'Frühchen' genannt. Kommen sie vor der vollendeten 28. Schwangerschaftswoche mit Gewichten unter 1500 Gramm zur Welt, spricht man von 'Sehr kleinen Frühgeborenen'. 'Extrem kleine Frühgeborene' sind diejenigen, die bei der Geburt unter 1000 Gramm wiegen.

■ Wie sind die Überlebenschancen von 'Sehr kleinen' und 'Extrem kleinen' frühgeborenen Drillingen?

Ihre Überlebenschancen sind heute viel größer als noch vor wenigen Jahren - dank der enormen Fortschritte in der Geburtshilfe und der Neugeborenen-Intensivbehandlung. Die Frage ist jedoch, *wie* überlebt wird. Das hängt weniger vom Geburtsgewicht der Drillinge ab als von ihrer Reife. Für diese wiederum spielt die Dauer der Schwangerschaft eine große Rolle. Schließlich ist auch entscheidend, *wo* die Entbindung stattfindet.

Mit den Möglichkeiten der modernen Perinatalzentren bzw. der Neonatologie überleben heute 80 bis 90 Prozent der 'Sehr kleinen Frühgeborenen'. Nicht alle von ihnen schaffen es ohne Schäden. Auch für 'Extrem kleine Frühgeborene' bestehen ab der vollendeten 25./26. Schwangerschaftswoche reale Chancen, ohne erhebliche Beeinträchtigung der Gesundheit zu überleben. Leichte Störungen und Entwicklungsverzögerungen kommen dagegen häufiger vor. Bei etwa zehn Prozent der Kinder kommt es leider zu schweren Behinderungen.

▓ Wie viel Gesamtgeburtsgewicht eines Mehrlings-Sets kann eine Frau schleppen?

Drilling Bernd Grützner berechnete die medianen Gesamtgeburtsgewichte bei Mitgliedern des ABC-Clubs und kam zu folgendem Ergebnis:
- 297 Mütter von Drillingen trugen 5510 Gramm medianes Gewicht pro Set
- 55 Mütter von Vierlingen schleppten 5390 Gramm pro Set
- 17 Mütter von Fünflingen schleppten 5310 Gramm pro Set und
- 5 Mütter von Sechslingen schleppten 5720 Gramm medianes Gewicht pro Set.

Drilling Bernd stammt selbst aus einem 'Set' von 7810 Gramm Geburtsgewicht. Diese Gemeinschaftsarbeit fand 1989 auf dem 6. Kongress der ISTS (International Society for Twin Studies) in Rom viel Beachtung. Wir stellten fest: Der Fortschritt der medizinischen Wissenschaft stößt auf biologische Grenzen. Das mediane Gesamtgewicht der Kinder, ob es sich um Drillinge, Vierlinge oder gar Sechslinge handelt, ist etwa gleich groß. Das Vermögen der Frauen zum Tragen solcher Gewichte hat sich bis heute nicht geändert. (H.,P.,B. Grützner: GebFra 50, 1990*)

Eiigkeit (Zygozität) - und 10 Kombinationen von Drillings-Sets

Während es nur fünf Kombinationen von Zwillingen gibt, findest du unter Drillingen zehn Varianten von 'Sets'. Mit 'Sets' sind die Dreiergruppen gemeint. Darunter sind die eineiigen, gleich aussehenden Drillinge die seltensten. Sogar auf dem größten Drillingsfestival 1988 in Savognin / Schweiz mussten wir suchen, um unter 43 Sets (= 129 Drillinge) nahezu gleich aussehende zu finden - zum Leidwesen der Medienleute. Die hielten meist nur nach verwechselbaren Individuen Ausschau. Ihre Berichte und Bilder erschienen trotzdem in den Zeitungen von Toronto, Warschau und anderswo in der Welt. Denn niemand zuvor und danach hatte je so viele erwachsene und jugendliche Drillinge in Europa beisammen gesehen.

Wieviele Eiigkeitstypen und Kombinationen
von Drillings-Sets gibt es?
Insgesamt gibt es drei Eiigkeitstypen und zehn Kombinationen von Drillings-Sets, die auf den folgenden Seiten dargestellt werden.

▓ **Eineiige, monozygotische Drillinge** sind der seltenste Typ. Dabei wird eine Eizelle von einem Spermium befruchtet. Diese befruchtete Eizelle teilt sich innerhalb weniger Tage nach der Empfängnis in zwei Teile. Danach teilt sich die eine Hälfte noch einmal. Es kommen drei eineiige Babys von gleichem Geschlecht mit identischen Blutgruppen in folgenden Kombinationen zur Welt:

3 eineiige Mädchen - oder 3 eineiige Jungen

Sie sehen sich ungewöhnlich ähnlich oder sogar 'haargenau' gleich. Es kann aber auch sein, dass sie in Größe, Gewicht und Aussehen verschieden - und trotzdem eineiig sind. Wie ist das möglich? Selbst bei gemeinsamer Plazenta ist die Versorgung der davon abhängigen Feten nicht immer gleich gut, was eventuell ein Hinweis auf das 'Fetofetale Transfusionssyndrom' sein kann. Auch die Lage im Bauch der Mutter kann eine Rolle spielen.

▓ **Zweieiige, dizygotische Drillinge** entstehen, wenn zwei Eizellen von zwei Spermien befruchtet werden - und eine der befruchteten Eizellen sich teilt. So kommen gleichgeschlechtliche, identische 'Drillings-Zwillinge' und ein separates Geschwister zustande. Das dritte Baby kann gleich- oder andersgeschlechtlich sein. Es wird anders aussehen und eine andere Kombination von Blutgruppen haben. Zweieiige Drillinge gibt es in folgenden Varianten:

2 eineiige Mädchen + 1 'anderes' Mädchen,
2 eineiige Mädchen + 1 Junge,
2 eineiige Jungen + 1 'anderer' Junge,
2 eineiige Jungen + 1 Mädchen

▓ **Dreieiige, trizygotische Drillinge** wachsen heran, wenn drei Eizellen von drei Spermien befruchtet werden. Es kommt zu Drillingsgeschwistern, die von beliebiger Geschlechtskombination - oder die gleichgeschlechtlich sein können. Sie werden so verschieden aussehen, wie andere Einzelgeschwister auch. Unsere Drillinge zum Beispiel haben braune und blaue Augen, hellblonde und dunkelbraune glatte und gelockte Haare. In Größe und Statur sind sie aber so 'gleich', dass sie ihre gesamte Bekleidung einschließlich der Schuhe austauschen können. Dreieiige Drillinge gibt es in folgenden Kombinationen:

3 dreieiige Mädchen,
3 dreieiige Jungen,
2 zweieiige Mädchen + 1 Junge,
2 zweieiige Jungen + 1 Mädchen

Welche Drillingskombinationen kommen am häufigsten vor?
Bis Anfang der achtziger Jahre kamen alle Kombinationen von Drillings-Sets etwa gleich häufig vor. Seitdem hat sich das Verhältnis durch die zunehmenden Kinderwunschbehandlungen enorm verändert. Medikamentös erzeugte Eisprungauslösungen sind heute die Hauptursache für die Entstehung der vielen dreieiigen Drillings-Sets. Sie sind jetzt am häufigsten zu finden.

Auffallend ist, dass sich unabhängig von der Eiigkeit gegenüber den gleichgeschlechtlichen Drillings-Sets die gemischten Drillings-Sets ungefähr verdoppelt haben. Gemeint sind die Kombinationen von 2 Jungen + 1 Mädchen - oder 2 Mädchen + 1 Junge.

Wie unterschiedlich werden Drillinge
in der Gebärmutter versorgt?
■ **Eineiige, monozygote Drillinge** können von einer gemeinsamen Plazenta (Mutterkuchen), von zwei oder drei Plazenten versorgt werden. Alle drei Kinder können in einer gemeinsamen Fruchthülle (Fruchtblase, Eihaut) schwimmen. Das ist jedoch selten der Fall. Häufiger haben sie drei getrennte Fruchtblasen. Es kommt auch vor, dass sich zwei der Drillinge eine Fruchthülle teilen, während das dritte Kind in seiner eigenen Fruchtblase liegt.

■ **Zweieiige, dizygote Drillinge** sind 'Drillings-Zwillinge', die zusammen mit einem 'Drillings-Einling' ein Set bilden. Ihre Versorgungsmöglichkeiten und Kombinationen von Plazenten und Fruchthüllen entsprechen denen der eineiigen Drillinge.

▓ **Dreieiige, trizygote Drillinge**. Diese drei Kinder werden normalerweise von drei Plazenten versorgt. Wenn diese kaum trennbar dicht beieinander liegen, können sie sogar zusammenwachsen. Meistens haben die Babys drei getrennte Fruchtblasen.

Warum es wichtig ist, die Versorgung
in der Gebärmutter zu kennen

Bei eineiigen Mehrlingen entsteht gelegentlich das 'Fetofetale Transfusionssyndrom'. Es bedeutet, dass es zwischen den kindlichen Kreisläufen eine Verbindung gibt. Einem der Feten fließt viel Blut zu, dem anderen weniger. Dieser wird vielleicht völlig unterversorgt, und letztlich können alle Kinder geschädigt werden. Um solchem Zustand vorzubeugen, ist es sehr wichtig, die Art der plazentaren Versorgung in den ersten drei Schwangerschaftsmonaten festzustellen. Ein Spezialarzt für Pränataldiagnostik kann durch Ultraschalluntersuchung die Verhältnisse frühzeitig erkennen. Er wird sagen, ob und welche medizinischen Maßnahmen getroffen werden müssen. In speziellen Zentren ist es heute möglich, evtl. durch Laserstrahlen ungünstige Gefäßverbindungen zu trennen.

Wie wird eine sichere Eiigkeitsdiagnose gestellt?

Der einfachste Weg ist die Blutentnahme aus den Nabelschnüren direkt nach der Geburt. Zuverlässige Aussagen gibt es jedoch nur dann, wenn Untergruppen und Rhesusfaktor der Blutgruppen mitbestimmt werden. Bei unterschiedlichen Blutgruppen-Kombinationen ist eine Eineiigkeit der Drillinge ausgeschlossen. Die nahezu 100 Prozent sicherste, aber auch aufwendigste Feststellung der Eiigkeit gelingt nur durch die Bestimmung des Erbmaterials von Zellen (DNA-Analyse).

Plazenta- und Fruchthüllenbefunde sagen nichts Sicheres über die Eiigkeit aus.

Vorbereitungen

Die Wahl der Klinik

Warum so früh an die Wahl der Klinik denken? Weil deine Schwangerschaft ab jetzt in der Klinik deiner Wahl von Ärzten überwacht werden soll, die Erfahrungen mit Mehrlingsschwangerschaften haben.

Wie du nicht wählen solltest
Ausschlaggebend für deine Entscheidung darf nicht die kürzeste Entfernung zwischen der Klinik und deinem Wohnort sein. Auch wenn dein Ehemann dich dann schneller besuchen könnte, gelten jetzt andere Gesichtspunkte.
Verlasse dich nicht auf Hefte mit Tipps zur Kliniks- und Arztwahl, die der Zeitschriftenhandel vertreibt. Ich habe Befragungen miterlebt und weiß, wie die Hefte entstehen. Sie können grobe Hinweise geben, aber ganz bestimmt keine sicheren Tipps für Risikogeburten. Wer sich werbekräftig anpreisen will, steht in einem solchen Verzeichnis drin. Andere, gute Adressen von bewährten Kliniken und hervorragenden Ärzten fehlen. Lass dir nicht einreden, dass eine Mehrlingsgeburt heute 'überall' möglich sei durch den Einsatz moderner Babytransportwagen. Solche Transporte müssen vermieden werden.

Transporte von Frühgeborenen sind nach wie vor gefährlich! Es kommt dabei leicht zu Hirnblutungen. Die Vermeidung von Baby-Transporten hat dazu beigetragen, dass die gefürchteten Hirnblutungen bei Frühgeborenen zurückgegangen sind.

Wähle ein mehrlingserfahrenes Perinatalzentrum
Ein Perinatalzentrum ist eine Entbindungsklinik, unter deren Dach du gleichzeitig eine angeschlossene Neugeborenen-Intensivstation (Neonatologie) findest. Der Name 'Perinatalzentrum' allein besagt jedoch noch nicht, dass die Voraussetzungen zur Betreuung höhergradiger Mehrlingsschwangerschaften und -geburten überall gleich gut sind. Es gibt erstaunliche Unterschiede hinter dem Namen. Informiere dich gründlich! In jedem Fall findest du in Universitätskliniken und anderen großen Krankenhäusern reiche Erfahrungen und gute Ausstattungen zur Betreuung von Risikoschwangerschaften und Frühgeburten.

Durch die richtige Wahl der Klinik kannst du manche Gefahr für dich und deine Mehrlinge mindern oder ausschalten

Denke daran, dass immer wieder Drillinge vor der vollendeten 32. Schwangerschaftswoche zur Welt kommen. Die Chancen für ein unbeschädigtes Überleben so kleiner Frühchen sind in einem optimal ausgestatteten Perinatalzentrum höher als in einem Normalkrankenhaus.

Was bei der Wahl des Perinatal-Zentrums
ausschlaggebend sein sollte
■ **Die Erfahrungen der Ärzte mit Mehrlingsgeburten.** Nimm frühzeitig Kontakt mit dem Oberarzt oder dem Chefarzt der gewählten Entbindungsklinik auf - und stelle deine Fragen!

■ **Die personelle und technische Ausstattung der Entbindungsklinik.** Sie sollte so groß sein, dass auch an Wochenenden und Feiertagen (z.B. Weihnachten, Ostern) für den Kaiserschnitt bei Drillingen blitzschnell ein Team von mindestens 18 Leuten zusammengerufen werden kann. Oft kommt es entscheidend auf rasches

Handeln an. Keine Minute darf verloren gehen. In großen Kliniken stehen für die höhergradige Mehrlingsgeburt pro Baby ein Neonatologe (Spezialarzt für Neugeborene) und zwei Kinderkrankenschwestern bereit. Kleine Krankenhäuser haben solche Möglichkeiten nicht. Daher wähle kein Belegkrankenhaus!

■ **Die Situation der angegliederten Frühgeborenen-Intensivstation.** Nimm beizeiten Verbindung zum Oberarzt oder zum Chefarzt der Frühgeborenen-Intensivstation auf!

> Personeller und technischer Mangel sowie Zeitverlust können bei Risiko-Entbindungen folgenschwer bis irreparabel für die Babys sein.

Wieviele Säuglings-Intensivplätze gibt es?

Erkundige dich nach der Anzahl der Säuglings-Intensivplätze, die dem Perinatal-Zentrum unter demselben Dach zur Verfügung stehen. Frage nach, wie groß die Chancen sind, dass deine Babys nicht in andere Krankenhäuser verteilt werden müssen, wenn du dich für diese Klinik entscheidest. Mancher Drillingsansturm lässt sich kanalisieren, wenn er rechtzeitig bekannt ist.

In der Vergangenheit passierte wiederholt Folgendes: Bei gleichzeitigem Andrang von einigen Mehrlingsschwangeren in einer sehr empfohlenen Universitätsklinik verliefen zwar die Entbindungen optimal, aber es standen nicht genügend Inkubatoren (Brutkästen, Intensivplätze) für die vielen Mehrlinge zur Verfügung. Darum wurden die Babys in verschiedene Kliniken gefahren, manchmal sogar in verschiedene Städte geflogen. Diese Zeiten sollten endgültig vorbei sein.

Besuch auf der Station

Bitte den Oberarzt oder Stationsarzt um Erlaubnis, die Frühgeborenen-Intensivstation schon *vor* der Entbindung besuchen zu dürfen.

Stillen

Erkundige dich, wie die Einstellung der Klinik zum Stillen ist, ob man dir am Anfang beim Stillen helfen wird.

Kängurun

Es ist wünschenswert, wenn die Kängurumethode in der Frühgeborenen- Intensivstation grundsätzlich praktiziert wird, obwohl sie nicht bei jedem Frühgeborenen angewandt werden kann. Sie bewirkt keine Wunder - und bei Mehrlingen ist sie eine Zeitfrage. Auch konnte der Nutzen des Känguruens wissenschaftlich bisher nicht nachgewiesen werden. Ohne Zweifel aber hilft die Anwendung, die Beziehungen zwischen Eltern und Kindern aufzubauen, zu entwickeln. Schon das ist von großem Wert, weil es den Frühchen Geborgenheitsgefühle gibt. Die sind wiederum notwendig für eine weitere gedeihliche Entwicklung.

Erfahrungen und Empfehlungen von Drillingsmüttern

Eine Mutter aus dem Odenwald rät: *„Es ist wichtig, dass man, sobald die Mehrlingsschwangerschaft fest steht, ein entsprechendes Krankenhaus mit Frühgeborenen-Intensivplätzen aufsucht und die zu erwartende Mehrlingsgeburt anmeldet!* Ich hatte das nicht getan, deshalb lief es bei mir so: Als ich in der 26. Schwangerschaftswoche plötzlich starke Wehen bekam, nahm mich die Uni-Klinik Mainz nicht auf, da sie nicht genügend Intensivbetten für meine Babys frei hatte. Also wurde ich zunächst in das Klinikum Wiesbaden eingeliefert, wo aber auch nur ein Intensivbettchen frei war. Ein telefonischer Rundruf ergab, dass in Frankfurt ebenfalls keine drei Intensivbettchen frei waren, nur Darmstadt hatte drei frei. Also wurde ich noch am selben Tag in die Darmstädter Städtische Klinik verlegt. Es war nervlich sehr strapaziös, mit Wehen durch die Gegend gefahren zu werden - und natürlich auch gefährlich. So etwas sollte vermieden werden!"

Eine zweite Mutter empfiehlt: *„Nehmt euch den Mut und schaut euch vor der Entbindung auf einer Frühgeborenen-Intensivstation um.* Eltern sollten sich bewusst machen, was auf sie zukommen kann. Es ist dann später vielleicht einfacher oder besser zu ertragen, als wenn etwas ganz Unerwartetes eintritt. Bei der Wahl der Klinik steht nicht nur der technische Zustand im Mittelpunkt, sondern wichtig ist auch der menschliche Umgang dort, wo die Kinder vielleicht Wochen oder Monate zubringen werden!"

Eine dritte Mutter meint: „Mir tut es nachträglich leid, dass ich mich nicht vor der Geburt auf der Frühgeborenen-Intensivstation umgeschaut habe. Ich hatte mich nicht verrückt machen wollen. Aber als ich dann meine Mäuse zwischen etlichen Kabeln liegen sah, die Sonden - und dazu das Gepiepe der Überwachungsmonitore - da war der Schock viel größer für mich, als ich erwartet hatte. Es war kein Trost, dass meine Drei munter und gesund waren und nicht beatmet werden mussten, dass die ganze Technik nur der Prävention bzw. der Kontrolle diente. Heute finde ich es besser, schwangere Frauen offen und ehrlich zu informieren. Deshalb schätze ich die Berichte im ABC-Report - ganz gleich welchen Tenors - umso mehr. Sie beschreiben die Realität, die leider oftmals nicht ganz so rosig aussieht, wie man es gern hätte. Mit Pessimismus hat das meines Erachtens nichts zu tun.

Zu viel Vorsicht hat den werdenden Kindern sicherlich noch nie geschadet, wohl aber eine falsche Einschätzung der Situation.

Notwendige Ausstattung & Anschaffungen

Babys wachsen unglaublich schnell von einem Kleidungsstück in das größere hinein. Kleine Drillinge beschmutzen sich auch nicht ständig gleichzeitig. Deshalb ist es unnötig, die Erstausstattung für drei Babys in jeder Größe mehrfach einzukaufen. Du kannst mit wenig Bekleidung auskommen. Das gilt vor allem, wenn du durch einen Trockenautomaten unabhängig von Wetter und Zeit bist. Folglich:

Der Trockenautomat gehört vorn auf die Anschaffungsliste!

Die Erstausstattung der Drillinge

Besorge dir die auf der folgenden Liste empfohlenen Wäschestücke für deine Drillingsbabys. Kaufe gleich in *verschiedenen* Mini-Größen ein! Also nicht neun gleiche, sondern neun unterschiedliche Strampelhosen. Deine Babys werden vermutlich auch verschieden groß und kräftig sein. Alle neu gekauften Textilien müssen vor dem ersten Gebrauch mehrmals gewaschen und gespült

91

werden, da sie meistens mit Chemikalien behandelt worden sind. Vorsicht mit stark färbenden Textilien, sie enthalten häufig gesundheitsgefährdende Farbstoffe!

Erstausstattung für deine Drillinge

- 9 Erstlingshemdchen oder 'Bodys'
- 9 Jäckchen oder Pullis
- 9 Strampelhosen
- 6 Wollgarnituren für draußen
- 6 Paar Wollsöckchen
- 6 Schlafsäcke oder einteilige Schlafanzüge.
- 6 Bettlaken
- 3 bis 6 dichte Betteinlagen ohne Plastik (Liegelind-Unterlagen)
- 3 bis 6 Baby-Decken verschiedener Art
- 3 Badetücher
- Waschlappen
- viele Lätzchen.

Puppenkleider

sind ein Tipp von kanadischen Drillingsmüttern. Sie schrieben uns: „Sehr kleine Babys passen besser in Puppenkleider als in regelrechte Babybekleidung, und diese sind billiger als selbst geschneiderte kleine Kleidungsstücke. Sie werden nur für wenige Wochen Verwendung finden, daher ist deren Haltbarkeit nicht von Wichtigkeit."

Es muss nicht alles teuer sein

Als meine Drillinge geboren waren, erschien unsere Geschichte in der Zeitung. Spontan bekam ich viele Leihangebote und Geschenke, angefangen von der Babybekleidung bis hin zum Sportwagen. Ich nahm alles begeistert an. Es war so viel, dass ich nicht alle Gegenstände benutzte, sondern ungebraucht wieder zurückgeben konnte. Später half ich anderen Leuten mit meinen eigenen Babysachen aus. Fazit: Tauschen und Leihen ist eine gute Sache.

Viele Leute bieten sehr gut erhaltene Baby-Sachen an, sogar Textil-Windeln. Nimm deshalb Kontakt auf zum ABC-Club, zu Zwillings-Clubs und Mütterzentren. Schau dich in Second-Hand-Läden um. Setze eine Anzeige in die örtliche Zeitung.

Halte dich jetzt zurück beim Einkaufen. Nimm Leihangebote an oder kaufe Gebrauchtes. Du musst später noch genug Geld für deine Sprösslinge ausgeben.

Windeln

Zum Windeln würde ich Wegwerfwindeln nehmen. Sie kosten eine Menge Geld und einen großen Mülleimer, bedeuten aber eine unglaubliche Arbeitsersparnis. Du brauchst täglich sechs bis acht Stück pro Kind. Das sind rund 24 Stück in 24 Stunden. Lege dir für den Anfang einige Packungen hochwertiger Wegwerfwindeln in der kleinsten Größe hin, zum Beispiel 'Pampers'. Danach lohnt es sich, auf billigere Wegwerfwindeln aus Supermärkten umzusteigen.

Solltest du dich trotz Mehrarbeit für Stoffwindeln entscheiden, tut es nicht nur der Umwelt, sondern auch der Haut deiner Babys gut. Besorge dann 60 Stoffwindeln und 24 Windelhöschen.

Die legendären „Windeldienste" sind in Deutschland bisher nur selten eine Alternative für umweltbewusste Eltern. Aber - was nicht ist, kann ja noch werden! Die meisten Dienste sind zur Zeit weit entfernt zu finden und teuer. Lange Anfahrtswege machen den Öko-Effekt wieder zunichte. Die Idee dabei ist, mehrfach wöchentlich die mit Schmutzwäsche gefüllten Windeleimer gegen saubere Windelberge umzutauschen. Die Windeln bleiben Eigentum der Firma. Es gibt auch die Möglichkeit, den Windeldienst für eigene Stoffwindeln in Anspruch zu nehmen.

➤ *Adresse siehe „Service-Teil"*

Die Bettchen

Ehe ihr für jedes Kind ein Gitterbett aufstellt, empfehle ich etwas sehr Bewährtes: *Leiht euch drei Wiegen oder Stubenwagen mit Rollen - oder einzelne Kinderwagen aus.* Frische Matratzen dazu kauft am besten selbst. In diesen schmalen 'Bettchen' könnt ihr die Babys in den ersten Monaten, wenn sie noch viel schreien oder schlafen, leicht durch die Türen der Wohnung schieben. Das ermöglicht euch, flexibel und individuell zu reagieren. Du kannst ein waches Kind dorthin rollen, wo du gerade arbeitest, zum Beispiel in die Küche. Die anderen Babys, die schlafen wollen, schiebst du in ein ruhiges Zimmer. Oder du rollst alle Kinder zum Schlafen auf den Balkon, im Winter dick angezogen. Das spart Zeit - nämlich den Spaziergang an der frischen Luft. So habe ich es jedenfalls mit Erfolg gemacht.

Ein einziges großes Gitterbett für die ersten Monate ist die Idee anderer Mütter. Sie legen ihre drei Kleinen nebeneinander quer hinein. Jedes Kind wird mit seiner eigenen Decke zugedeckt. Vermutlich finden die Babys es ganz toll, wenn sie kleine Geräusche vom Nachbarn hören. Nach ein paar Wochen erfassen sie sich gegenseitig mit den Blicken und berühren sich. Sie genießen es, aber sie stören sich auch. Wenn ein Baby laut schreit, schreien die anderen bald mit.

Was sonst noch notwendig ist

- 1 Wickeltisch - am besten als Gestell über der Badewanne.
- 1 Wickelunterlage - für den Tisch, auf dem die Babys nachts gewickelt werden.
- 1 Windeleimer (Mülleimer) mit Deckel
- 1 Badethermometer
- 1 weiche Haarbürste
- 1 Babynagelschere
- 3 Babywippen - s e h r empfehlenswert, trotzdem kein 'Muss'
- 3 Autositze gebraucht

Besorge die Autositze nur gebraucht, da sie schon bald durch die nächste Größe ersetzt werden müssen. Besonders geschickte Leute schaffen es übrigens, jede Art von Autositzen in jedes Auto zu installieren. So gesehen bei unseren Freunden, Drillingseltern aus Leipzig, die es zu Zeiten der DDR schafften, drei Kindersitze in ihren Trabbi zu montieren.

Babybadewanne oder Babybadeeimer würde ich nicht kaufen, weil sie Platz wegnehmen und nur sehr kurze Zeit benutzt werden.

Stattdessen kannst du die Babys einfach in einem großen Waschbecken baden - und später planschen sie viel zu gern mit oder ohne größere Geschwister in der Familienbadewanne. So haben wir´s gemacht.

Notwendiges für die Mutter

- Still-Büstenhalter und Still-Einlagen
- Still-Nachthemden oder -Schlafanzüge
- Fläschchen zum Transportieren und Einfrieren der Muttermilch

Vielleicht fragst du jetzt: Ist das alles, was für Drillinge angeschafft werden muss? Es ist das, was zuerst notwendig ist. Besorge jetzt nur das Notwendige! Später, wenn du selbst einen besseren Überblick hast, wird es dir auch noch Spaß machen, hübsche Kindersachen einzukaufen.

➤ *Weitere, 'nicht notwendige' Ideen findest du im Kapitel „Wunschzettel für Freunde und Helfer" (S. 118)*

Das Baby-Zimmer.
Wohnen mit Drillingen.

Hilfe, unsere Wohnung wird zu klein!
Die meisten werdenden Eltern denken voller Schrecken an dieses Problem, nachdem die Drillingsschwangerschaft bestätigt worden ist. „Bitte keine Panik!", sage ich trotzdem. Versucht, die Sache gelassen anzugehen.

Sollen wir vor der Entbindung eine größere Wohnung beziehen?
Nein. Besser ist es, einen Umzug bis nach der Entbindung aufzuschieben. Ich würde heute dasselbe tun wie damals, als ich mit Drillingen schwanger war: Abwarten!
Meine Babys und ich müssten auch heute die Risiken der Schwangerschaft, eine eventuell sehr frühe Geburt und die Zeit danach erst überstanden haben, ehe ich den Stress für einen Wohnungswechsel auf mich nehmen würde. Schon die ganze Aufregung kann schädlich sein. Wir haben erlebt, dass Paare während der Schwangerschaftszeit bauten. Am Ende stand ein schönes Haus - und eine viel zu frühe Geburt. Keines der Kinder schaffte einen so frühen Weg ins Leben.

Eine Mehrlingsschwangerschaft darf nicht durch Bau- und Umzugsstress in Gefahr kommen.

Es gibt auch Fälle, wo jede Hilfe bezahlt werden kann, weil Geld keine Rolle spielt. Frauen, die wirklich geschont werden, regen sich über einen Umzug nicht auf. Wenn du zu diesen Glücklichen gehörst, kannst du während der frühen Schwangerschaft euren Umzug erledigen lassen. Dann ist alles bis zur Entbindung fertig. Viel Spaß beim Organisieren und Einrichten! Denke trotzdem an jede Vermeidung von Risiken!

Es funktioniert noch eine Weile in der engen Wohnung
Wer noch eine Weile mit drei Babys in drei bis vier Zimmern wohnen muss, sollte sich darum keine unnötigen Sorgen machen. Man kann lange Zeit gut mit einem Kinderzimmer auskommen. Das dürfte dann aber der größte Raum der Wohnung sein. Lieber sollen die Erwachsenen beim Schlafen, Essen und Fernsehen noch ein bisschen enger zusammen rücken. Mit kleinen Kinderbettchen auf Rollen könnt ihr bei Bedarf einen Schreihals in das Wohnzimmer oder tagsüber auch in das Schlafzimmer ausquartieren. Bei mir passten die Bettchen genau durch die Türrahmen, die zuweilen ein bisschen angekratzt wurden. Beim Auszug aus der Wohnung haben wir alle Kratzer beseitigt.

Vieles ist mit vielen Kindern möglich
Anderen zum 'Trost' erzähle ich unsere Geschichte: Nachdem meine Familie von Drillingen 'überrascht' wurde, teilten wir uns noch zwei Jahre lang mit sechs Kindern und einem Au-pair-Mädchen eine 3,5-Zimmer-Wohnung. Das war zwar nicht bequem, aber auch keine Katastrophe. Unser erster Schritt war, die elterlichen Schlafzimmerbetten auf dem Dachboden zu deponieren. Dafür schlugen wir abends im Wohnzimmer unsere Lagerstätten auf. Diese dienten tagsüber als Sitzbänke. Am großen Tisch davor hatte die ganze Familie beim Essen Platz. Ein Sofa besaßen wir noch nicht. Wo hätte es stehen sollen? Es gab nun zwei Kinderzimmer: Eines für die drei größeren Kinder, eines für die Babys. Für das Au-pair-Mädchen aus Schweden blieb das kleine

'halbe' Zimmer, das bei besonderen Anlässen auch von der Familie benutzt wurde. In dieser Enge gelang es meinem Ehemann trotz allem, seine Habilitationsschrift fertig zu stellen. Abends, wenn alle Kinder schliefen, setzte er sich an den Schreibtisch - bis zur nächsten gemeinsamen Baby-Fütterung. Das persönliche Leben von uns Eltern hatte nicht aufgehört. Es war nur alles anders.

Was du schon während der Schwangerschaft tun kannst
Schon während der Schwangerschaftszeit solltest du unbedingt deine Augen auf den Wohnungsmarkt richten und Finanzierungsmöglichkeiten ausloten. Frage an bei Ministerien, beim ABC-Club, beim Steuerberater, ob und welche Fördermittel es zum Hausbau oder Wohnungserwerb für Familien gibt.

Wenn ihr ohne ausreichende finanzielle Mittel in einer viel zu kleinen Wohnung lebt, dann empfiehlt es sich, zum Bürgermeister, zum Örtlichen Wohnungsamt, zur Caritas oder zum Diakonischen Werk, eventuell zum Sozialamt zu gehen. Ich würde dort mit einer Bescheinigung vom Frauenarzt über die Drillingsschwangerschaft auf die unmögliche Wohnsituation aufmerksam machen. Bittet rechtzeitig um Hilfe! Auch den freien Wohnungsmarkt würde ich in der Zeitung frühzeitig beobachten. Wenn alle Angesprochenen taube Ohren haben, würde ich mich an den Ministerpräsidenten des Landes persönlich wenden. Es gibt immer noch Wunder!

Das Baby-Zimmer wird eingerichtet -
ein Riesenaufwand ist nicht nötig
Um ein Baby-Zimmer in deinen augenblicklichen Verhältnissen einzurichten, ist kein Riesenaufwand nötig. Vor allem, wenn ihr in absehbarer Zeit umzieht, spart euch unnötige Ausgaben.

Stellt drei kleine Bettchen mit Rollen oder *ein* größeres für alle drei Babys zusammen in das Zimmer, das ihr am unkompliziertesten für die Drillinge einrichten könnt. Am günstigsten ist es, wenn das Baby-Zimmer dicht an der Küche liegt. Sobald die Kinder krabbeln, trenne das Zimmer durch ein Türgitter von der Küche. Es ist sehr praktisch, wenn du schnellen Einblick in das Kinderzimmer hast und leicht über das Gitter klettern kannst. Die Kleinen wiederum sind glücklich, wenn sie dich nahe bei sich hören und sehen. Ich würde für solch ein Babyzimmer das schönste Wohn- oder Schlafzimmer opfern.

Ein alter Küchentisch mit einer Decke und einer Plastik-Abdeckung dient sehr gut als Wickeltisch. Ein Regal mit großen, offenen Plastik-Schüsseln für die Baby-Utensilien ist viel billiger und leichter zu handhaben als eine Kommode mit Schubladen. Eine Menge Windeln kannst du in Wäschekörben unter den Bettchen oder unter dem Wickeltisch stapeln.

➤ *Siehe Kapitel „Notwendige Ausstattung ..." (S. 91)*

Hilfen für Helfer

Deine späteren Helfer werden sich freuen, wenn du an Regalen, Schubladen und sonstigen Aufbewahrungs-Stellen Aufkleber und Etiketten anbringst, die genau die Inhalte bezeichnen. Alle Pflegeutensilien und Babysachen - sortiert nach Größen - sollen schließlich wieder dorthin gelegt werden, wo sie hingehören. Das Gleiche gilt für Küche und Bad. Hier werden deine Helfer, einschließlich des Ehepartners und der großen Kinder, später ebenso wirken wie im Baby-Zimmer! Neue Unordnung durch suchende, ratlose Leute kannst du in Zukunft absolut nicht gebrauchen. Es wird deshalb hilfreich sein, wenn schon im Flur Schilder darauf hinweisen, wo alles Notwendige zu finden ist. Du selbst willst später nicht lange suchen müssen. Du möchtest keine kostbare Zeit verschwenden, um anderen Leuten die Lagerstellen zu erklären.

Wenn du ältere Kinder hast, lasse sie bei der Aufkleber-Aktion in Küche, Bad und Babyzimmer helfen! Ihr werdet Spaß an der Gemeinschaftsaktion haben!

Drillinge im Reihenhaus

Bei einer sechsköpfigen Familie sah ich, wie man ein schmales Reihenhaus für Drillinge sehr praktisch umfunktionieren kann. Wie in Reihenhäusern üblich gab es zu ebener Erde nur eine Küche und ein Wohnzimmer. Alle anderen Zimmer und ein Bad befanden sich im Stockwerk darüber bzw. unter dem Dach. Ehe die Drillinge ins

Krabbelalter kamen, wurden die Wohnzimmermöbel in das winzige Zimmer unter das Dach transportiert. Die drei Kleinen durften dafür das geräumige ehemalige Wohnzimmer neben der Küche beziehen. Durch ein Gitter blieb es von der Küche getrennt, wie ich es immer wieder empfehle. Kinder und Mutter konnten Blickkontakte haben. Die Drillinge durften in ihrem gefahrlosen Reich tun und lassen, was sie wollten. Sie konnten sogar Tapete abreißen, aber wirklich nur hier. Meine Kinder taten das in 'ihrem' Zimmer einst auch mit Vergnügen! Es hatte den Vorteil, dass wir Mütter nicht dauernd „Lass´ das!" oder „Nein!" sagten. Die 'Nein's!' an anderen Stellen waren umso wirkungsvoller. Die abgerissene Tapete in einem einzigen Zimmer war es mir wert.

Das Traumhaus mit eigenen Zimmern - die Lösung der Probleme?
Eines Tages fragte mich eine Mutter von kleinen Drillingen, wie wichtig ein eigenes Zimmer für die individuelle Entwicklung der Mehrlingskinder sei. Sie war äußerst besorgt, dass sich die Individualität ihrer Drei durch das Fehlen von eigenen Zimmern nicht entfalten könne. Ich konnte sie beruhigen. Kleine und größere Kinder bleiben sowieso nicht in ihren Zimmern, sofern sie eigene haben. Sie spielen überall zusammen, mal hier, mal dort, nur selten allein. Drillinge sind trotzdem Individuen. Ihre Persönlichkeiten werden schon früh von ihren ererbten Eigenschaften geprägt, nicht durch ein eigenes Zimmer. Erst in der Pubertätszeit wird die 'Vereinzelung' für die Heranwachsenden wirklich wichtig. Meine Drillingssöhne bekamen zu Beginn dieser Zeit eigene Bereiche im eigenen Haus. Bis dahin mussten sie *ein* gemeinsames Zimmer teilen. Sie wurden trotzdem so verschieden, dass Fremde ihnen nur durch Vorzeigen des Personalausweises glauben, Drillinge vor sich zu haben.

Je größer dein Haus ist, desto mehr Spielzeug wirst du vom Keller bis unter das Dach verteilt finden, es sei denn, du setzt konsequent Grenzen. Tust du es nicht, dann kannst du mit dem Aufräumen in einem Haus noch mehr Arbeit als in einer kleineren Wohnung haben. Denn deine kleinen Kinder schaffen die Ordnung noch nicht allein. Das nie endende Treppenlaufen sieh als 'Ausdauertraining' für dich an!

Ein Ort (fast) für dich allein

Ob du nun ein Haus oder eine kleine Wohnung bewohnst: Halte ein Zimmer frei von Spielsachen. Wenn du es immer wieder klar machst, lernen deine Kinder, dass auch du *einen* Ort für dich brauchst. Du willst dich von Zeit zu Zeit zurückziehen oder jemanden empfangen, ohne über Spielzeug zu stolpern. Es soll ein Ort sein, an dem du nicht zu jeder Tages- und Nachtzeit vom Nachwuchs aufgestöbert wirst. Dieses Ziel zu erreichen ist nicht einfach. Aber mit dem Hinweis, dass Mama ja auch die Bereiche der Kinder respektiert, lässt sich Rücksicht allmählich lernen. Ich habe es erfolgreich ausprobiert.

Mobil bleiben mit Drillingen

Ein Kinderwagen für die Unabhängigkeit
Durch den Kauf eines Spezialkinderwagens für drei Babys erhoffen sich viele Mütter, unabhängig von fremder Hilfe auch einmal allein mit den Drillingen wegzukommen. Diese Hoffnung lässt sich bis zu einem gewissen Grad erfüllen.

Aber wo gibt es einen Drillingskinderwagen? In einem normalen Kindergeschäft findest du weder den Wagen noch eine Verkäuferin, die eine Ahnung von deinem Problem hat. Deshalb wende dich an die Spezialgeschäfte, die Zwillings- und Drillingsmütter seit langer Zeit erfolgreich führen. Ihre Adressen und alles Nähere erfährst du beim ABC-Club. Wenn sie weit weg von deinem Wohnort liegen, spielt das keine Rolle. Du kannst auch aus der Ferne gut beraten werden. Außerdem werden die Kinderwagen gut verpackt verschickt.

Es gibt eine kleine Auswahl an Modellen. Alle Drillingskinderwagen sind unförmig groß, sehr schwer und sehr teuer. Male dir aus, mit drei Babys darin auf schmalen Bürgersteigen an parkenden Autos vorbei oder einen Berg hinauf zu schieben. Ebenso schwer oder unmöglich ist es, damit in einen Bus zu steigen oder in einem Laden einzukaufen. Manche Drillingswagen passen kaum oder gar nicht durch eine normale Haustür. Sie können im engen Hausflur nicht abgestellt werden. Sie müssen Platz in der Garage finden.

Über die Mütter des ABC-Clubs kommst du an preiswertere gebrauchte Drillingskinderwagen heran. Viermal im Jahr stehen die Angebote vieler gebrauchter Baby-Artikel im ABC-Report. Das ist eine sehr empfehlenswerte Sache!

....oder doch lieber zwei Wagen?

Viele Mütter entscheiden sich bewusst für zwei Wagen. Sie kaufen einen Zwillingswagen und einen zusätzlichen Einzelwagen. Diese sind später leichter wieder zu verkaufen. Sie bringen mehrere Vorteile: Die Wagen lassen sich auf der Straße, im Bus und im Supermarkt besser handhaben. Bei Bedarf kannst du schnell eine Besorgung mit einem Baby machen, während eine Helferin auf die anderen Kinder aufpasst. Wenn du alle Kinder mitnehmen willst, hast du zwei Möglichkeiten. Entweder du bittest deine Helferin zum Schieben für einen Wagen. Oder - wenn du allein gehen willst - nimmst du den Zwillingswagen und bindest dir einen Tragesack um. Da hinein steckst du ein Kind. Orthopäden und Kinderärzte sind nicht uneingeschränkt begeistert für viel Tragen. Doch wenn du im Wechsel bei jedem Ausgang ein anderes Baby im Sack trägst, sollte es für die Haltung des Kindes nicht so schädlich sein. Im Gegenteil, das Baby wird sogar deine Nähe genießen.

Günstig ist, wenn du irgendwo einen der seltenen Zwillingswagen ohne Zwischenwand findest. Anders gesagt: einen Wagen mit nur einer ‚Wanne'. Da passen Drillinge 'in Tuchfühlung' auch hinein, so lange sie nicht zu groß sind. Ich habe es ausprobiert! Im Ausland gibt es noch solche Modelle.

Erfahrungen anderer Mütter

Es ist wichtig, die Erfahrungen mit Kinderwagen von verschiedenen Drillingsmüttern zu hören. Wenn du dann für ein Modell entschieden bist, lasse es reservieren, aber kaufe es erst nach der

Entbindung. Bei der Bestellung eines neuen Kinderwagens gibt es die Möglichkeit der problemlosen Reservierung mit Rückgaberecht. Frage danach!

Was du vor dem Kauf eines Mehrlingswagens unbedingt erfragen musst

- Gewicht
- Außenmaße
- Reifen- und Kurvenverhalten
- Leichte Zusammenklappbarkeit, Maße im Auto
- Kann man den Wagen in einen Sportwagen umfunktionieren?
- In welche Richtung gucken dann die Kinder?
- Was gibt es an Zubehör?

Der tägliche Spaziergang

Das Hinausgehen an die frische Luft ist besonders wichtig für dich und deine Nerven. Der kleinste Ortswechsel tut dir zum Auftanken gut! Sonst könntest du ja einfach die Babys warm angezogen in ihren Bettchen zum Schlafen auf den Balkon oder auf die Terrasse schieben. (So habe ich es gemacht, wenn mir die Zeit zum Spazierengehen fehlte.) Du solltest also möglichst täglich einen Spaziergang mit deinen Babys auf deinem Tagesprogramm festsetzen. Für unruhige, schreiende Kinder ist das Gefahrenwerden oft das reinste Wundermittel zur Beruhigung.

Auch, wenn du allein mit einem großen Drillingskinderwagen oder mit der Kombination 'Zwillingswagen plus Tragesack' spazieren gehen willst, brauchst du beim Weggehen und Wiederkommen Hilfe. Warum? Stelle dir vor, dass der oder die Kinderwagen startbereit vor der Haustür auf der Straße stehen. Du hast das erste Baby zur Abfahrt hineingesetzt und angeschnallt. Das ist bei Sitzkindern unbedingt nötig. Jetzt musst du das nächste Kind aus dem Haus holen, dazu mehrere Treppen hoch laufen oder mit dem Fahrstuhl fahren. Schließlich holst du das letzte Baby, deine Taschen, Proviant und Spielzeug für den Spielplatz. Vielleicht hast du noch ein zweijähriges Einzelkind, das Hilfe braucht. Wer passt während der ganzen Aktion auf das oder die auf der Straße wartenden Babys

im Kinderwagen auf - oder auf die oben im Kinderzimmer Wartenden? Vielleicht eine Nachbarin? Eine Freundin? Eine Schülerin?

Es ist unmöglich, während der 'Lade- und Entladezeit' die Babys
im Kinderwagen auf der Straße allein zu lassen, vor allem in einer
Großstadt. Fremde würden die Kleinen streicheln und liebkosen.
Große Hunde würden schnuppern. Ein Baby könnte sogar entführt
werden. Das ist alles schon vorgekommen...

Ohne Helfer klappt der tägliche Spaziergang nicht!

Du siehst, dass ein Drillingskinderwagen nur in begrenztem Maß
das Gefühl von Unabhängigkeit vermitteln kann. Gewöhne dich
daran, dass du eine Zeit lang viel Hilfe brauchst - und nimm´s mit
Humor! Es kommen wieder andere Zeiten.

Die Bekanntschaft mit kinderlieben, älteren Schülerinnen solltest
du ausbauen. Die Mädchen werden dir beim täglichen Spaziergang
mit deinen Kindern begeistert helfen. Viel zu gern passen sie auf
Babys auf und spielen mit ihnen. Ich selbst habe sehr gute
Erfahrungen mit Schülerinnen gemacht. Tüchtige Babysitter kannst
du auch unter kinderlieben Studentinnen finden. Plane rechtzeitig
einen Ausgang mit deinem Ehemann oder einen Einkaufsbummel
für dich allein und bestelle die 'bezahlte Hilfe'. Sie macht dich für
ein paar Stunden mobil!

Euer Auto für Familienausflüge
wird vielleicht nicht groß genug sein für drei oder vier der Vor-
schrift entsprechende Kindersitze. Deshalb könnte der Kauf eines
größeren Wagens notwendig werden. Erfinderische Eltern machen
allerdings unmöglich Erscheinendes möglich. Ich erinnere an die
drei Kindersitze, die ich in einem 'Trabbi' gesehen habe! Der Vater,
der sie hineingebaut hat, imponiert mir noch heute. Im ABC-Club
findest du genug Eltern, die sich mit sämtlichen Modellen von
Familienbussen und Auto-Kindersitzen auskennen. Sie werden dir
von ihren Erfahrungen mit Drillingen und Vierlingen im Auto
erzählen.

Beim Erfahrungsaustausch vom Urlaub reden

Versuche, schon jetzt während der Schwangerschaft Kontakt zu einer örtlichen Gruppe von Zwillings- und Drillingseltern aufzunehmen. Gehe zu ihren Zusammenkünften, auch wenn die Gruppe zeitweilig allein aus Zwillingsmüttern besteht. Die Frauen organisieren Kleider- und Kinderwagenbörsen und haben Erfahrungen, die sie gern mit dir teilen. Sie können dir auch sagen, wie du später wieder zu mehr Mobilität kommst. Bei den Zusammenkünften erfährst du auch, wo du mit Mehrlingskindern erprobten Urlaub machen kannst. Du erhältst Tipps, wie du mit mehreren Babys am besten reist. Es gibt Drillingseltern, die schon mit Babys Camping- und Flugreisen wagten und sehr zufrieden zurückkehrten.

Finanzieren, Sparen, Hilfsquellen suchen

Welche Ausgaben kommen auf dich zu,
wenn du Mehrlinge erwartest?
Entsprechend der Anzahl deiner Babys musst du Ernährung, Bekleidung, Pflegeartikel und Unmengen von Windeln finanzieren. Du brauchst Kinderbetten, ein oder zwei Spezialkinderwagen, vermutlich eine größere Wohnung, ein paar zusätzliche Möbel und einen Wäschetrockner, ein größeres Auto und mehrere Baby-Autositze. Viel Geld sollte zur Bezahlung für Haushaltshilfe und Babysitter bereitgestellt werden.

Was kannst du von Seiten des Staates oder des Landes erwarten?
Schwangere in Notlagen erhalten durch die Bundesstiftung 'Mutter und Kind' oder aus dem 'Hilfsfonds für schwangere Frauen in Not' eine finanzielle Unterstützung. Manche mehrlingsschwangere Frau hat dadurch bei *frühzeitiger* Antragstellung eine finanzielle Überbrückungshilfe bekommen. Frage nach bei der Caritas, beim Diakonischen Werk oder bei einer Schwangerschaftsberatungsstelle, die den Antrag stellen müssen.

Nach der Entbindung kannst du von Bund, Land oder Krankenkasse nur das erwarten, was jeder anderen Familie auch zusteht. Frauen wird nach einer Mehrlingsgeburt keine Haushaltshilfe gestellt. In einigen Bundesländern und Städten gibt es jedoch Vergünstigungen für kinderreiche Familien und Ehrenpatenschaften für Mehrlinge. Diese Patenschaften sind mit Geldgeschenken verbunden. Frage an bei deiner Stadt, beim Land, vor allem beim ABC-Club. Dort findest du einschlägige Erfahrungen und Informationen über die derzeitig gültigen Regelungen.

Mache einen Kassensturz

Die meisten Familien müssen vor der Ankunft der Babys ernsthaft überlegen, wie es finanziell weitergehen soll. Ich empfehle, zunächst alle Einkommens-Möglichkeiten zusammenzuzählen. Halte dann ein Verzeichnis mit den Fixkosten dagegen, die sich fast alle erhöhen werden: Strom, Wasser, Lebensmittel, Apotheke, Drogerie, Krankenkasse, Versicherungen, Telefon...

Setze Prioritäten

Als Nächstes erstelle eine Liste mit den notwendigsten Anschaffungen für die neue Situation. Wenn das getan ist, kannst du entscheiden, wo für eure Familie die Prioritäten liegen. Neben den Kosten für eine nicht übertriebene Baby-Ausstattung und für Babynahrung werden die Ausgaben für Wegwerfwindeln und für die Bezahlung von Haushaltshilfe die größten sein. Einige Tausend Euro werdet ihr dafür brauchen.

Warte in Ruhe ab

Einen neuen Spezial-Drillingskinderwagen, ein Riesenauto, eine neue Wohnung würde ich vor der Geburt nicht anschaffen. Wichtig ist es jedoch, sich jetzt schon gründlich darüber zu informieren. Jetzt habt ihr noch die Zeit dazu.
➤ *Siehe die vorangehenden Kapitel*

Wie du sparen kannst

Du kannst sehr viel sparen, wenn du dir die gesamte Baby-Ausstattung einschließlich Kinderwagen, Autositzen, Kinderstühlchen, Türgitter und Spielzeug - einfach alles - gebraucht kaufst. Sprich darüber mit Freunden und mit örtlichen Eltern-, Zwillings- und Drillings-Vereinigungen. Ihre Flohmärkte sind eine günstige Quelle zum Einkaufen. Wende dich rechtzeitig an den ABC-Club und inseriere im ABC-Report! Achte bei gebrauchten Bettchen darauf, dass sie den jetzigen Sicherheitsbestimmungen genügen.

Wenn du auf diese Weise nicht erhältst, was du brauchst, dann rufe in Geschäften an, erkläre deine Situation und versuche, einen Nachlass zu bekommen. Sprich mit örtlichen Lebensmittelhändlern und Apothekern. Wenn sie begreifen, dass du große Mengen von Sachen über eine längere Zeit hin kaufen musst, werden dir manche einen Rabatt gewähren. Ansonsten sage, dass du bei der Konkurrenz kaufen wirst. Für Pflegemittel wie Badezusätze, Babyseife, Creme und Öl würde ich keinen Cent ausgeben. Seife soll laut Kinder- und Hautärzten möglichst vermieden werden. Baby-Öle sind bestens durch gutes Speiseöl zu ersetzen. Bedenke auch, dass du nach der Geburt von Firmen zahlreiche Pflegemittel als Werbegeschenke bekommst.

Firmen-Patenschaften
Zur Minderung der Kosten kannst du dich nach der Entbindung selbst an die Hersteller von Baby-Produkten wenden. Mehrere Firmen unterstützen Eltern mit Drillingen und Vierlingen. Sie schicken entweder Geschenkpäckchen mit Baby-Produkten oder Coupons für Einkäufe. Manche Eltern bekommen sogar eine Patenschaft für ein halbes oder ganzes Jahr geschenkt. Aber die Firmen wollen nicht, dass diese Aktionen öffentlich bekannt gemacht werden. Das hat wohl Wettbewerbsgründe. Deshalb dürfen auch Zwillings- und Drillings-Clubs keine Listen mit Firmennamen verteilen. Man kann aber in jedem Supermarkt bequem herumspazieren und Firmenadressen von den Produkten, Verpackungen, Schachteln und Gläsern abschreiben. Tu das lange vor der Entbindung - oder bitte eine Freundin darum!

Günstig ist es, wenn dein Arzt einen Brief mit der Bitte um eine Patenschaft schreibt. Auch ein Sozialarbeiter des Krankenhauses kann dir helfen, eine Firmenpatenschaft zu erhalten. Im Allgemeinen sollte dem Brief an einen Hersteller eine Kopie der Geburtsurkunde von den Drillingen beigelegt werden. Schreibe höflich und bescheiden. Fordere nichts ein und vergiss nicht, dich später schriftlich für die Geschenke zu bedanken! Ein Foto von den Kindern kommt dabei immer gut an.

Wann sind Drillinge 'teurer'
als drei nacheinander geborene Kinder?

Nur in ihrer Babyzeit, vorausgesetzt, dass die Frühgeborenenzeit gesund überstanden wurde. Der größte Posten an Extra-Ausgaben für Drillinge kann die Bezahlung von Hilfe sein. Aber auch die gleichzeitige Dreifachanschaffung von Kleidung, Autositzen und anderen notwendigen Gegenständen schlägt extra zu Buche. Windeln dagegen müssen Eltern von drei nacheinander geborenen Kindern insgesamt in gleicher Anzahl kaufen. Sie müssen auch dreimal den Kindergarten bezahlen, drei Schulranzen und vieles Andere wie für Drillinge anschaffen. Bekleidung von anno dazumal lässt sich eines Tages nicht mehr von den älteren Geschwistern an die jüngeren vererben. Es bleibt sich irgendwann gleich, ob du Ausgaben für Drillinge oder für drei dicht hintereinander Geborene hast. Das sage ich als Mutter, die drei Einzelkinder und Drillinge aufgezogen hat.

Hilfe im Haushalt und überall

Hilfe ist nötig

Ein großes Problem, das gelöst werden muss, ist die künftige Organisation und Finanzierung von Hilfe im Haushalt, bei der Kinderbetreuung oder für beides. Mütter, die schon ein Kleinkind oder mehrere Einzelkinder außer den Drillingen haben, kommen ohne Haushaltshilfe nicht aus. Aber auch Mütter, deren Drillinge die ersten Kinder sind, brauchen unbedingt Unterstützung. Für sie ist die Kinderpflege noch keine 'Routine'. Sie müssen in ihre neue Rolle erst hineinwachsen. Vor allen Dingen werden sie nicht sie ohne Hilfe das sehr zeitaufwendige Stillen von drei Babys durchhalten können. Man bedenke auch, dass Drillingsmütter eine strapaziöse Schwangerschaft hinter sich haben. Davon erholen sie sich nicht so schnell wie von einer Einlingsschwangerschaft. Der Lebensanfang der Frühgeborenen ist nicht vergleichbar mit dem Start von reif geborenen Kindern. Frühchen haben sehr viel aufzuholen, was Mehrarbeit für ihre Mütter bedeutet.

Einige besonders praktisch veranlagte Frauen behaupten dennoch, mit der Drillingssituation ganz gut zurecht zu kommen. Sie haben sogar den Ehrgeiz, alles möglichst perfekt allein zu schaffen. Das hängt natürlich auch von ihrem eigenen Gesundheitszustand und dem ihrer Babys ab. Der Einsatz des Ehepartners spielt ebenso eine Rolle. Doch nach einem Jahr, wenn die Drillinge krabbeln und die Wohnung unsicher machen, ändert sich die Lage. Dann ist der Erschöpfungszustand mancher Mutter erreicht. Auch Powerfrauen sind einmal mit ihren Nerven am Ende. Dem gilt es vorzubeugen.

Wenn du ohne bezahlte Hilfe auskommen musst

Die meisten Familien mit Drillingen können sich bezahlte Hilfe nur begrenzt oder überhaupt nicht leisten. Es gibt aber die Möglichkeit, nach der Entbindung bei der Krankenkasse und beim Jugendamt um eine bezahlte Hilfe zu kämpfen. Das solltest du unbedingt tun. Es ist zeitaufwendig und abhängig vom Einkommen, aber nicht aussichtslos. Da der Ausgang jedoch ungewiss ist, überlege frühzeitig, wie du unabhängig von Krankenkasse und Jugendamt über die Runden kommen könntest.

Verwandten-, Freundes- und Nachbarschaftshilfe

Deine wichtigste Stütze sollte dein Ehepartner sein. Er kann dir aber meist nur abends und an den Wochenenden helfen. Es bleibt also nichts anderes übrig, als unter Verwandten, Freunden und guten Nachbarn nach Helfern für die Wochentage Ausschau zu halten. Manche Leute fühlen sich geehrt, in einer so besonderen Situation gefragt zu werden.

Sie sagen gelegentliche oder häufige und regelmäßige Hilfe zu. Doch die meisten möchten nur ein bisschen helfen und keine zu großen Verpflichtungen eingehen. Viele Leute unterstützen dich lieber aus der Entfernung. Sie bieten ihre Hilfe bei der Vorbereitung von Essen oder Bäckereien an, die sie dir dann bringen werden. Andere sind bereit, wöchentlich einkaufen zu gehen. Ich kann nur raten:

> Nimm jede Hilfszusage an, auch die kleinste! Schreibe sie genau mit Namen und Telfonnummer des Anbieters auf eine Liste. Kurz vor oder nach der Geburt rufe alle zukünftigen Helfer an und erinnere freundlich an ihr Angebot. Vergiss nicht den 'Dank im Voraus', denn nichts ist selbstverständlich!

Finde heraus, wie ernst das Angebot gemeint ist. Du musst dich darauf verlassen können. Wer nur aus Neugierde und Angeberei deine Babys füttern und wickeln will, den kannst du gleich von deiner Liste streichen. Die Babypflege sollte sowieso vorwiegend in deinen Händen bleiben. Es gibt genug Tätigkeiten zur Auswahl, die von anderen Leuten übernommen werden können!

➤ *Siehe das Kapitel „Wunschzettel für Freunde ...“ (S. 118)*

Deine Freundschaft ist der Lohn

Auch unbezahlte Helfer, die du bisher nicht zu deinen Freunden zähltest, suchen etwas: Deine Freundschaft. Sie ist der Lohn für ihren Einsatz. Viele Helfer sind besonders glücklich über eine Beziehung zu deinen Kindern, die sich allmählich aufbauen kann. Das ist dann ein gegenseitiges Geben und Nehmen.

Niemand erwartet in turbulenten Babyzeiten eine Freundschafts-Party. Aber ein freundliches Wort zur richtigen Zeit an eine Helferin, eine kleine Geste der Dankbarkeit tut ihr gut. Das große Fest kann ja in ein paar Jahren stattfinden.

Helfer-Listen bewähren sich

Wenn du vor der Entbindung vorsorglich in der Klinik liegst, könntest du schon über Listen für Helfer nachdenken. Schreibe auf die erste Liste Arbeiten aller Art, die du an andere Leute abzugeben bereit bist. Die zweite Liste hat Zeit. Sie kann erst nach deiner Heimkehr und der deiner Babys richtig mit den Helfern abgesprochen werden. Es geht um deren zeitliche Einteilung. Sonst kommmen sie alle auf einmal und du wirst verrückt. Einen Taubenschlag kann eine Familie mit Drillingen nicht aushalten. Gut ist es, wenn dir eine Freundin bei der Arbeitsverteilung hilft und dir das Herumtelefonieren abnimmt.

Wichtig ist für dich, im Notfall eine Person zu wissen, die schon während der Schwangerschaft rasch bei dir einspringen kann. Was passiert zum Beispiel, wenn du plötzlich in die Klinik musst, dein Partner nicht da ist und du ein Kleinkind zu Hause hast? Welche Nachbarin kümmert sich dann um das Kleine, bis du eine Familienpflegerin von der Krankenkasse bekommst?

Gemeinden helfen auch

Sehr empfehlenswert ist es, den Kontakt zu deiner Kirchengemeinde oder zu deiner entsprechenden Religionsgemeinschaft zu pflegen. Frage nach, ob es in deiner Gemeinde einen Hilfs- und Notdienst gibt. Oft lassen sich die Pfarrer und die Sozialdienste etwas einfallen. Manche von ihnen haben die Möglichkeit, als Träger für das 'Soziale Jahr' und für den Zivildienst zu fungieren. Einige Drillingsmütter bekamen dadurch sehr gute Hilfe, die allerdings etwas kostete. Eine jüdische Gemeinde rückte einfach enger zusammen um die Drillingsfamilie - und half privat. Viele Mehrlingsmütter haben mit kirchlichen Stellen die besten Erfahrungen gemacht: Der Sozialdienst katholischer Frauen, die Caritas und das Diakonische Werk fanden doch einen Weg der Hilfe, wenn alle anderen Stellen versagten.

Der Kampf um die Bezahlung von Hilfe

In wenigen Ländern wird Mehrlingsmüttern mit Selbstverständlichkeit eine Hilfskraft bezahlt. In Deutschland ist das nicht der Fall. Nur Mehrlingsmütter in extremer sozialer Notlage - mit sehr niedrigem Einkommen - bekommen von gesetzlichen Krankenkassen rasch eine Hilfe gestellt. Für eine gewisse Zeit wird ihnen eine Familienpflegerin oder Dorfhelferin geschickt.

Im Anschluss an die Krankenkasse übernimmt das Jugendamt die Finanzierung. Grundlage für die Bewilligung sind § 20 oder §23 des Kinder- und Jugendhilfegesetzes (KJHG). Der §20 steht für die 'Betreuung und Versorgung der Kinder in Notsituationen'. Im §23 geht es um 'Tagespflege zur Förderung der Entwicklung der Kinder, insbesondere in den ersten Lebensjahren'. Dieses Gesetz ist ein 'Kann-Gesetz'. Es ist abhängig von der Auslegung derjenigen, die den Antrag auf Hilfe bearbeiten.

Auch wenn dein Einkommen ein paar Euro über der festgesetzten Einkommensgrenze liegt, würde ich einen Antrag auf Gewährung von bezahlter Hilfe stellen. Doch erst *nach* der Geburt deiner Kinder kannst du ihn einreichen. Zuerst brauchst du von deinem Stations- oder Oberarzt ein 'scharfes' Attest. Bitte ihn darum - oder frage ihn, ob er den ganzen Antrag auf Hilfe für dich an die

Krankenkasse schreibt. Manchmal helfen auch die Sozialarbeiter der Klinik dabei.

Das Schreiben kann gar nicht dramatisch genug ausfallen. Die Leute in den Amtsstuben können sich die Lage einer Mehrlingsmutter sonst nicht vorstellen. Die Folgen der außergewöhnlichen Schwangerschaft mit ihren Beschwerden sind drastisch zu schildern. Die Wichtigkeit des Stillens von Frühgeborenen und die Unmöglichkeit, es allein mit drei Babys zu schaffen, muss vermittelt werden. Nicht zu vergessen ist das zukünftige, monatelange große Schlafdefizit.Ein Landwirt schaffte es nach endlosem Bemühen, für seine Frau mit Drillingen eine bezahlte Hilfe zu erhalten. Ausschlaggebend war ein Paragraph aus der Reichsversicherungsordnung (RVO) folgenden Inhalts: „Wenn Leben und Gesundheit der Kinder gefährdet sind...", dann wird eine Hilfe gewährt. Es wurde gefolgert, dass dieser Zustand bei den Kindern eintritt, wenn es der Mutter mangels Hilfe schlecht geht.

Dein Antrag auf Hilfe könnte zum Beispiel so lauten, „dass die Babys aus der Klinik nicht eher nach Hause entlassen werden, bis Hilfe für die nach einer Hochrisikoschwangerschaft körperlich und nervlich geschwächte und überforderte Mutter gesichert ist. Die Hilfe müsste mindestens sechs Monate lang gewährt werden, da sonst 'Leben und Gesundheit von Mutter und Kindern gefährdet sind' und ein erneuter Klinikaufenthalt vorauszusehen ist ..." Ein erneuter Klinikaufenthalt käme die Krankenkasse teurer zu stehen als eine Haushaltshilfe.

Mache von Anfang an auf allen Ämtern klar, dass du eine Helferin brauchst, die dich nicht nur bei der Babypflege unterstützt, sondern überall im Haushalt, auch beim Kochen usw. Es kann sonst passieren, dass dir eine Hilfe geschickt wird, die nur deine Kinder pflegen will, die aber sonst keinen Finger krumm macht. Du rackerst dich währenddessen im Haushalt ab - und das Jugendamt findet es sogar richtig so! Auch das habe ich in mehreren Fällen erlebt.

➤ *Besorge dir auf jeden Fall das ABC-Info-Heft „Haushaltshilfe für die Mehrlingsfamilie, Erfahrungsberichte und viele weitere wertvolle Tipps". Adresse im Service-Teil.*

Wenn du Hilfe selbst finanzieren kannst, dann engagiere

▦ eine Frau, die einmal in der Woche aufräumt und die allgemeine Wäsche erledigt

▦ eine Nachtwache für die ersten Monate, bis die Nachtfütterungen wegfallen - oder

▦ eine erfahrene Frau, die hin und wieder nachts für eure Babys sorgt, damit du und dein Ehepartner einmal durchschlafen können

▦ eine Frau, die gelegentlich oder regelmäßig für euch kocht

▦ zuverlässige ältere Schülerinnen bzw. Teenager, die eine Beziehung zu den Kindern aufbauen, die mit ihnen am Nachmittag spazieren gehen, mit ihnen spielen oder die als

▦ Babysitter abends aufpassen, damit ihr Eltern einmal 'frei' habt

Wie finde ich bezahlte Helfer?

Hänge Zettel aus in Schulen und Fachschulen für Erzieherinnen oder Kinderpflegerinnen. Wende dich an eine Sozialstation, einen Verein für Familienpflege, Mütternotdienst, Nachbarschaftshilfe, Studentenvermittlung, an deine Kirchengemeinde oder die religiöse Gemeinschaft, der du angehörst. Erkundige dich in der Nachbarschaft nach Schülerinnen und hilfsbereiten Frauen oder setze ein Inserat in die Tageszeitung.

Das Arbeitsamt

Mit dem Arbeitsamt habe ich die besten Erfahrungen gemacht, obwohl ich es nur selten betreten habe. Kürzlich bat ich telefonisch die zentrale Vermittlung, mich mit den 'richtigen' Damen zu verbinden. Dazu musste ich mein Anliegen schildern: „Ich suche eine Frau oder ein junges Mädchen, das an einem Praktikum in einer kinderreichen Familie interessiert ist ..." Von der Zentrale aus gelangte ich zu verschiedenen Damen. Folgendes wurde mir gesagt: Bei der *'Zentralen Auftragsentgegennahme'* kannst du deine genauen Wünsche für eine sozialzusichernde Helferin (Dorfhelferin, Familienpflegerin, Haushaltshilfe) hinterlegen. Es müsse klar gestellt werden, wie diese bezahlt und versichert werden soll.

Die zweite Möglichkeit sei, bei der 'Berufsberatung' ein Gesuch für eine Praktikantin in einer Mehrlingsfamilie zu hinterlegen. So ein Platz würde allerdings heute seltener als früher gesucht. Bei der Berufsberatung könnte man auch Mädchen finden, die ein 'Soziales Jahr' vor ihrer Ausbildung ableisten möchten. Diese würden dann sofort auf die Hilfe suchende Drillingsfamilie hingewiesen werden. In vielen Bundesländern müsste dazu noch ein komplizierter Vorgang durch einen Wohlfahrtsverband, die Kirche oder eine andere Körperschaft des öffentlichen Rechts abgewickelt werden. Nur über diese Träger dürfte das 'Freiwillige Soziale Jahr mit pädagogischer Begleitung' abgeleistet werden.

Die dritte Möglichkeit: Bei der 'Job-Vermittlung' des Arbeitsamtes ein Gesuch für 'Hilfe im Haushalt mit Drillingen' zu hinterlegen. Von dort kann man gute Leute bekommen, wenn auch oft nur für drei Monate. Ich habe früher patente Studentinnen durch solche Vermittlung bekommen. Manchmal entwickelt sich daraus ein länger dauerndes Arbeitsverhältnis.

Achtung, aufgepasst!
Auch auf dem Arbeitsamt kommt es sehr darauf an, *wer* deine Anträge bearbeitet. Mütter haben mir erzählt, dass ihnen 'schwer vermittelbare' Frauen zur Vorstellung geschickt wurden. Darunter befanden sich aus dem Gefängnis Entlassene. Es ging nach dem Motto: „Kinder betreuen kann jeder!" Das stimmt aber nicht! Setze dich deshalb mit der Dame vom Arbeitsamt in Verbindung und kläre sie auf, wenn sie keine Ahnung von Kinderbetreuung hat. Das Beste ist für Kinder gerade gut genug!

Wunschzettel für Freunde & Helfer

„Wünschen kann man sich alles. Ob man es bekommt, ist eine andere Frage; denn Wunschzettel sind keine Bestellzettel!" So lernte ich es von meiner Mutter, die noch als Neunzigjährige einen ihrer Träume auf einen Wunschzettel schrieb: Auf einem Kamel durch die Wüste zu reiten! Drillingsenkel Arnt schenkte ihr daraufhin sein kleines Spielzeugkamel aus Plastik. Es erhielt einen Ehrenplatz auf Omis Kommode.

Wünsche, sogar unerfüllbare, können Balsam für die Seele sein, wenn sie geäußert - und von einem nahen Menschen ernst genommen werden. Lege dir deshalb ein Heft an, in dem du Wünsche notierst, die dir das Leben erleichtern, verschönern - und dich besser durch den Stress bringen könnten.

Sicherlich wirst du von vielen Menschen gefragt werden, was dir zur Geburt der Drillinge Freude machen würde. Dann sage es offen, welchen riesengroßen Wert das Geschenk des 'Helfens' für dich hat, besonders in den ersten Monaten der Babys. Zeige deinen Freunden dein Wunschheft oder deinen Wunschzettel. Wenn sie gewählt haben, bitte sie, die geschenkte Hilfe fest in deinem

Terminkalender zu verbuchen. Denn - ob die angebotene Hilfe klein oder groß, einmalig, öfter oder regelmäßig sein soll - du musst dich darauf verlassen können!

Wer nicht 'Hilfe' verschenken möchte oder kann, wird nach einer Liste für materielle Geschenke fragen. Mancher wird einen Zuschuss für ein Gemeinschaftsgeschenk geben wollen. Zum Beispiel für Wegwerfwindeln, Babykleidung, Drillingskinderwagen, Baby-Fußsäcke, Schaffelle, Wäschetrockner, Geschirrspülmaschine, Mikrowellengerät, Tiefkühlschrank; Babyphon, Dimmer-Schalter, Wärmelampe und Luftbefeuchter für das Baby-Zimmer... Deiner Fantasie sind keine Grenzen gesetzt.

Wunschliste

▨ Beim Füttern helfen, täglich einmal oder regelmäßig jeden zweiten Tag. Oder ein- bis zweimal die Woche. Oder...
▨ Beim Baden helfen - ein- oder zweimal die Woche
▨ Wäsche legen und wegräumen - zu beliebiger Zeit
▨ Die Babys an die frische Luft fahren
▨ Babysitten - damit du gelegentlich zum Friseur kommst oder mal mit deinem Mann ausgehen kannst
▨ Gesundes Essen für die Familie kochen, Gemüse putzen usw. ein- bis zweimal in der Woche
▨ Vorkochen von Babynahrung oder Erwachsenenessen für die Kühltruhe. Kuchen backen
▨ Einkaufen
▨ Beim Suchen einer größeren Wohnung helfen (Zeitungen studieren, Makler abklappern)
▨ Behördengänge
▨ Schreibarbeiten für die Suche nach Hilfe erledigen (Ministerien, Au Pair, Soziales Jahr, Zivis, Firmen-Patenschaften für Gläschenkost und Windeln)
▨ Zeitraubende Telefonate abnehmen (mit Krankenkassen, Bestellungen, Makler usw.)
▨ Spielen mit den Kindern
▨ ....

Nachdenken über Vornamen

Ein unerschöpfliches Thema, passende Vornamen für drei Kinder zu suchen! Es kann zu einer vergnüglichen, gemeinsamen Aufgabe für die Eltern werden. Die meisten Paare berichten, schließlich mindestens sechs Namen für jedes Geschlecht ausgewählt zu haben.

„Wir empfehlen, keine Namen zu geben, die sich reimen - und keine Namen mit gleichen Anfangs-Buchstaben", sagen erfahrene kanadische Mehrlingsmütter. „Wenn Jungen und Mädchen die gleichen Anfangs-Buchstaben haben, kommt es immer wieder zu Schwierigkeiten, besonders später in der Schule. Selbst wenn die Drillinge identisch sind, solltest du Namen für sie aussuchen, die ihre Individualität unterstreichen und nicht die Aufmerksamkeit auf die Tatsache lenken, dass sie Drillinge sind!"

Zum Thema Vornamen berichtet eine andere Mutter: „Wir gaben unseren Drillingen ziemlich einfache Namen, so dass die Kinder sie leicht lernen konnten. Aber ich versicherte mich nie, ob sie unseren Familiennamen oder meinen Vornamen aussprechen konnten. Eines Tages wurde Kevin auf der Hauptstraße von uns getrennt.

Als der Kleine aufgegriffen wurde, erzählte er den Polizisten, dass er Kevin heiße. Das war keine Schwierigkeit, aber der Name der Mama oder unser Familienname waren ihm unbekannt. Doch ein Wort, das er oft gehört hatte und was oft zu ihm gesagt worden war, hieß 'Drilling'. Deshalb sagte er, er heiße Kevin Drilling. Sobald wir davon über den Lautsprecher hörten, wussten wir, dass unser Sohn gefunden war."

Unsere drei Söhne nannten wir unbefangen Arnt, Bernd und Christian. In unserer Umgebung wusste jeder, dass sie Drillinge sind. Trotzdem wurden sie ausgesprochene Individualisten, die heute in drei verschiedenen europäischen Ländern leben. Sie finden es als Erwachsene immer noch 'toll', Drillingsbrüder - und stolze Namensgeber für den 'ABC-Club' zu sein.

Von anderen erwachsenen, mehreiigen Drillingen weiß ich, dass sie um alles in der Welt heute nicht mehr als Drillinge erkannt werden, sondern unerkannt als 'Einlinge' leben wollen. Genug Gründe für uns Eltern, darüber nachzudenken.

Geschwister vorbereiten

Wenn du bereits Mutter eines Kindes - oder mehrerer Kinder - bist, dann weißt du, wie wichtig die seelische Vorbereitung auf ein neues Geschwisterchen ist. Erst recht, wenn es auf einmal drei Babys werden... Du träumst von einer zukünftigen, sehr guten Beziehung zwischen allen deinen Kindern. Die kann es wirklich geben. Was kannst du schon jetzt dafür tun?

Beginne rechtzeitig mit der Vorbereitung
Das bedeutet, über 'unsere Babys' zu sprechen, sobald du den richtigen Augenblick dafür gefunden hast. Wie du es deinen Kindern sagst, hängt natürlich von ihrem Alter ab und von deinem individuellen Familienstil. Wenn du zu früh mit der 'frohen Botschaft' beginnst, wird die Geduld eines kleinen Kindes unangemessen strapaziert. Sprichst du zuviel davon, wird Eifersucht geschürt.
Das Fühlen macht älteren Geschwistern viel Spaß: Du hältst den Kopf eines größeren Kindes an deinen Bauch, wo es geheimnisvolle Geräusche hört und wo Herzchen schlagen. Du legst seine Händchen an die Stellen, wo sich gerade eine kleine Beule zeigt. „Schau mal, ein Füßchen!" rufst du begeistert. „Und da ist ein kleiner Po! So hast du früher auch in Mamas Bauch gewohnt!"

Du kannst mit den Kindern Bilderbücher zum Thema 'Kinder-kriegen' anschauen. Bewährt hat sich auch, Papier und Stifte zu nehmen und die Babys in Mamas Bauch zu malen. Deine 'Großen' finden es toll, aus ihrer eigenen Babyzeit Fotos zu sehen. Mit Begeisterung ziehen sie ihren Kuscheltieren und Puppen Strampelhosen an, die sie selbst getragen haben. Vielleicht spielen sie Doktorspiele, weil Mutti nun so oft zur Vorsorge muss.

Bei der Vorsorgeuntersuchung

Viele Mütter nehmen ihre Kinder mit zur Vorsorge. Wer soll sich sonst während dieser Zeit um die Kleinen kümmern? Solange es sich um Ultraschalluntersuchungen und CTG handelt, haben Kinder kein Problem, mit dabei zu sein. Aber der Anblick der Mutter auf dem gynäkologischen Stuhl ist für manches Kind ein großer Schock. Den solltest du ihm ersparen. Denke bei der Ter-minplanung daran, dass dein Ehepartner oder eine andere vertraute Person sich während dieser Untersuchung um dein Kind kümmert.

Suche beizeiten eine Ersatzmutter

Dies ist ein Problem, das nicht leicht zufriedenstellend gelöst wer-den kann. Ein- bis dreijährige Kinder sind natürlicherweise noch sehr auf Mama eingestellt. Deshalb lohnt es sich, frühzeitig und einfühlsam das Problem anzugehen. Halte ab dem Zeitpunkt der 'sicheren' Drillingsschwangerschaft Ausschau nach einer tüchtigen Ersatzmutter. Für eine feste Vereinbarung ist es noch zu früh. Sieh dich um unter Tagesmüttern, Familienpflegerinnen, Dorfhelfer-innen, rüstigen Großmüttern und Nachbarinnen. Eine von ihnen könnte dich zu Hause vertreten, wenn du in die Klinik musst. Dein Aufenthalt dort kann unter Umständen lange dauern. Daher ist deine Vertretung auch eine Kostenfrage.

Für deine kleinen Kinder ist das Wichtigste, ihre zukünftige Ersatz-mutter eine gewisse Zeit vor deiner Einweisung in die Klinik ken-nen zu lernen. Sie sollen allmählich mit ihr vertraut werden. Vielleicht hast du eine Idee, wie die Bekanntschaft schon gepflegt werden kann, ehe dich die Ersatzmutter tatsächlich vertreten muss. Fehlende 'Beziehungen' zur Kinderfrau spielen eine Rolle für die Entstehung von Eifersucht. Zu leicht kommt bei Kindern das

Gefühl auf: „Mutti hat mich abgeschoben!".Wenn du eine 'eigene', vertraute Großmama für deine Kinder hast, ist das die beste Lösung!

Gewöhne dein Kind rechtzeitig an den Kindergarten
Aus den gleichen Gründen wie oben solltest du auch mit deinem Dreijährigen den Besuch des Kindergartens oder der Tagesstätte viele Monate vor der Geburt der Drillinge üben. Spaziere selbst mit deinem Kind zusammen dorthin und bleibe eine Reihe von Tagen dort im Hintergrund. Nur, wenn dein Kind sich eingelebt und Spaß im Kindergarten hat, wird es der Vater nach der Geburt der Drillinge weiterhin dort 'abgeben' können. Ohne vorherige Einübung funktioniert der Plan mit dem Kindergarten nicht. Das ist die Erfahrung vieler Drillingsmütter, auch meine eigene.

Es gibt keine Versicherung gegen Eifersucht
Alle genannten Vorbereitungsvorschläge sind leider keine zuverlässige Versicherung gegen Eifersucht. Sie können aber eine große Hilfe sein. Niemand kann voraussehen, wie dein Kind, deine Kinder reagieren werden, wenn die drei Babys wirklich da sind.
➤ *Lies weiter im Kapitel „Geschwister brauchen mehr als Essen"* *(S. 251)*

Die zweite Halbzeit

(ab 21. Schwangerschaftswoche)

Befinden und Verhalten
ab dem sechsten Monat
(21. Woche)

Die zweite Halbzeit beginnt

Zwanzig Wochen, die Hälfte einer normalen Schwangerschaftszeit, hast du glücklich geschafft. Dabei konntest du hoffentlich die Beweglichkeit der 'ersten Halbzeit' noch ordentlich genießen! In der 'zweiten Halbzeit' wirst du das Anderssein deiner Mehrlingsschwangerschaft immer deutlicher spüren. Sie ist mit deiner früheren Einlingsschwangerschaft kaum noch vergleichbar.

Befinden

Wenn du Drillingsmütter im Nachhinein nach ihrem subjektiven Befinden während ihrer Schwangerschaft fragst, kannst du recht Unterschiedliches hören: „Meine Schwangerschaft war super!", „Problemlos bis zuletzt!", „Meine beste Zeit" - bis hin zu: „Schlimm! Zuletzt sehr beschwerlich, kaum noch erträglich!" oder: „Ich habe während der ganzen Zeit von Anfang an bis zum Ende gelegen." Die Aussagen bestätigen, dass es bei Drillingsschwangerschaften viele Varianten gibt. Es müssen nicht immer Komplikationen auftreten. Das körperliche Befinden einer Drillingsschwangeren kann durchaus bis 'zuletzt' recht gut sein. Was aber ist mit 'Zuletzt' gemeint? Bestimmt nicht das Ende einer Mehrlingsschwangerschaft nach 40 Wochen! Auch wunderbare 'Super-Drillingsschwangerschaften' reichen im Allgemeinen nicht über die 33. Schwangerschaftswoche hinaus. Sie werden durch einen Kaiserschnitt vorzeitig beendet, ehe die Beschwerden mit dem Riesenbauch wirklich quälend werden. Frauen, die ihre Schwangerschaft über die Frühgeburtsgrenze hinaus in die 38. Woche schafften, sprechen nicht nur von einer guten Zeit, sondern auch von ihren großen Beschwerden.

Ein Brief zum Mut machen

Eine von den letztgenannten Müttern hatte ohne zuvor eingehaltene Bettruhe ihre drei Babys nach 37 Schwangerschaftswochen und einem Tag entbunden. Sie schrieb uns: „Ich möchte allen Frauen Mut machen, die Angst vor einer Mehrlingsschwangerschaft haben! Diese ist bei mir insgesamt besser verlaufen als meine erste Einlingsschwangerschaft. Ich hätte mir - nach anfänglichen Ängsten vor Drillingen und Übelkeit bis zur 12. Schwangerschaftswoche - keine bessere Mehrlingsschwangerschaft vorstellen können. Natürlich war die Schwangerschaft etwas anstrengend, da wir noch eine Tochter von zwei Jahren haben. Ab der 33. Schwangerschaftswoche nahmen die Beschwerden dann so zu, dass ich eigentlich nicht mehr wollte. Aber der Arzt sagte immer noch 'o.k.'! Die Zuversicht und die Unterstützung meiner Familie ließen mich durchhalten. Mein Magen machte Probleme sowie der Druck auf das Herz. Doch in den Beinen hatte ich kaum Wasser, das mir bei der ersten Schwangerschaft so große Schwierigkeiten bereitet hatte. Und bis zur Einweisung in die Klinik war ich unterwegs..."

Der Bauch

wächst nun in rasantem Tempo. Sein Umfang wird immer sichtbarer und die Haut spannt sich mehr und mehr. Manche Frauen haben schon nach 24 Wochen einen Riesenbauch, wie ihn andere mit

30 Schwangerschaftswochen noch nicht haben. Das ist individuell sehr verschieden. Es hängt von deinem Körperbau und der Größe deiner Babys ab. Von nicht geringer Bedeutung ist es, ob du groß oder klein, ein schlanker oder ein übergewichtiger Typ bist. Die Stärke deiner Bauchmuskeln und die Festigkeit deines Bindegewebes spielen auch eine Rolle. Irgendwann wirst du eine pralle, glänzende, mit Schwangerschaftsstreifen 'geschmückte' Kugel als Bauch vor dir hertragen. Sie wird dir nicht mehr erlauben, deine Fußnägel selbst zu schneiden. Auch der Bauchnabel wird ganz flach verstrichen sein. Aber bis dahin dauert es noch eine Weile.

Manche Frauen fühlen sich wohler, wenn der Bauch etwas abgestützt ist. Frage deine Ärzte, ob sie dir zu einem Stützmieder raten. Wenn ja, schaue dir eine solche Konstruktion genau an, bevor du sie kaufst. Sie ist höchstens für Zwillingsbäuche erfunden worden. Ich ließ mir in der letzten Schwangerschaftszeit täglich aus zwei festen Handtüchern und Sicherheitsnadeln eine Stütze um meinen Bauch herum basteln. Doch ab der 38. SSW musste ich vor jedem Schritt meine Hände unter den riesigen Bauch legen...

Kindsbewegungen - oder eine kleine Mäusefamilie?
Die Kindsbewegungen wirst du nun immer deutlicher spüren, besonders, wenn du liegen und ruhen willst. Genieße die Zeit! Die zarten Püffe und Stöße deiner Kinder nimm als eine Art Streicheleinheiten. Sie lassen eure Beziehung langsam inniger werden. Wenn du die Kindsbewegungen regelmäßig wahrnimmst, kannst du davon ausgehen, dass es den Babys gut geht. Natürlich schlafen sie auch einmal. Schon im Mutterleib zeigen sie ihre verschiedenen Temperamente.

Zwillingsschwangere behaupten, dass sie nach etwa 24 Schwangerschaftswochen fühlen können, an welchem Platz sich welches Baby bewegt. Sie merken angeblich genau, welches der beiden Babys schläft. So einfach ist das bei Drillingen nicht, auch dann, wenn du die Ultraschallbilder kennst. Ich dachte in den späteren Monaten oft an eine Mäusefamilie in meinem Bauch. Das Getobe darin empfand ich als unglaublich lebhaft und durcheinander - nicht zu vergleichen mit meinen drei Einlingsschwangerschaften.

Am schönsten fand ich es, wenn sich blitzschnell kleine Beulen aus meiner gespannten Bauchdecke heraustülpten und von einer Seite zur anderen huschten. Dann lauschte ich in mich hinein: War das ein Fäustchen - oder ein Füßchen? Von welchem 'Zwilling' konnte es sein? Es war sehr geheimnisvoll. Ultraschall gab es noch nicht, der mir verraten hätte, dass zwölf kleine Glieder von drei Kindern in mir herumwuselten. Ohne Ultraschallbild war es unmöglich, die Bewegungen einem bestimmten Kind zuzuordnen.

■ Trage in deinen Kalender alle Besonderheiten der Kindsbewegungen ein.
■ Benachrichtige sofort deinen Arzt, wenn du starke Veränderungen spürst
- wenn die Kindsbewegungen während besonderer Tagesabschnitte auffallend heftig zunehmen
- wenn sie deutlich seltener und schwächer werden
- wenn sie über einen längeren Zeitraum ausbleiben
- wenn du dich einfach unsicher fühlst

Übungswehen oder vorzeitige Wehen?
Schon frühzeitig während einer Schwangerschaft bereitet sich der Körper der Frau durch so genannte 'Übungswehen' auf die Geburt vor. Manche Frauen spüren sie sehr intensiv, wenn die Bauchdecke sich plötzlich deutlich härter anfühlt als sonst. Andere Frauen merken kaum etwas oder gar nichts davon. Wird der Bauch anschließend wieder weich, und die Kontraktionen wirken sich tatsächlich nicht auf den Muttermund aus, gibt es keinen Grund zur Sorge. Aber wie weiß man, dass diese 'Übungswehen' keine allmähliche Öffnung des Muttermundes auslösen? Das kann nur ein Frauenarzt feststellen. In jedem Fall sind Wehen ein Signal zum Kürzertreten und Einlegen von Ruhepausen. Oft treten Kontraktionen nach besonderen Anstrengungen wie schweres Heben und Tragen auf. Auch fehlende Rücksichtnahme, Stress und Ärger zu Hause oder am Arbeitsplatz, Kummer mit dem Partner können Wehen auslösen. Bei Mehrlingsschwangerschaften spielt das große Gewicht der Gebärmutter, die auf den Muttermund drückt, zusätzlich eine

bedeutende Rolle. Viele Drillingsschwangere haben schon um die 20. Schwangerschaftswoche leichte Wehen, die Unerfahrene gar nicht als solche erkennen. In der 24. Schwangerschaftswoche treten in der Regel Tendenzen zur Frühgeburt auf. Bei rechtzeitiger Diagnose kann der Arzt diese vorzeitigen Wehen mit wehenhemmenden Medikamenten, Bettruhe und manchmal Cerclage gut in den Griff bekommen. Doch leider lassen sich nicht alle Babys aufhalten.

Wie in den vergangenen Monaten gilt:
- Höre auf deinen Körper und traue dem eigenen Instinkt!
- Wenn du dich unsicher fühlst im Hinblick auf vorzeitige Wehen oder etwas anderes, wenn du Schwellungen deiner Beine am Morgen, Schwellungen an den Händen und im Gesicht entdeckst, ziehe sofort deinen Arzt zu Rate.
- Nimm alle Überwachungstermine um die 20. Schwangerschaftswoche wahr!
- Sei rund um die 24. Schwangerschaftswoche besonders vorsichtig und entspanne zu Hause immer wieder durch Liegepausen!

Verhalten

Zu heißes Wasser bei ausgiebigem Baden oder Duschen kann unter Umständen auch Wehen auslösen. Frage deine Ärztin, deinen Arzt, wie viel Hitze gut verträglich ist! Leichte körperliche Betätigungen hängen bis zuletzt von deinem individuellen Befinden, vor allem vom Zustand deiner Schwangerschaft ab. Dein Bauchumfang, das Müdigkeits-Gefühl und die sonstigen Beschwerden werden dir von selbst Grenzen setzen.

Setze dir kleine Ziele - ohne das große Ziel wirklich zu vergessen!
Das schlägt eine Mutter vor, die den „Mut-Mach-Bericht einer glücklichen Drillingsfamilie" schrieb. Darin heißt es: „Zu Beginn der Schwangerschaft habe ich zufällig das Märchen MOMO von Michael Ende gelesen. Aus diesem Buch konnte ich für mich eine kleine Lebensphilosophie ableiten, nach der ich während der

Schwangerschaft gelebt habe und noch lebe. Wenn ich wieder einmal an einem Punkt angelangt bin, wo ich denke 'Das schaff' ich nicht', dann denke ich an Beppo, den Straßenkehrer. Beppo sagt zu Momo: ,Siehst du, es ist so: Manchmal hat man eine schrecklich lange Straße vor sich und denkt - die kannst du niemals schaffen. Und dann fängt man an, sich zu eilen, immer mehr, immer mehr. Und wenn man aufblickt, sieht man, dass es gar nicht weniger wird, was noch vor einem liegt. Und man strengt sich noch mehr an, kriegt es mit der Angst, und zum Schluss ist man ganz außer Puste und kann nicht mehr. Und die Straße liegt immer noch vor einem. So darf man es nicht machen. Man darf nie an die ganze Straße auf einmal denken. Man muss nur an den nächsten Schritt denken, an den nächsten Atemzug, an den nächsten Besenstrich. Und immer wieder nur an den nächsten. Dann macht es Freude; das ist wichtig, dann macht man seine Sache gut. Und so soll es sein. Auf einmal merkt man, dass man Schritt für Schritt die ganze Straße gemacht hat. Man hat gar nicht gemerkt wie, und man ist nicht außer Puste. Das ist wichtig.' Diese kleine Lebensphilosophie hilft mir sehr, mein tägliches Programm zu bewältigen."

Ein Geburtsvorbereitungskurs?

Es gibt unzählige Kurse für Schwangere, die sich in Umfang, Programm und Kosten sehr unterscheiden. Sie werden von Hebammen, Krankengymnastinnen, Geburtsvorbereiterinnen und anderen Berufsgruppen angeboten. Ob du als Drillingsschwangere einen Geburtsvorbereitungskurs mitmachen darfst, hängt ganz von deinem Befinden und der Beurteilung eines mehrlingserfahrenen Arztes ab. Von Entspannungs- und Atemübungen wird dir niemand abraten. Doch ob und welche Körperübungen für dich gut sind, musst du mit der Ärztin, mit dem Arzt besprechen. Die Gymnastik könnte sonst die Gefahr der Frühgeburt heraufbeschwören.

Stelle dich vorsorglich auf eine Frühgeburt ein!

Es ist gut, wenn du dich allmählich mit dem Thema 'Frühchen' vertraut machst. Es bringt nichts, den Kopf in den Sand zu stecken mit der Begründung: „Ich will mich nicht verrückt machen, ich merke früh genug, wenn es zur Frühgeburt kommt." Viel schlimmer ist es, wenn du ahnungslos plötzlich vor die Situation einer sehr frühen

Geburt gestellt wirst. Wer ein bisschen darüber Bescheid weiß, kann besser damit umgehen. Besorge dir ein sachliches Buch über Frühgeborene, das gleichzeitig auch Mut macht. Schau dir mehrere Bücher in der Buchhandlung daraufhin an! Die schönsten Bücher mit Bildern sind leider immer sehr schnell vergriffen. Daran kannst du sehen, wie aktuell das Thema ist.

➤ *Siehe „Service-Teil"*

Die Lungenreifebehandlung

Babys beziehen bis zum Ende der Schwangerschaft den lebensnotwendigen Sauerstoff aus dem Blut ihrer Mutter, bzw. durch die Plazenta. Mit der Geburt sollte die selbständige Atmung eines Neugeborenen einsetzen. Frühgeborene sind aber erst ab der vollendeten 34. Schwangerschaftswoche in der Lage, selbständig zu atmen. Es ist deshalb wichtig, bei allen Kindern, deren Geburt vor der vollendeten 34. Schwangerschaftswoche droht, die Lungenreifung im Mutterleib zu unterstützen.

Durch die Lungenreifebehandlung mit Kortison, das per Spritze der Mutter gegeben wird, kommt es zur schrittweisen Entfaltung der Lungenbläschen bei den Babys. Die Behandlung der Mutter erfolgt zwischen der vollendeten 24. bis zur 34. Schwangerschaftswoche. Damit werden zwar nicht alle Probleme der Frühgeburt gelöst, aber es werden günstigere Voraussetzungen für die Babys geschaffen.

Stationen auf dem Weg der Mehrlingsschwangerschaft

■ *Die 24. Schwangerschaftswoche* ist das erste kleine Ziel für jede Mehrlingsschwangere. Das bedeutet, die Zeit einer möglichen Fehlgeburt hinter sich zu lassen und in das Zeitalter der Frühgeburt einzutreten. Diese reicht bis zur vollendeten 37. Schwangerschaftswoche. In der 24. Schwangerschaftswoche treten bei Mehrlingsschwangerschaften in der Regel Tendenzen zur vorzeitigen Wehentätigkeit und eventuellen Frühgeburt auf. Deshalb sollten bereits um die 20. Schwangerschaftswoche engmaschige Kontrolluntersuchungen beim mehrlingserfahrenen Arzt in der Klinik erfolgen, am besten wöchentlich. Die Zeichen einer drohenden Frühgeburt dürfen nicht übersehen werden.

▓ *Um die 28. Schwangerschaftswoche* wird Mehrlingsschwangeren allgemein die Frage nach stationärer Aufnahme in der Klinik gestellt. Warum gerade dann? Um die 28. Schwangerschaftswoche (im altbekannten 'siebten Monat') kommt es relativ häufig zu vorzeitigen Wehen. Beginnende Muttermundschwäche, Neigung zum Bluthochdruck und Wasseransammlungen in den Beinen, eventuell im Körper, müssen vermehrt kontrolliert werden.

➤ *Mehr im Kapitel „Rechtzeitig Ruhe - und Aufnahme in der Klinik." (S. 143)*

▓ *Mit der 32. Woche* hast du die mittlere Tragzeit einer Drillingsschwangerschaft erreicht, d.h. dass Drillinge durchschnittlich um die 32. Schwangerschaftswoche mit Gewichten um 1600g pro Baby geboren werden (Felberbaum 2001).
„Die 32. Schwangerschaftswoche ist das Ziel des Schwangerschaftserhalts bei drohender Frühgeburtlichkeit, da ab dann unter intensivmedizinischen Bedingungen in der Regel nicht mehr mit einer dauerhaften Schädigung der Kinder zu rechnen ist." (Leyendecker, 1999*)

➤ *Mehr zu den Überlebenschancen der Frühchen im Kapitel „Erste und allgemeine Fragen, kurze Antworten" (S. 23)*

▓ *Über die vollendete 37. Schwangerschaftswoche* hinauszukommen, ist für höhergradige Mehrlinge fast ein utopisches Ziel. Es bedeutet, die Grenze zur reifen Geburt zu überschreiten. Nur 1,2 Prozent aller Drillingsschwangeren schaffen es bis dahin (Felberbaum 2001). Diese Frauen werden heute spätestens um die 38. Schwangerschaftswoche durch Kaiserschnitt entbunden. Eine noch längere Tragzeit würde zusätzliche Gefahren für Mütter und Kinder bedeuten.

➤ *Siehe Kapitel „Weitere Fragen, kurze Antworten" (S. 74)*

Es ist schön, ein selbst gestecktes, großes Ziel zu erreichen. Wenn du aber nicht dort ankommst, wo du hin wolltest, dann mache dir kein schlechtes Gewissen! Denke daran, dass die Erreichbarkeit nicht allein von deinem guten Willen, von ärztlicher Überwachung, vom familiären Beistand - sondern auch vom Glück abhängt. Und schließlich ist es auch Schicksal.

'Normale' Beschwerden

Müdigkeit

Diese nenne ich zuerst. Je weiter deine Schwangerschaft fortschreitet, desto häufiger wirst du das Bedürfnis haben, dich am Tage auszuruhen - schon vor der angeordneten Bettruhe. Deine Kleinen werden deinen nächtlichen Schlaf immer häufiger unterbrechen, nicht nur durch ihre Bewegungen. Im Lauf der Zeit drücken sie immer mehr auf dein Zwerchfell, auf die Blase und sonst wohin - eben in alle Richtungen. Aber statt nachts wach im Bett zu liegen, nutze die Zeit mit einer kleinen Leselampe zum Lesen oder für Notizen. Du wirst herausfinden, dass du mit einer Reihe kurzer Nickerchen über den ganzen Tag verteilt den Schlaf einer normalen Nacht ersetzen musst. Das ist nur möglich, wenn keine anderen Kinder dich brauchen, weil dies deine erste Schwangerschaft ist. Andernfalls brauchst du Unterstützung durch eine tüchtige Hilfe.

Gewicht und Druck des Bauches

Die Gewichtszunahme, die dir zu schaffen macht, ist eine individuelle Angelegenheit. Viele Frauen empfinden in den fortgeschrittenen Schwangerschaftsmonaten ihren Zustand, als ob sie explodieren müssten. Ich fragte jeden Abend meinen Mann, wenn er vom

Dienst in der Klinik nach Hause kam: „Könnte es nicht doch sein, dass ich platze?" Aber er - als Arzt - antwortete jedes Mal ganz ruhig: „In der Medizin ist kein Fall einer geplatzten Frau bekannt!" Ich gewöhnte mich an den Anblick meiner stramm gespannten Kugel. Meine Hände legte ich stützend darunter, wenn ich herum ging. Bücken konnte ich mich schon lange nicht mehr. Dabei gehörte ich zu den Frauen, die in mehr als 40 Schwangerschaftswochen nur knapp 14 kg zugenommen hatten.

Vor einigen Jahren hieß es noch, man dürfe bei einer Mehrlingsschwangerschaft von weniger als 37 Schwangerschaftswochen etwa 15 kg zunehmen, jenseits der 37. Woche bis zu 20 kg. Solche Gewichtsbegrenzungen gelten heute nur noch als grobe Anhaltspunkte. Jetzt heißt es: Wenn du von Natur aus sehr schlank bist, darfst du ruhig mehr zunehmen. Bei zu geringer Gewichtszunahme besteht die Gefahr einer Mangelernährung der Kinder. Dagegen solltest du bei einem relativ hohen Ausgangsgewicht darauf achten, nicht allzu viel zuzunehmen. Dein Gewicht wird sich nach der Entbindung rasch wieder normalisieren. Darum brauchst du dir keine Sorgen zu machen. Das zusätzliche Gewicht ist ja kein Fett. Das Gewicht der Babys, der Mutterkuchen, des Fruchtwasser, die Zunahme des Blutvolumens und des Brustgewebes sorgen für die zusätzlichen Kilos auf der Waage.

Ab einem gewissen Gewicht reizt der Druck deines schweren Bauches die Blase, so dass du ständig das Gefühl hast, Wasser lassen zu müssen. Ausruhen mit hoch liegenden Beinen kann hilfreich sein. Benutze dabei Kissen zur Unterstützung des Unterleibs. Gefühle der Unruhe oder der Taubheit in den Beinen sind ebenso eine Folge des großen Drucks. Auch dabei können einige Minuten Liegen mit erhöhten Beinen die Unruhe mindern. Manche Frauen klagen besonders über Rückenschmerzen infolge des zunehmenden Druckes.

Geplagte Beine

Stehen ist jetzt kaum noch möglich. In Küche und Bad musst du dich für die kleinsten Handgriffe an Spül- und Waschbecken auf einen Küchen-Hochstuhl setzen. Auch beim Duschen benutze einen Hocker oder Stuhl. Wenn möglich versuche, deine Beine dabei irgendwie - auf ein Bänkchen? - höher zu stellen. Krampfadern - auch Hämorrhoiden - könnten dir sonst noch mehr Schmerzen bereiten.

Schwangerschaftsstreifen

Sie werden lateinisch Striae genannt und von vielen Frauen gefürchtet. Während ich bei meinen drei Einlingsschwangerschaften eine schöne heile Haut behalten hatte, erwischte es mich bei der vierten Schwangerschaft mit den Drillingen um so schlimmer. Meine riesige Kugel und Teile der Oberschenkel waren schließlich dicht bedeckt von blauroten Schwangerschaftsstreifen. Die Haut mit dem völlig verstrichenen Nabel dazwischen glänzte, als ob ich sie mit einer Speckschwarte poliert hätte.

Das Phänomen der Striae ist anlagebedingt und nur teilweise beeinflussbar. Teure Cremes zur Vermeidung der Streifen lohnen sich nicht, denn ihr Entstehen kann man dadurch nicht verhindern. Das gilt vor allem, wenn die Dehnungsgrenze der Haut überschritten ist. Wenn du trotzdem ein wenig gutes Öl auf deine Bauchhaut tupfen willst, dann sei bitte vorsichtig und vermeide eine Massage! Die könnte nämlich Wehen anregen. Das willst du bestimmt nicht.

Zum Trost sei dir gesagt: Die hässlichen blau-roten Striae verblassen schon bald nach der Geburt. Sie werden silbrig-weiß und verschwinden - je nach Veranlagung - rascher oder langsamer mit der Zeit. Nach ein paar Jahren musste ich meine Striae suchen, ohne dass ich etwas dagegen unternommen hatte. Nur ein paar einzelne weiße Streifen an der Hüfte blieben als Andenken.

Juckreiz

Manche Frauen leiden während der letzten Wochen an heftigem Juckreiz an Bauch, Brüsten und anderen Stellen. Das kann mit der enormen Dehnung der Haut zu tun haben. Auch andere Ursachen sind möglich. Vorsichtiges Einreiben mit einer Creme oder Tinktur hilft manchmal. Frage vorher deinen Arzt. Achte immer darauf, dass die Massage deines Schwangerschaftsbauches auch Wehen auslösen kann.

Haarausfall

Mach' dir keine Sorgen um deine Haare! Die veränderten Hormonverhältnisse wirken sich bei verschiedenen Frauen verschieden aus: Die einen bekommen volles, seidiges Haar, andere verlieren es während der Schwangerschaft oder nach der Geburt.

Ich zählte zu dem Kreis der Frauen, die befürchteten, nach der Entbindung eine Glatze zu bekommen. Mein Haarausfall war unbeschreiblich heftig, dreimal so schlimm wie nach jeder Einzelgeburt. Trotzdem tat ich nichts dagegen, sondern wartete ab - aus Zeitmangel. Zudem wusste ich Bescheid. Und siehe da: Die Haare wuchsen ganz von selbst wieder sehr schön nach.

Kurzatmigkeit

Deine Atemzüge werden allmählich schneller, und du wirst kurzatmiger. Du brauchst mehr Luft, um das Blut der Babys und dein eigenes mit Sauerstoff anzureichern. Gleichzeitig wird der Raum für deine Lungen zu knapp, um sich genügend auszudehnen. So entsteht das Gefühl, nicht tief genug atmen zu können. Manche Frauen empfinden die „indische Sitzstellung" und das Stützen auf die rückwärts gelehnten Arme als hilfreich.

Ernährungsprobleme

Du brauchst allmählich mehr Eiweiß, mehr Kohlenhydrate, mehr Ballaststoffe und viel mehr Flüssigkeit. Doch das Essen in der späteren Phase der Schwangerschaft macht immer mehr Schwierigkeiten, weil die Gebärmutter etwa ab der 32. Schwangerschaftswoche nach oben drückt. Je mehr Schwangerschaftswochen du schaffst, desto größer wird der Druck und dadurch das 'Raumproblem' für deine Ernährung. Ich erinnere mich, dass ich mein 'oberstes' Kind ab der 38. Schwangerschaftswoche häufig sanft herunterzudrücken versuchte. Letztendlich helfen gegen Platzprobleme nur viele kleine Mahlzeiten, oft in flüssiger Form und ergänzt durch 'Astronautennahrung'. Befrage deine Ärztin, deinen Arzt dazu!
Ich selbst entwickelte in den letzten Tagen vor der Geburt einen solchen Heißhunger auf kalte Milch, dass ich sie literweise trank. Ich ernährte mich fast ausschließlich davon.

Manche Frauen leiden besonders am Ende der Schwangerschaft an Sodbrennen. Sie sollten scharf gewürzte und gebratene Speisen, Kaffee und Schokolade ganz vermeiden. Zurückhaltung bei Fett ist angebracht. Vielen Schwangeren hilft Milch, die bei anderen Frauen das Gegenteil bewirken kann. Du musst es ausprobieren! Auch gut zerkaute Haselnüsse, trocken gekaute Haferflocken, Kamillen-, Pfefferminz- und Melissen-Teemischungen haben sich bewährt. Frage deinen Arzt, ob du milde Säurebinder gegen das Sodbrennen nehmen darfst. Es empfiehlt sich, beim Liegen den Kopf durch ein spezielles kleines Kopfkissen leicht zu erhöhen.

Um alle genannten Unannehmlichkeiten zu verringern, solltest du sehr viel häufiger als bisher viele kleine Mahlzeiten zu dir nehmen.

Alarmzeichen

Ödeme

So nennt man die Wassereinlagerungen, die bei Schwangeren häufig vorkommen. Meist sind sie harmlos. Aber in Verbindung mit hohem Blutdruck und Eiweiß im Urin weisen Ödeme - ebenso wie eine zu rasche Gewichtszunahme - auf Erkrankungen hin, die lebensgefährlich werden können: Präeklampsie, Gestose, HELLP-Syndrom (Schwangerschaftsvergiftung). Sie kommen bei Mehrlingsschwangeren gehäuft vor, und zwar meist nach der 20. Schwangerschaftswoche. Das Risiko, zu erkranken, steigt mit der Anzahl der Föten. Wegen der hohen Gefährdung der Mutter kann der Arzt zu einem vorzeitigen Kaiserschnitt und damit zur Frühgeburt der Kinder gezwungen sein.

Es kommt alles darauf an, die Zeichen einer beginnenden Präeklampsie (Gestose) sehr früh zu erkennen, was nicht immer einfach ist. Symptome einer beginnenden Erkrankung können sein: Schon am Morgen Ödeme an Beinen, Fingern und Gesicht, Kopfschmerzen, Schwindelgefühle, Erbrechen, Sehstörungen, hoher Blutdruck, rötlich verfärbter Urin - bis hin zu stechenden Schmerzen im rechten Oberbauch oder im gesamten Rücken. Manche dieser Beschwerden mögen harmlos sein, doch das kann nur ein Arzt sagen.

Regelmäßige, engmaschige Blutdruckkontrollen, die gründliche Schwangerschaftsüberwachung und eine eventuelle frühzeitige stationäre Aufnahme sind die beste Voraussetzung, dass eine Gestose gar nicht erst voll ausbricht oder zumindest keinen schweren Verlauf nimmt.

Auch durch die richtige Ernährung in der Schwangerschaft kannst du mithelfen, die Gefahren der Präeklampsie bzw. der Gestose zu mindern. Eine eiweißreiche Ernährung ist dabei besonders wichtig. Seit einiger Zeit gibt es veränderte Behandlungsmethoden der Gestosen hinsichtlich des Umgangs mit Salz und Flüssigkeitsmengen. Frage unbedingt deinen Arzt dazu! Lass dir sagen, wie viel du trinken darfst oder sollst. Empfehlenswert sind die aktuellen Tipps der Arbeitsgemeinschaft Gestose-Frauen e.V.
➤ *Adresse im „Service-Teil"*

Vorzeitige Wehen

Es ist wichtig, die Anzeichen vorzeitiger Wehentätigkeit früh zu erkennen und sofort dem Arzt zu melden. Bei Mehrlingsschwangerschaften treten die Zeichen oft nicht in der üblichen Weise auf. 'Wehen' werden gar nicht als solche wahrgenommen. Du solltest deshalb allem Ungewöhnlichen erhöhte Aufmerksamkeit schenken. Kritisch wird es, wenn der Gebärmutterhals sich vorzeitig verkürzt und der Muttermund beginnt, sich zu öffnen. Solchen Veränderungen wird der Arzt mit Bettruhe und Wehen hemmenden Medikamenten (Tokolyse) entgegentreten. Der Wert einer vorbeugenden Cerclage ist umstritten.

Welche Anzeichen weisen auf vorzeitige Wehen hin, wenn eine Frau noch keine Erfahrung hat?

Das Zusammenziehen der Gebärmuttermuskulatur, die 'Wehen', werden zuerst meist als sanfte und schmerzlose Verhärtungen des Unterleibs wahrgenommen. Diese treten in unregelmäßigen Abständen auf. Die Verhärtung hält ein paar Minuten an, danach wird der Bauch wieder weich. Später können die Kontraktionen kraftvoller ausfallen. Treten sie immer häufiger und regelmäßiger auf, führen sie meist zur Öffnung des Muttermundes.

Achte besonders auf folgende Symptome:
- Der Bauch wird hart und bleibt so für einige Zeit
- Rhythmische Krämpfe, die wie Menstruations-Krämpfe empfunden werden
- Dumpfer Rückenschmerz, der anders ist als die normale Rückenmüdigkeit, die du kennst
- Ständiger Durchfall oder Darmkrämpfe, Druck im Unterbauch ohne Schmerzen
- Ausfluss größerer Mengen von Schleim oder Flüssigkeit aus der Vagina oder eine farbliche Änderung der Scheiden-Absonderung in Rosa oder Braun

Du solltest aus Gründen der Vorbeugung nicht mehr baden, sondern nur noch duschen. Setze dich dazu auf einen Hocker oder einen Stuhl. Ein zu heißes Bad kann Wehen fördern.
Stelle dich vorsichtshalber ab der 24. Schwangerschaftswoche auf die Möglichkeit vorzeitiger Wehen ein. Engmaschige Kontrollen durch einen mehrlingserfahrenen Arzt in der Klinik deiner Wahl werden dir deshalb empfohlen.
➤ *Mehr dazu im Kapitel „Befinden und Verhalten" (S. 126)*

Der vorzeitige Blasensprung
Immer wieder kommt es vor, dass bei einer bis dahin gut verlaufenen Mehrlingsschwangerschaft viel zu früh eine Fruchtblase platzt. Die Schwangere spürt plötzlich, dass Wasser abgeht, das sie nicht zurückhalten kann. Es ist eine klare bis leicht trübe, farblose Flüssigkeit, die nicht nach Urin riecht. Manchmal tröpfelt es nur und der Schlüpfer wird nass. Andere Frauen verlieren bis zu einem Liter Fruchtwasser in einem mächtigen Schwall. Dadurch entsteht die Gefahr eines Nabelschnurvorfalls. Wenn grünliches Fruchtwasser abgeht, könnte das ein Hinweis auf eine mangelhafte Sauerstoffversorgung des Kindes sein. In jedem Fall heißt es nach einem Blasensprung: Sofort hinlegen, den Arzt im Krankenhaus benach-

richtigen und den Transport dorthin organisieren. Bei Fruchtwasserverlust 'im Schwall' muss die Schwangere wegen der Gefahr des Nabelschnurvorfalls liegend in die Klinik gefahren werden. Auch bei geringem Fruchtwasserabgang sollte die schwangere Frau bei einem Transport im Auto oder Taxi hinten schräg liegen! Wie es dann in der Klinik weitergeht, ist ganz verschieden. Es kommt auf den Einzelfall und auf die Erfahrungen der Ärzte an. Sie müssen schnelle Entscheidungen treffen.

Es gibt Frauen, die durch einen sehr frühen Blasensprung ein Kind verloren, die aber trotzdem ihre anderen Babys weiter tragen konnten. Manche Schwangere bekamen Bettruhe im Krankenhaus verordnet in der Hoffnung, dass sich das verlorene Fruchtwasser wieder nachbildet. Wenn sich aber eine solche Hoffnung nicht erfüllte, waren die Folgen für das 'trocken' weiter wachsende Kind fatal. Deshalb ist der Blasensprung meist ein Signal, alle drei Kinder unabhängig von ihrer Reife durch Kaiserschnitt zu entbinden.

Auffallende Änderungen der Kindsbewegungen

Wenn dir äußerst heftige, ungewohnte Bewegungen deiner Kinder auffallen, oder wenn zwölf Stunden lang 'Sendepause' - absolute Stille - bei deinen Kleinen herrscht, auch dann begib dich sofort in die Klinik.

Rechtzeitig Ruhe -
und Aufnahme in der Klinik

„Ich würde jeder Frau empfehlen, wenn es irgendwie machbar ist, sich in den letzten Wochen stationär in eine Klinik aufnehmen zu lassen", schreibt eine Drillingsmutter. „Wichtig dabei ist es, die älteren Kinder gut versorgt zu wissen. Als bei mir frühzeitig die Wehen einsetzten, geriet ich nicht in Panik, denn die Ärzte konnten ja sofort in der Klinik gegensteuern. Sicher, der so genannte Krankenhauskoller überfiel auch mich. Aber dank der vielen Tröstungen von Seiten des Partners, von Eltern und Geschwistern, Freunden und Bekannten und meines Arztes überstand ich auch diese schwere Zeit recht gut. Ich glaube, dass ich deshalb meine Drillinge so lange halten konnte, denn mein Bauchumfang war ja wirklich beträchtlich…"

Warum wird die 'Bettruhe in der Klinik' so heiß diskutiert? Weil es viele Gründe dafür - und nur wenige dagegen gibt.

143

Ein Grund für Bettruhe zu Hause -
g e g e n Bettruhe in der Klinik

Manche Schwangere haben schon ein Wickelkind oder mehrere Kinder zu Hause. Sie wollen nicht in die Klinik. Sie sind sehr besorgt, ihre Kinder fremden Leuten zu überlassen. Sie wissen, wie schwer es ist, eine passende Vertretung für eine Mutter zu finden. Außerdem haben sie Schwangerschaftserfahrungen. Deshalb scheint es für diese Mütter das 'Einfachere' zu sein, sich zu Hause hinzulegen. Aber oft ist das Hinlegen unmöglich. Meistens ist es unumgänglich, sehr lange auf den Beinen zu bleiben. Was tun, wenn zum Beispiel ein schwerer Zweijähriger noch zu wickeln ist? Die Lage muss mit dem Arzt besprochen werden. Bitte darum, dir eine Familienpflegerin, Dorfhelferin oder eine tüchtige Haushaltshilfe zu verordnen, die von der Krankenkasse bezahlt oder bezuschusst wird. Auch Mütter-Notdienste oder Wohlfahrtsverbände helfen in solchen Fällen. Die Hilfskraft kann tagsüber teilweise mit dir zusammen oder ganz an deiner Stelle die Kinder und den Haushalt versorgen. Den Überblick wirst du trotzdem behalten, wenn du im Bett liegst und die täglichen Aktivitäten und Mahlzeiten planst. Solltest du dich doch zur stationären Aufnahme entschließen müssen, dann weißt du, wer deine Familie in dieser Zeit versorgt. Die Kinder haben sich bis dahin an ihre Ersatzmutter gewöhnt.

Innere Ruhe ist sehr wichtig

Innere Ruhe ist für einen guten Verlauf der Schwangerschaft von enormer Bedeutung. Dagegen kann die Trennung von kleinen Kindern bei einem Klinikaufenthalt, eine quälende Unruhe bei der Mutter auslösen. Das ist für eine Mehrlingsschwangerschaft sehr ungünstig. Was tun? Meine Meinung: Drillingsschwangere, die schon Kinder haben, brauchen von Anfang an Unterstützung zu Hause. Das kann zuerst sporadische Verwandten- und Freundschaftshilfe sein. Doch erst, wenn Mütter eine gute, beständige Kinderbetreuung für ihre Kleinen gefunden haben, werden sie die Bettruhe in der Klinik sorgen- und unruhefrei annehmen.

Gründe f ü r zeitige Bettruhe in der Klinik

Erstschwangeren rate ich in jedem Fall zur stationären Aufnahme. Kritische Situationen, von denen du im vorigen Kapitel über

'Alarmsignale' gelesen hast, können in der Klinik sofort abgefangen werden. Der zeitraubende Transport von zu Hause in das Krankenhaus entfällt. Erstschwangere entspannen auf der Station ohne Sorgen um Komplikationen. Dazu zitiere ich Dr. med. Garbe*: „In der Krankenhausroutine hat es sich als besonders günstig erwiesen, wenn der zuständige Neonatologe (der Spezialarzt für Frühgeborene) so früh wie möglich in die Betreuung der Schwangeren einbezogen wird." Je besser du insgesamt informiert bist, desto leichter kannst du deine Sorgen und deine Unruhe in den Griff bekommen. In den meisten Kliniken gibt es Seelsorger, Sozialarbeiter oder Psychologen, die dir helfen, deine innere Ruhe wieder zu finden.

Auch Schwangere, die schon Kinder haben, können den häuslichen Stress hinter sich lassen, wenn sie von einer tüchtigen Frau vertreten werden. Dies alles erhöht die Chancen für ein gesundes Überleben der Mehrlingbabys.

Gut aufgehoben in der Klinik
Die meisten Mehrlingsschwangeren in Deutschland werden zwischen der 28. und der 30. Schwangerschaftswoche stationär aufgenommen. Der genaue Zeitpunkt deiner Klinikaufnahme, die Länge und Intensität der 'Ruhe auf Station' richtet sich nach deiner Gesundheit, dem Grad deiner Beschwerlichkeiten und dem Zustand deiner Babys. Man wird dir sagen, ob du fest im Bett liegen musst oder ob du zeitweise herumspazieren darfst.

Durch Ultraschall und andere Untersuchungsmethoden können die Ärzte dein Wohlergehen und das deiner Babys jetzt leicht im Auge behalten. Es wird alles getan, um eine Frühgeburt so lange wie möglich durch wehenhemmende Mittel (Tokolyse) aufzuhalten. Eines der größten Ziele ist es, die lebensnotwendige Lungenreifung bei deinen Babys möglichst weit voranzubringen. Deshalb wirst du entsprechende Medikamente (Injektionen) für die Lungen deiner Kleinen bekommen. Im späteren Stadium der Schwangerschaft werden die Untersuchungen noch engmaschiger ausfallen. Wegen des ungeheuren Umfangs des Bauches sind sie auch unbequemer für dich. Deine Geduld wird zeitweise überstrapaziert. Oft sieht es so aus, als sei unnötig viel medizinische Aktivität im Gange. Eine endlose Zahl von Ärzten und Krankenschwestern wird dich befühlen, befragen und pieksen. Halte dich dann an den Gedanken, dass alle diese Aktivitäten mithelfen, dich deinem Ziel näher zu bringen. Du willst schließlich drei gesunde Babys bekommen! Identifiziere dich mit den Kleinen in dir und halte deinen Sinn für Humor aufrecht. Dann wirst du diese Zeit der Belastung überstehen. Wir anderen Drillingsmütter haben es auch geschafft.

Eine Drillingsmutter beschreibt ihren Schwangerschaftszustand: „Manchmal wirst du denken, kein Mensch mehr zu sein, sondern nur noch ein 'Schwangerschaftszustand'. Ich erinnere mich, wie ärgerlich ich darüber war. Die Leute, besonders die Ärzte, schienen mehr um das Wohlergehen meiner Babys besorgt zu sein als um mich. Einmal schrie ich sie alle an und sagte, dass ich nicht nur eine Baby-Maschine sei, sondern eine Person, die sich zeitweise missbraucht fühlt. Wenn du solche Gefühle hast, dann sprich mit einer netten Krankenschwester, mit einer anderen Mutter oder mit einem Sozialarbeiter. Das kann hilfreich sein.

Ein anderes Gefühl, das mich wirklich ängstigte, war die zeitweilige Wut auf meine eigenen Babys. Ich fühle mich deshalb sehr schuldig und denke, dass ich eine schreckliche Mutter war. Wenn man aber die Umstände betrachtet und meinen zuletzt qualvollen Zustand, dann war mein Ausrasten wohl normal. Es erleichterte mich, meine Mitmenschen mal anzuschreien oder zu mir selbst zu sprechen, um mit mir ins Reine zu kommen."

Nutze die augenblickliche Ruhezeit für deine Angelegenheiten!

■ *Telefoniere* Freunde und Verwandte an mit der Bitte um freiwillige Hilfe. Frage bei der Krankenkasse, beim Arbeitsamt, beim Sozialdienst an, wie sie dich bei der Suche nach einer Haushaltshilfe unterstützen wollen.

■ *Nimm dir Zeit für Gespräche* mit deinem Partner, deinem wichtigsten Helfer.

▣ *Denke an Fotos von deinen Babys!* Soll der Vater deiner Kinder oder eine Krankenschwester eure Neugeborenen sofort nach der Geburt fotografieren? Das muss geklärt werden.

▣ *Vorbereiten* könnt ihr Geburtsanzeigen, das Familienstammbuch, Papiere für die Anmeldung, Wunschzettel für Freunde und Helfer usw.

▣ *Lesen* willst du vieles, was dir Spaß macht. Aber auch die Themen 'Erziehung im Baby- und Kleinkindalter', 'Stillen' und 'Flaschennahrung', vor allem über Frühgeborene sind jetzt wichtig.

Eine Drillingsmutter schreibt dazu: „Ein Freund empfahl uns, einige Bücher über frühgeborene Babys zu lesen, um uns auf das Ereignis vorzubereiten. Es war ziemlich schlimm, das alles zu lesen. Danach war ich froh, dass ich ungefähr wusste, was ich zu erwarten hatte. Als mein Mann und ich dann unsere Kinder sahen, waren wir etwas schockiert über das Aussehen unserer kleinen 'alten Menschlein'. Aber wir wussten ja, dass sie wachsen und reifen würden - und so konnten wir bald das 'Altsein' und die viele Technik übersehen und begannen, unsere wunderbaren Söhne zu lieben."

Eine andere Mutter empfiehlt: „Mein Rat an werdende Eltern von Mehrlingen: Nehmt euch den Mut und schaut euch vor der Entbindung auf einer Frühgeborenen-Intensivstation um. Eltern sollten sich bewusst machen, was auf sie zukommen kann, denn dann ist es vielleicht einfacher und besser zu ertragen, als wenn etwas ganz Unbekanntes eintritt. Und bei der Wahl der Klinik steht nicht nur der technische Zustand der Klinik im Mittelpunkt, sondern auch der menschliche Umgang in der Klinik, in der die Kinder eventuell Wochen oder Monate sind, sollte berücksichtigt werden."

Macht euch vertraut mit der Neugeborenen-Intensivstation! Bitte um eine Besuchserlaubnis für dich und deinen Mann auf der Intensiv-Station der Frühgeborenen-Abteilung. Macht euch dort bekannt, ehe die Babys geboren werden! Ihr gewinnt mehr

147

Vertrauen in eure Zukunft, wenn ihr die rund um die Geburt wirkenden Menschen und Örtlichkeiten kennt. Für die meisten Eltern ist es dennoch zuerst ein Schock, so winzige Babys von vielen Geräten mit blinkenden Lichtern und Alarm-Anlagen umgeben zu beobachten. Zwischen Kabeln und Schläuchen, mit Nadeln und Pflastern versehen liegen die friedlich schlafenden Kinder. Sie sehen nicht aus wie voll entwickelte Babys. Das bringt manche Eltern im ersten Moment aus der Fassung. Doch die Schwestern auf der Intensivstation gehen sehr liebevoll mit den Kleinen um. Sie erklären euch alles und werden euch ermutigen, nach der Entbindung eure Babys so oft wie möglich zu besuchen und zu berühren.

Die meisten Mehrlingsfrühchen verbringen mehrere Wochen auf der Intensivstation. Manche brauchen sogar einige Monate Intensivbetreuung - je nachdem, wie viel Reifung sie nachzuholen haben. Die seltenen reifen Drillingsbabys bleiben nur ein paar Stunden oder Tage in Wärmebettchen auf der Intensivstation. Dort werden sie beobachtet, weil sie wie alle Mehrlinge ungewöhnliche Schwangerschaftszeiten hinter sich haben. Danach dürfen sie in das Zimmer ihrer Mutter umziehen, zum 'Rooming-in'.

Zuletzt die große Frage: Wann werden meine Drillinge geboren?
Jede Frau möchte es wissen: „Wie lange kann meine Schwangerschaft noch dauern?" Abhängig von den erhobenen Befunden legen die Ärzte den idealen Zeitpunkt für deine Entbindung fest. Alles wird vorgeplant. Es ist sicherlich von Vorteil, sich auf die Zeit einstellen zu können, in der deine Drillinge geboren werden. Doch die Natur macht erfahrungsgemäß öfter als gedacht durch unvorhergesehene Ereignisse einen Strich durch die Rechnung. Im Kapitel 'Alarmzeichen' hast du Beispiele davon gelesen. Darum ist es gut, wenn du schon vorsorglich in der Klinik gut aufgehoben bist.

Muttermilch für Mehrlingsfrühchen

In diesem Kapitel geht es um den besonderen Wert der Mutter-milch, unabhängig von der Einstellung für oder gegen das Stillen. Die Klinikerfahrungen einiger Mehrlingsmütter werden dir viel-leicht helfen, eines Tages deine eigene Entscheidung zu fällen.

Muttermilch - die beste aller Babynahrungen
Es gibt nichts Besseres als Muttermilch für Babys, sagen Kinder-und Frauenärzte. Große epidemiologische Studien der letzten Jahre belegen eindeutig, dass Muttermilchernährung für Mütter und Kinder in unseren entwickelten Industrieländern viele gesundheit-liche Vorteile gegenüber der Fertigmilch-Ernährung hat. Das ist für Frühgeborene von großer Bedeutung. Muttermilch wird wegen ihrer einzigartigen Abstimmung auf das Lebensalter des Kindes am besten vertragen. Sie ist unnachahmlich wegen ihres hohen Anteils an Immunstoffen, an gut verdaulichen Eiweißen und Fettsäuren, an wichtigen Enzymen und anderem mehr. Kinder, die damit ernährt werden, „leiden seltener an akuten und chronischen Erkrankungen wie Durchfällen, Infektionen der Atemwege und des Harntraktes, Mittelohrentzündung, Sepsis, Meningitis, NEC." (Sozialpädiatrie 5/6, S. 207, 2000).

Mit Muttermilch gefütterte Frühchen erkranken etwa sieben Mal seltener an der gefürchteten Darmentzündung NEC (Nekrotisierende Entero Colitis). Auch tragen sie wahrscheinlich ein geringeres Risiko, den plötzlichen Kindstod (SID) zu erleiden.

Frühchenmilch - ein natürliches Phänomen

Kaum zu glauben, dass die Natur selbst Rettungsanker auswirft, wenn Babys zu früh auf die Welt kommen. Gleich nach der Geburt beginnt sich im Körper der Mutter eines Frühgeborenen viel eiweißreichere Milch zu bilden, als sie je bei Müttern reif geborener Kinder zu finden ist. Das erhöhte Eiweißangebot soll den Frühchen bessere Chancen verschaffen, an Gewicht zuzunehmen (Prof. Holzmann in 'Schwangerschaft und Geburt'*). Nach etwa vier bis sechs Wochen passt sich die Frühchenmilch hinsichtlich des Eiweißgehaltes der reifen Muttermilch für normal ausgetragene Babys an. Nicht nur das: Sie passt sich in ihrer Zusammensetzung sogar der jeweiligen Entwicklung und den Bedürfnissen der Babys an!

Weitere positive Meldungen

Muttermilch, mindestens sechs Monate gegeben, senkt das Risiko, an Allergien zu erkranken. Das ist besonders wichtig für Babys, in deren Familien eine Veranlagung für Heuschnupfen, Neurodermitis usw. bekannt ist. Muttermilch senkt sogar den Blutdruck. Dies fanden Mediziner des Londoner Institute of Child Health durch eine Langzeitstudie über 15 Jahre heraus. Eine andere Untersuchung von 9000 Erstklässlern (Prof. von Kries, Universität München, 1997) stellte fest, dass gestillte Kinder vor Essstörungen, vor allem vor Übergewicht, Fettsucht usw. besser geschützt seien, als nicht gestillte Kinder. Der Schutzeffekt der Muttermilch basiere wahrscheinlich auf ihrer einzigartigen, immer noch nicht voll entschlüsselten Zusammensetzung und auf dem Stillprozess selbst. Im Gegensatz dazu fördere die noch eiweißreichere Pulvermilch-Flaschenernährung in der frühen Kindheit - so die Studie - die Entstehung späteren Übergewichts. (Kind & Gesundheit 1/2002)

Ein wertvolles Geschenk für deine Kinder

Es gibt viele positive Gründe, um deine Milchbildung gleich nach der Entbindung in Gang zu setzen. Dein Körper ist dazu bereit, auch wenn deine Babys in Inkubatoren liegen und an Stillen noch nicht zu denken ist. Gerade deshalb solltest du deinen Kindern die kostbare Frühchenmilch zukommen lassen. Wichtig für die 'Produktion' ist deine aktive Mithilfe. Mit einer elektrischen Brust-Pumpe kannst du unter Einhaltung eines bestimmten Zeitplans die Milchbildung anregen und fördern. Das Pumpen ist anfangs mühsam und erfordert Geduld. Aber du wirst schließlich Erfolg haben. Das wertvollste Geschenk, das du deinen Kindern geben kannst, wird nach kurzer Zeit deine Milch sein. Viele Drillingsmütter wollen dich dazu ermutigen.

Muttermilch und Medikamente

Wenn du noch Medikamente nehmen musst, die deine Milch beeinflussen, dann pumpe sie regelmäßig ab und wirf sie weg - bis zum Absetzen der Medikamente! Sprich dieses Thema genau mit deinem Arzt ab!

Milchsuchreflex und Saugreflex

Mit 32 Schwangerschaftswochen verfügen Babys über diese Reflexe. Der Saugreflex ist eine halbe Stunde nach der Geburt am deutlichsten ausgeprägt. Deshalb werden Neugeborene normalerweise im Kreißsaal den Müttern an die Brust gelegt. Auch Drillinge, die genügend Reife haben, werden angelegt. Sie können bald selbst trinken. Sehr unreife Babys brauchen jedoch sofort Spezialbetreuung in Inkubatoren. Diesen Säuglingen fehlt noch die Kraft und die Ausdauer zum Selbsttrinken. Ihnen wird die abgepumpte Milch ihrer Mutter als Lebenselixier durch einen dünnen Schlauch, eine Sonde, direkt in die kleinen Mägen gelenkt. Das Trinken an der Brust lernen sie später.

Die Erstmilch

Ehe deine Milch richtig einschießt, werden deine Brüste eine dicke, gelbliche Flüssigkeit mit der Bezeichnung Kolostrum (Kolostralmilch, Erstmilch) produzieren. Sie enthält einen zehnfach höheren Anteil an Antikörpern (Immunglobulinen) als die reife Muttermilch. Diese Eiweißstoffe dienen besonders der Abwehr von Krankheitserregern im Darm. Außerdem schützen sie vor

151

Allergien. Deshalb solltest du schon die Erstmilch unbedingt zu deinen Babys auf die Säuglings-Intensivstation bringen - oder bringen lassen.

Die Nachfrage regelt den Nachschub

Es werden mehrere Tage nötig sein, um deine Milchproduktion richtig in Gang zu bringen. Deshalb solltest du in der ersten Zeit in der Klinik, wenn es dir irgendwie möglich ist, täglich mindestens zehnmal Milch abpumpen. Eine elektrische Milchpumpe ist dafür besser geeignet als eine Handpumpe (Siehe Mütterbericht Nr. 4). Ganz wichtig sind viel Trinken - mindestens zwei Liter täglich - und vitaminreiches Essen (Mütterberichte Nr.1+7). Vermeide stark säurehaltige Früchte und Gemüsesorten, die dich blähen, da ihre Wirkungen durch deine Milch zu den Babys gelangen. Das gilt erst recht für Alkohol und Nikotin!

Unterstützung durch die Klinik

Wichtig für Mehrlingsmütter ist, dass sie von Anfang an in der Klinik zur Milchproduktion ermutigt werden. Sie brauchen konkrete Anleitungen und Unterstützung der Hebammen, Schwestern und Ärzte. Ebenso wichtig sind energische Atteste der Ärzte an die Krankenkassen zur Beschaffung von Haushaltshilfe. Der Sozialdienst der Klinik sollte sich kümmern, Hilfe für die Mehrlingsmütter zu finden. Sonst lässt der spätere häusliche Stress die Milch der Mütter in kürzester Zeit wieder versiegen.

Stillförderung gibt es nicht überall

Es soll noch Kliniken geben, in denen mehr Fertignahrung als abgepumpte Milch der Mütter verfüttert wird. In anderen Krankenhäusern wird die abgepumpte Muttermilch den Frühchen per Sonde oder Flasche gegeben. Aber es wird kaum ein Versuch gemacht, mit dem Anlegen und Stillen der Frühgeborenen zeitig zu beginnen, weil es sehr zeitraubend und aufwendig ist (Mütterberichte Nr. 3+7). Sehr oft fehlt es an Kinderkrankenschwestern, die dafür eingesetzt werden könnten. Manchmal bleibt den Schwestern nichts anderes übrig, als 'den schnellstbesten Weg' zu wählen. Da nützen Aufrufe zur 'Stillförderung als vorbeugende Gesundheitspolitik' nicht allzu viel (Sozialpädiatrie 5-6/2000).

Erkundige dich vorher

Erkundige dich vor deiner Entscheidung für eine Entbindungs-klinik, wie dort die Einstellung der Säuglings-Intensivstation zum Muttermilchfüttern und Stillen ist. Denke daran, dass Mutter-milchfüttern nach Abpumpen per Sonde oder Flasche etwas anderes ist als Stillen. Frage nach, ob du in der Klinik deiner Wahl Unter-stützung beim Abpumpen bekommst, ob deine Milch den Babys gegeben und überschüssige Milch für den Bedarfsfall eingefroren wird. Das Einfrieren ist eine sehr gute Sache. Erkundige dich, ob du später genug Hilfe beim Anlegen und Stillen von mehreren Frühchen erwarten kannst. Das ist bei Schwesternmangel manch-mal ein Problem. Aber ich bin sicher, dass du verständnisvolle Schwestern und Ärzte findest, die du darauf ansprechen kannst. Sie werden tun, was sie können. Die meisten Kliniken sind grundsätz-lich sehr an der Muttermilchernährung der Frühchen interessiert.

Drillingsmütter berichten über ihre Klinikerfahrungen

■ *Mutter von Drillingen nach Kaiserschnittgeburt. Sie fing einen Tag nach der Geburt an, Milch abzupumpen. Sie trank und aß sehr viel, da sie ständig Hunger und vor allem Durst hatte.*

„Unsere Kinder wurden nach 34,5 Schwangerschaftswochen mit Geburtsgewichten von 1980, 1970 und 1890 Gramm geboren. Sie kamen ein paar Tage in Brutkästen, danach in Wärmebettchen und mit ca. zwei Wochen in normale Kinderbettchen. Ich fing einen Tag nach der Geburt an, Milch abzupumpen, um die Produktion anzu-regen, und diese kam sofort erstaunlich gut in Gang. Die abge-pumpte Milch brachte ich täglich zwei- bis dreimal in die Kinder-klinik - die ersten zwei Tage im Rollstuhl wegen des Kaiserschnitts. Danach war ich wieder ganz gut zu Fuß. Die Kleinen bekamen die Milch mit der Flasche oder durch die Sonde zugeführt, da sie noch zu schwach waren, um von der Brust zu trinken. Schon nach drei Tagen hatte ich genug Milch für alle drei Kinder und es musste nichts mehr zugefüttert werden. Mit steigendem Bedarf der Kinder stieg auch meine Milchmenge. Ich habe sehr viel getrunken und ge-gessen, da ich ständig Hunger und vor allem Durst hatte. Ich blieb 2,5 Wochen in der Klinik. In dieser Zeit besuchte ich meine Kinder täglich zwei- bis dreimal, um sie zu füttern, zu wickeln oder zu baden." *(H.S.-R., ABC-Report 31)*

■ *Mutter mit Sohn von 2 Jahren stillte nach vaginaler Drillings-entbindung in der 36. Schwangerschaftswoche. Alle drei Stunden wurden die Kleinen angelegt.*

„Mein Frauenarzt und seine Frau, selbst Hebamme, sind große Befürworter des Stillens und ermutigten mich sehr dazu. Ich hatte eine ideale Ausgangsposition: Meine drei Mädels wurden in der 36. Schwangerschaftswoche spontan ohne Narkose und ohne Kompli-kationen geboren. Sie mussten nicht beatmet, nicht speziell kinder-ärztlich versorgt werden und hatten einen starken Saugreflex. Ihre Geburtsgewichte betrugen 1900, 1950 und 2150 Gramm. Die ers-ten Tage und Nächte in der Klinik waren ziemlich anstrengend. Alle drei Stunden wurden die Kleinen angelegt. Das Saugen an der Brust ermüdete sie sehr, sie mussten ständig zum Trinken ermun-tert und schließlich noch mit spezieller Frühchennahrung nachge-füttert werden. Das war auch für die Krankenschwestern sehr ar-beitsintensiv. Zwischen den Mahlzeiten, die für alle drei Kinder zusammen ca. 1,5 Stunden dauerten, saß ich ständig vor der Milch-pumpe und pumpte ab, um den Milcheinschuss weiter anzuregen und auch, um Milchvorrat für eine Nachtmahlzeit zu schaffen, damit ich nachts ein wenig Schlaf (ca. vier Stunden am Stück) bekam.

Es war anfangs nicht so einfach: Der dauernde Wiegestress - vor und nach jeder Mahlzeit mussten die Babys auf die Waage -, das Feilschen um jedes Grämmchen, das die Babys noch trinken soll-ten, und das oft 'mit Gewalt' mit der Flasche nachgefüttert werden musste. Das ständige Abpumpen und die Bemerkungen der Schwestern: 'Schaffen Sie nicht noch 20 Gramm mehr, damit es für alle Babys reicht?' - das alles ging mir ans Gemüt. Als die Babys nicht mehr ab-, sondern zunahmen, wurde alles viel leichter: Die stressige Wiegerei reduzierte sich auf einmal täglich und die Zufütterei mit der Flasche hörte auf. Als wir nach 18 Tagen zusammen nach Hause durften, wurde alles viel besser und wir können uns seitdem nach unserem eigenen Rhythmus richten." *(M. G., ABC-Report 26)*

■ *Mutter von drei Einzelkindern (6, 4, 2 Jahre alt) und Drillingen nach Kaiserschnitt. Erst nach einer Woche ständigen Drängens bekamen alle Babys endlich meine Muttermilch per Sonde:*

„Ende der 33. Schwangerschaftswoche wurden unsere Drillinge mit 1650, 1810 und 1550 Gramm per Kaiserschnitt unter Peridural-anästhesie geboren. Am nächsten Morgen bat ich um eine Milch-pumpe und ließ mich - trotz aller Beeinflussungen - nicht mehr beirren: Ich pumpte erst dreimal, dann fünfmal täglich ab, bis meine Milch reichlich floss. Meine drei Kleinen lagen derweil in Inkubatoren und wurden beatmet. 48 Stunden nach dem Kaiser-schnitt machte ich per Rollstuhl meinen ersten Ausflug zu ihnen. Einen weiteren Tag später konnten zwei der Kinder allein atmen und erhielten bald darauf ihren ersten Kamillentee - und später Frühchennahrung.

Beim dritten (schwersten!) Kind dauerte alles etwas länger. Erst nach einer Woche ständigen Drängens von mir bekamen alle Babys endlich meine Muttermilch per Sonde. In der zweiten Lebens-woche durfte ich die Kleinen endlich auf den Arm nehmen. In der dritten Woche versuchten sie, meine Muttermilch aus Flaschen zu trinken. In der vierten Woche durfte ich sie zu stillen versuchen. Von da an probierte ich es täglich mit wechselndem Erfolg - je nach Stress zu Hause. Denn dort hatte ich ja noch die drei Geschwister unserer Drillinge zu versorgen - und eine Hilfe für mich traf erst nach der Heimkehr der Babys ein." *(F. J., ABC-Report 28)*

Mutter von zwei Einzelkindern (11 Jahre alt, 17 Monate) und Drillingen nach Kaiserschnitt. Sie bat ein paar Stunden nach der Geburt um eine elektrische Milchpumpe, da eine Handpumpe nicht annähernd dem natürlichen Saugen eines Kindes entspricht:

„Unsere Drei wurden in der 33. Schwangerschaftswoche per Kai-serschnitt geboren - mit Geburtsgewichten von 2450, 2330 und 2180 Gramm. Zu der Zeit war mein zweites Kind gerade 17 Mona-te, das älteste 11 Jahre alt. Ein paar Stunden nach der Geburt bat ich um eine Milchpumpe, während alle Babys noch zur Beobachtung in Brutkästen auf der Frühchenstation waren. Nach längerem Zögern bekam ich eine Handpumpe, die ich sofort ablehnte, da ich aus Er-fahrung wusste, dass eine Handpumpe nicht annähernd dem natür-lichen Saugen eines Kindes entspricht. Nun wurde mir eine elektri-sche Pumpe gebracht. Damit pumpte ich konsequent alle zwei bis drei Stunden - auch nachts - Milch ab. Da ich mich dementsprechend ernährte, war der erwünschte Erfolg bald erzielt." *(U.H.; ABC-Report 42)*

■ *Mutter, die am Anfang fast verzweifelte:*
„Am dritten Tag nach der Geburt habe ich begonnen, im Drei-Stunden-Takt mit einer elektrischen Milchpumpe Milch abzupumpen. Am Anfang bin ich fast verzweifelt, so gering war die Ausbeute. Nach einigen Tagen konnte ich aber schon eine deutliche Steigerung beobachten..." *(U.W., ABC-Report 43)*

■ *Eine Mutter rät: Fühle dich nicht als Versagerin, wenn es nicht gleich klappt:* „Trotz häufigen Abpumpens bis zur Schmerzgrenze kam der Milcheinschuss erst am fünften Tag, dann steigerte sich die Menge allerdings schnell, so dass meine Drei davon satt wurden. Die übrige Muttermilch wurde eingefroren und von meinem Mann, später von mir, zu den Babys gebracht." *(P.F., ABC-Report 27)*

■ *Mutter, die täglich ihre Kinder auf der Frühchenstation anlegte, viel trank und gesund aß:*
„Am ersten Tag nach der Entbindung habe ich mit dem Abpumpen der Milch begonnen und war ganz stolz, als der Boden des Fläschchens mit meiner Milch bedeckt war. Von nun an habe ich alle drei bis vier Stunden Tag und Nacht Milch abgepumpt. Die abgepumpte Milch wurde gleichmäßig auf alle Kinder verteilt, der Rest mit Pre-Fertignahrung aufgefüllt. Jeden Tag habe ich die Kinder auf der Frühchenstation angelegt, aber immer nur eins nach dem anderen. Das Stillen auf der Frühchenstation war ziemlich umständlich, die Kinder mussten aus den Inkubatoren heraus geholt, angezogen, gewogen, gestillt, gewogen und wieder ausgezogen werden. Oft hatte ich das Gefühl, dass die Nachfrage der Kinder schneller wuchs als mein Milchangebot. Ich habe dann nicht mit Fertignahrung nachgefüttert, wie am Anfang, sondern häufiger angelegt. Schließlich schaffte ich es, 1,5 Liter Muttermilch am Tag zu produzieren. Eine andere stillende Drillingsmutter hat es auf drei Liter gebracht. Ich habe sehr viel getrunken und aß sehr viele Milchprodukte, Obst, Gemüse und auch Kieselerde. Mit vier Wochen kamen meine Kinder nach Hause. *(K.T., ABC-Report 63)*

➤ *Weitere Mütterberichte in den Kapiteln: „Pendeln zwischen Zuhause und Intensivstation" & „Stillen oder Flaschenfütterung?"*

Zusammenfassung

▢ Muttermilch - ob nach Abpumpen gefüttert oder durch Stillen gegeben - sind außerordentlich lohnende Investitionen für eine gesunde Zukunft deiner Kinder.

▢ Sieh zu, dass du in einem 'Stillfreundlichen Krankenhaus' entbinden kannst. Die Nationale Stillkommission veröffentlichte 1999 Empfehlungen zur 'Stillförderung in Krankenhäusern'. (Sozialpädiatrie 5/6 2000)

▢ Wenn du trotzdem nicht die Absicht hast, zu stillen, dann ernähre deine frühgeborenen Kinder wenigstens so lange mit der abgepumpten Milch, bis ihr Gesundheitszustand stabil ist.

▢ Du brauchst Informationen und besonders am Anfang Ermutigung und Hilfe von Hebammen, Schwestern und Ärzten.

▢ Trinke viel, täglich mindestens zwei Liter, vor allem Wasser - und ernähre dich so gut wie in der Schwangerschaft! Vermeide stark säurehaltige Früchte und blähende Gemüsesorten, da ihre Wirkung durch deine Milch zu den Babys gelangt. Das gilt erst recht für Alkohol und Nikotin!

▢ Bitte deinen Arzt um ein energisches Attest zur Beschaffung einer Haushaltshilfe für die Zeit nach deiner Entlassung aus der Klinik. Der Stress setzt sonst deiner Milchproduktion sehr bald ein Ende.

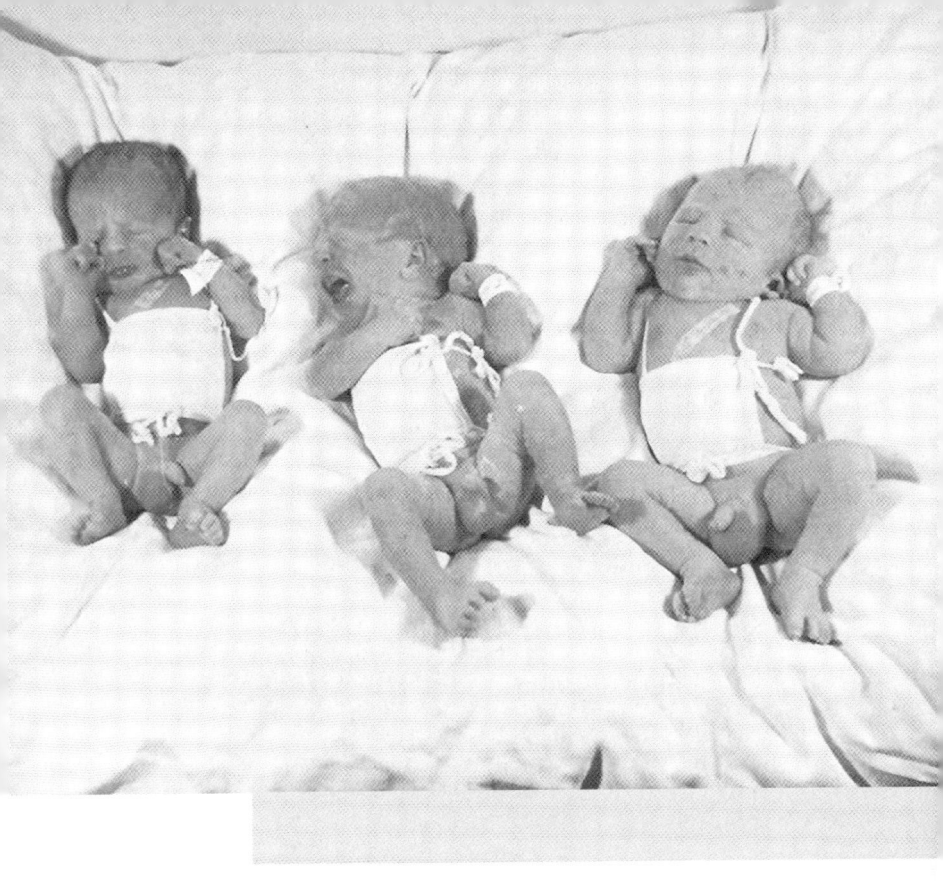

Die Geburt

Drillingsgeburten
im neuen Jahrtausend

Es ist soweit

Deine Entbindung ist bestens vorbereitet - und du wirst in den Operationssaal gefahren. Die Ärzte haben dich und deine Babys schon eine Weile in der Klinik beobachtet und diesen Zeitpunkt für den Kaiserschnitt festgelegt. Sie haben einen Kompromiss zwischen dir und deinen Kindern geschlossen, weil eure Bedürfnisse grundsätzlich verschieden sind: Für deine Gesundheit ist eine frühere Beendigung der Schwangerschaft wichtig, für deine drei Kleinen könnte die Fortsetzung ein Gewinn sein. Es gibt jedenfalls Gründe genug, eine Mehrlingsschwangerschaft spätestens um die 38. Schwangerschaftswoche zu beenden, obwohl einzelne Frauen länger durchhalten würden.

Oft kommt es gar nicht zum 'Kompromiss', weil vorzeitige Wehen nicht mehr zu stoppen sind. Vielleicht ist ein vorzeitiger Blasensprung eingetreten oder andere Ereignisse erfordern den sofortigen Kaiserschnitt. Dann zeigt sich, dass wir auch mit dem besten Willen das Schicksal nicht allein in der Hand halten. Keine Frau sollte ein 'schlechtes Gewissen' haben, wenn alles anders verläuft, als sie es sich vorgenommen hatte. Dazu die folgende Geschichte.

Eine Mutter berichtet

„Ich hatte mir immer vorgenommen, es länger zu schaffen als viele andere Frauen, von deren frühen Geburten ich gelesen hatte. Mein Ziel war mindestens die 32. oder 33. Schwangerschaftswoche. Ich fühlte mich sehr stark, denn es waren absolute Wunschkinder. Aber es kam alles ganz anders. In der 27. Schwangerschaftswoche (plus vier Tage) platzte eine Fruchtblase. Auf dem ganzen Weg zum Operationssaal habe ich nur geheult, denn es war doch noch viel zu früh. Den Kaiserschnitt habe ich mit Periduralanästhesie (Rückenmarksanästhesie) voll miterlebt. Ich habe mich selbst gewundert, wie gut ich Angsthase alles gemeistert habe. Das Ärzteteam war sehr ruhig und alles war super vorbereitet. Die Schwestern sprachen beruhigend auf mich ein. Außer einem kleinen Drücken habe ich absolut nichts gemerkt - und es tat überhaupt nicht weh. Zwei Kinder wurden in der noch 'stehenden Fruchtblase' herausgeholt. Das soll sanfter sein. Eine Schwester sagte wörtlich zu mir: 'Ich würde ihnen so gern meinen Kopf leihen, damit Sie mal um die Ecke gucken können, wie süß ihre Mädels sind.' Sie wogen 980, 780 und 820 Gramm, und ich habe jedes Baby kurz aufschreien gehört. Später beim Rausfahren aus dem Operationssaal wurden mir auch zwei der Kinder gezeigt.
Heute bin ich froh, dass ich keine Vollnarkose bekommen habe. Denn so habe ich doch vieles mitbekommen, sogar die ersten Schreie der kleinen Mädchen. Ein schönes Erlebnis, das ich nie vergessen werde, denn es sagte mir, dass doch noch alles gut wird. Der Gang drei Tage später in die Kinderklinik war für mich der schwerste überhaupt.
Ich habe meine Drei ein halbes Jahr lang voll gestillt, natürlich meistens abgepumpt und dann per Flasche gefüttert. Jetzt sind unsere Mädels fast zweieinhalb Jahre alt. Dank Frühförderung und Physiotherapie am Anfang entwickeln sie sich prächtig. Sie lernten Laufen mit ca. eineinhalb Jahren. Die Mündchen stehen nicht mehr still. Die Drei sind eine richtige kleine Rasselbande, die ihr ganzes Kinderzimmer auf den Kopf stellt."
(ABC-Report 68)

Tausend Möglichkeiten

Zwischen diesem und weiteren Originalberichten von Drillingsmüttern liegen tausend Möglichkeiten. Es gibt alles bei Mehrlingsgeburten. Deshalb kann dir kein Arzt voraussagen, wie deine individuelle Geschichte verlaufen wird. Du kannst nur abwarten und
das Beste hoffen. Alle Schreiberinnen der Mütterberichte wollen
dir Mut machen.

Eine andere Mutter schreibt

„... Bei einer Routineuntersuchung in der 29. Schwangerschaftswoche hatte man festgestellt, dass der Gebärmutterhals auf 1,7 cm
verkürzt war. Dies bedeutete Einweisung in die Universitätsklinik.
Absolute Bettruhe, regelmäßige Blutdruckkontrollen, zweimal täglich CTG (Cardiotokographische Aufzeichnung der kindlichen
Herztöne), das war so mein Tagesablauf sieben Wochen lang. Dazu
gehörte vier-, später sechsmal täglich Partusisten (Wehenhemmer)
in Tablettenform, Magnesium und Eisen, salzarme Ernährung und
einmal wöchentlich ein Obst-Reistag. Ich hätte nie gedacht, dass
ich es bis zum Ende der 36. Schwangerschaftswoche schaffen
würde. Ich war kugelrund, konnte zuletzt kaum noch gehen oder
liegen und fast nichts mehr essen. Mein Bauchumfang betrug zum
Schluss 126 cm.

Der Kaiserschnitt wurde für den 9. März 1994 um 8 Uhr angesetzt.
Ich konnte es kaum noch erwarten, von dem dicken Bauch erlöst zu
werden. Angst hatte ich keine, da ich ja durch den Kaiserschnitt bei
meinem ersten Kind wusste, was auf mich zukommen würde. Dann
wurden sie innerhalb von 3 Minuten geboren: Mara mit 2800
Gramm, Nils mit 3270 und Carola mit 2550 Gramm. Die gesunden
Drillinge wurden einen Tag lang in der Kinderklinik beobachtet
und dann wieder zu mir in die Frauenklinik gebracht. Es war eine
Sensation - so schwere und große Drillinge! Sogar Professor S. und
sein Oberarzt Dr. R., der mich während der gesamten Schwangerschaft betreut hatte, konnten es kaum fassen. Noch einen Tag vor
der Geburt hatten sie beim letzten Ultraschall ein Kind auf 2000
Gramm und zwei Kinder auf je 2500 Gramm geschätzt. Auch das
wäre überdurchschnittlich gewesen!

Den Kindern ging es blendend. Sie wären nach zehn Tagen entlassen worden, aber mir selbst ging es nicht so gut. Die ganze

Schwangerschaft hatte mich sehr mitgenommen und mir viel abverlangt. Innerhalb von einer Woche nahm ich 24 Kilogramm ab. Nun wog ich weniger als vor der Schwangerschaft - und bekam zusätzlich Fieber, Durchfall und Schüttelfrost. Tagelang lag ich nur mit Wärmflaschen im Bett. In der Klinik ließ man mir die Zeit, die ich brauchte, um wieder einigermaßen fit zu werden. Niemand drängte mich. Nach insgesamt zehnwöchigem Klinikaufenthalt wurde ich auf eigenen Wunsch mit den drei Wochen alten Kindern nach Hause entlassen. Nun sind mein Mann und ich froh, drei bzw. vier gesunde Kinder zu haben.

Wir möchten allen zukünftigen Drillingsmüttern Mut machen, so lange wie möglich durchzuhalten, auch wenn es manchmal sehr schwer fällt und man nicht mehr will oder kann. Es lohnt sich bestimmt." (ABC-Report Nr. 39)

Diese Geschichte einer Geburt schwerer, reif geborener Drillinge mit nachfolgender Erkrankung der Mutter weist Parallelen zu meiner eigenen Geschichte auf - genau 30 Jahre zuvor: An beiden Fällen wird es sich um eine Form des Kindbettfiebers (Puerperalsepsis) gehandelt haben.

➤ *Siehe Anmerkungen unten und Kapitel „Spontane Drillingsgeburt 1964" (S. 169)*

Auch so kann es sein

„... Ich hatte mir fest vorgenommen, bis zur 36. Schwangerschaftswoche auszutragen, denn ich hatte ja ein Vorbild. Ich sagte mir: 'Was andere schaffen, das schaffe ich auch!' Bis zur 31. Schwangerschaftswoche kam ich problemlos - aber dann... Bei der nächsten Untersuchung in der Klinik hieß es: Dageblieben! Eingeschränkte Bettruhe! Ich stellte mir immer noch vor, einige Wochen in der Klinik weiter zu kommen - aber der schöne Traum samt einer Fruchtblase platzte nach einer Woche - zu Beginn der 33. Schwangerschaftswoche. Also musste der Kaiserschnitt gemacht werden. Da die Ärzte mir Mut gemacht hatten, was die Entwicklung und die Chancen der Kinder betraf, war ich schließlich recht gelassen.

Die Entbindung war für mich ein wunderbares Erlebnis. Mein Mann durfte dabei sein, und die Periduralanästhesie (PDA) erlaubte es mir, alles mitzuverfolgen. Das Anästhesie- und Entbindungsteam sorgte für eine angemessen fröhliche Stimmung. Unsere drei Töchter wurden mit 1470, 1540 und 1620 Gramm geboren und konnten selbständig atmen. Ich sah sie kurz - in Tücher gewickelt - bevor sie auf die Säuglings-Intensivstation im gleichen Haus gebracht wurden. Mein Mann besuchte sie noch in der Nacht. Die ersten Stunden nach der Entbindung waren 'traumhaft'. Ich träumte wirklich - noch unter dem Eindruck des Erlebten und der Wirkung der PDA - so vor mich hin. Die anschließenden 24 Stunden waren weniger beschwingt: die Schmerzen, kein Kraftfrühstück - und die Kinder etliche Stockwerke entfernt... Aber es ging ihnen gut. Erst zwei Tage später konnte ich per Rollstuhl meine Kleinen besuchen. Ich war begeistert und gerührt, so süß waren sie. Das bestätigten vor allem mein Mann und die Kinderkrankenschwestern.

Der Verlauf der Entwicklung unserer Drei war im Ganzen positiv. Es gab nur eine Infektion nach der ersten Woche bei einem Kind. Diese wurde aber glücklicherweise schnell erkannt und konnte erfolgreich behandelt werden. Nach einer Woche zogen alle drei aus ihren Inkubatoren in Wärmebettchen um. Ich pumpte fleißig Muttermilch ab, so dass von Anfang an die Kinder damit versorgt werden konnten. Als die Kleinen fünf Wochen alt waren, legte ich sie zum ersten Mal an, das klappte recht gut. Nach insgesamt sechs Lebenswochen wurden sie aus der Klinik entlassen. Da wog jedes der Babys ca. 2250 Gramm..." *(ABC-Report 49)*

Die große Ausnahme

Auch so etwas gibt es: „Meine Drillingsgeburt verlief unter Vollnarkose durch Kaiserschnitt nach einer Tragzeit von 37 Schwangerschaftswochen und einem Tag. Meine Babys wurden mit Geburtsgewichten von 2365, 2120 und 2065 Gramm geboren. Ich bekam sie, nachdem wir alle zunächst beobachtet worden waren, mit in mein Zimmer. Schon nach einer Woche Klinikaufenthalt wurden wir alle vier entlassen!" *(ABC-Report 68)*

Fragen und Anmerkungen zur Drillingsgeburt

▨ Muss es immer eine Kaiserschnitt-Entbindung sein?

Heute wird generell für alle höhergradigen Mehrlingsgeburten der Kaiserschnitt empfohlen. Die Hauptgründe dafür sind leicht zu verstehen: Bei einem Kaiserschnitt werden die Babys innerhalb einer Minute schonend, fast gleichzeitig geboren. Das ist der wichtigste Vorteil, durch den sich die früher gefürchteten Sauerstoffmangelschäden vermeiden lassen. Überdies entfällt für die Kinder der Stress und für die Mutter der Schmerz des Geburtsvorganges. Der Bauch und die Narbe tun nach dem Kaiserschnitt zunächst weh. Aber das ist normal nach einer Operation - und es geht vorüber. Mach' dir deshalb keine Sorgen!

▨ Warum wird in Deutschland von der vaginalen Entbindung höhergradiger Mehrlinge abgeraten?

Immer wieder wünschen sich Drillingsschwangere, 'natürlich' zu entbinden - so wie ich es noch erlebte. Aber - mit dem Wissen vom Jahr 2003 würde ich das Risiko heute nicht mehr eingehen.

Bei der vaginalen Entbindung dauert die Zeit vom Durchtritt des ersten Köpfchens bis zur Geburt des dritten Babys unvergleichlich länger als beim Kaiserschnitt. Es kann Stunden dauern. (Bei mir waren es 23 Minuten, das gilt als gute, normale Zeit.) Nach der Geburt des ersten Kindes kommt es für die nachfolgenden Kinder leicht zum gefürchteten Sauerstoffmangel, manchmal sogar zum Ersticken. Denn es ist möglich, dass sich bei der naturgemäßen Verkleinerung der Gebärmutter die Mutterkuchen (Plazenten) lösen. Dadurch wird die lebensnotwendige Verbindung mit dem mütterlichen Kreislauf für die nachfolgenden Kinder unterbrochen.

Nur in wenigen Kliniken in Europa, Japan, USA werden Drillinge noch vaginal entbunden. Die Entscheidung dafür hängt von der Lage der Kinder im Uterus ab, vom Gesundheitszustand der Mutter und von der Übung des Arztes in der Leitung vaginaler Mehrlingsgeburten. In kritischen Fällen wird nach der vaginalen Geburt des ersten Babys das zweite und dritte dann doch mittels Kaiserschnitt geholt. Diese Kombination ist besonders risikoreich.

In Deutschland findet man auch in großen Entbindungskliniken keine Ärzte mehr, die Erfahrung und Übung mit vaginalen Entbindungen von Drillingen haben. Sie würden zu Recht einer solchen Entbindungsart nicht zustimmen, auch wenn die Bedingungen bei der Schwangeren ideal wären. Aber selbst, wenn ärztliche Erfahrungen mit Zwillingen vorliegen, bedenke: Drillinge sind nicht Zwillinge!

▉ Kann ich die Kaiserschnitt-Geburt in Periduralanästhesie (PDA) miterleben?

Ja, das kannst du. Zuerst wirst du staunen über die vielen Menschen, die um dich herumlaufen: Ein Team von mindestens 18 Leuten, von denen jede/r eine spezielle Aufgabe hat. Sie alle arbeiten nur für dich und deine Babys!

Die meisten Frauen entscheiden sich heute nicht mehr für eine Vollnarkose, sondern für die Periduralanästhesie, bei der nur die untere Körperhälfte gefühllos wird. Der Vorteil dieser Methode ist, dass du die ersten Schreie deiner Kinder hören und sie auch kurz sehen kannst, bevor sie an die bereitstehenden Kinderärzte (Neonatologen) übergeben werden. Die Entbindung durch den Kaiserschnitt dauert insgesamt nicht lange. Oft dürfen die Väter dabei sein. Einzelne bekommen sogar die Erlaubnis, die Geburt mit der Filmkamera aufzunehmen. In einem Operationssaal ist das Filmen und Fotografieren grundsätzlich nicht selbstverständlich!

Hast du rechtzeitig um Erlaubnis gebeten? Hast du deinen Ehepartner oder eine Krankenschwester gefragt, wer deine Neugeborenen sofort nach der Geburt fotografiert? Jetzt sind Fotos wichtig!

▉ Wie ist es mit Vollnarkose?

Natürlich kannst du dich auch für einen Kaiserschnitt in Vollnarkose entscheiden. Dann wird vielleicht dein Partner die ganze Entbindung miterleben.

▉ Was passiert mit meinen Babys unmittelbar nach der Geburt?

In einem gut ausgestatteten Perinatalzentrum wird jedes Baby von einem speziellen Kinderarzt für Frühgeborene (Neonatologen) und zwei Kinderkrankenschwestern in Empfang genommen. Neun Leute bemühen sich also um deine drei Babys, die sie dir kurz zeigen, sofort in warme Tücher hüllen und - falls erforderlich - vorsichtig 'absaugen'. (Bei Vierlingen und Fünflingen stehen entsprechend mehr Neonatologen und Kinderkrankenschwestern bereit!) Was weiter mit deinen Kleinen passiert, hängt von ihrem Gesamtzustand, von ihrer Reife ab. Manche Kinder brauchen kaum oder gar keine Hilfe, andere sehr viel. Deshalb wirst du eine Menge Technik 'für alle Fälle' im Raum entdecken: Beatmungs-, Sauerstoff-, Absaug-, Überwachungs- und Infusionsgeräte, Transportinkubatoren (Brutkästen auf Fahrgestellen), Wärmebettchen usw. - und das ist gut so. Spezielle Hilfen, von Fachärzten in perinatologischen Zentren wirkungsvoll eingesetzt, geben heute den sehr kleinen Frühgeborenen bessere Startchancen als noch vor wenigen Jahren.

Dürfen Frühgeborene gleich nach der Schnitt-Entbindung an die Brust gelegt werden?
Wenn es keine gravierenden Probleme bei den Kindern gibt, ist es grundsätzlich möglich. Aber das hängt vom Grad der Reife und vom Zustand der Babys ab. Denke dran, dass sie sehr schnell auskühlen! Frühgeborene sind noch ganz und gar unfähig, ihre Körpertemperaturen zu halten.

Kommen meine Babys in jedem Fall auf die Intensivstation?
Alle frühgeborenen Mehrlinge kommen zunächst zur Beobachtung auf die Intensivstation. Selbst wenn die Drillinge ein gutes Gewicht haben, werden sie ein paar Stunden auf der Säuglings-Intensivstation zubringen. Das wird aus Vorsicht getan und soll dich nicht beunruhigen. Sehr kleine, unreife Frühchen (so werden sie liebevoll von den Schwestern genannt) werden dagegen so lange auf der Intensivstation bleiben, bis ihr Zustand stabil ist. Manche Mütter sind schon 24 Stunden nach der Kaiserschnittentbindung in der Lage, sich mit einem Rollstuhl zu ihren Babys fahren zu lassen.

Gibt es heute noch das 'Kindbettfieber' bei Wöchnerinnen?
Ja, wenn auch selten. Aber gerade darum wird das Krankheitsbild

oft nicht rechtzeitig oder überhaupt nicht als solches erkannt. Das kann von schwerwiegender Bedeutung für Wöchnerinnen sein, denn die Krankheit verläuft unerkannt auch heute zuweilen tödlich. Sie wurde auf dem 9. Kongress der Deutschen Gesellschaft für Pränatal- und Geburtsmedizin 2001 im Anschluss an Mehrlings-themen ausführlich dargestellt: Die „Pueralsepsis - eine unter-schätzte Krankheit", früher Kindbettfieber genannt. Dabei erkann-te ich das Krankheitsbild mit übermäßigem Schüttelfrost, Erbre-chen, Durchfall, Fieber, sehr elendem Befinden wieder, das ich selbst - und offensichtlich auch andere Frauen nach besonders stra-paziöser Drillings-Schwangerschaft - durchlitten und überstanden hatten. Diese Diagnose hatte mir damals niemand gesagt.

Drilling Josefina Reinhart, einen Tag alt; entbunden mit 1570 g nach SSW 32+6. Geburtsgewichte der Drillingsgeschwister: 1780g, 2000g. (Karolina Reinhart, München 2002)

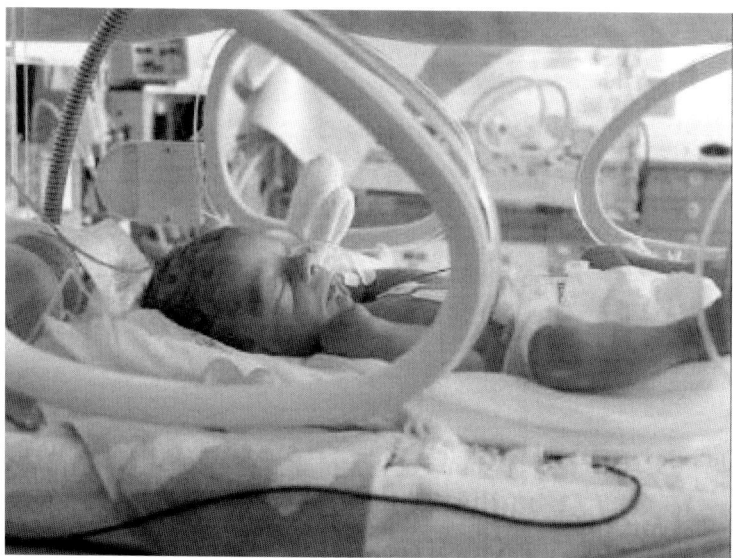

Eine spontane Drillingsgeburt 1964

Fortsetzung der 'Umwerfenden Nachrichten' *(s. S. 20)*
Die Geburt von Arnt, Bernd und Christian schrieb ich für meine
sechs Kinder so genau auf, weil es solche Geschichten in den Industrieländern heute nicht mehr gibt. Meine spontane Drillingsschwangerschaft und die vaginale Entbindung ereigneten sich in
einer Zeit, die ohne Ultraschall, ohne Cardiotokographie (CTG)
und andere moderne Technik auskommen musste. Trotzdem hatten
meine Babys und ich ganz großes Glück, wie ich es den Müttern
nach mir auch wünsche. Meine Erinnerungen daran verblassten
kaum. Später konnte ich sie sehr genau ergänzen durch die
Aufzeichnungen meiner Hebamme Schwester Maria. Hier der
Bericht:

„Der 28. Mai 1964, der errechnete Geburtstermin, ist vorbei. 40
Schwangerschaftswochen habe ich geschafft. Wo bleiben meine
Babys? Ärzte, Schwestern und Hebammen der Heidelberger Uni-
Klinik warten wie ich, dass die Wehen einsetzen. Aber nichts rührt
sich 'richtig'. Senkwehen verspüre ich dagegen schon lange. Wird
es so werden wie bei zweien meiner Einzel-Schwangerschaften, die
fünf Tage länger als üblich bis zur Geburt brauchten? Seit der

169

Röntgenaufnahme vor ein paar Tagen weiß ich, dass mein 'erstes' Drillingsbaby seit Wochen im Beckeneingang steckt und ein zu frühes Abrutschen seiner Drillingsbrüder verhindert. Was ich nicht weiß: Das lange Eingeklemmtsein bringt dem Baby eine einseitige Verformung des Köpfchens und mangelnde Entfaltung eines Öhrchens ein. (Anm.: Das hat sich nach der Geburt während einiger Monate vollkommen ausgewachsen. Das Kind bekam die von der Natur gedachte Kopfform und zwei gleichmäßig entfaltete, schöne Öhrchen.) Objektiv gesehen ist alles o. k. mit uns Vieren. Vor zwei Tagen hatte ich 'nur' 109 cm Bauchumfang und 72 Kilogramm Gewicht gemessen. Das ist bei meiner Größe von 170 cm nicht zu viel. Wenn ich aber meine äußerst gespannte, glänzende Bauchkugel mit dem völlig verstrichenen Nabel anschaue, dann ist mir bange.

Also - warten! Subjektiv gesehen empfinde ich meinen Zustand zuletzt als ziemlich unerträglich. (Wann genau das 'Zuletzt' ist, habe ich längst vergessen.) Ich versuche täglich mich abzulenken durch das Bekleben der Fotoalben von meinen Kindern (sieben, sechs und vier Jahre alt). Mit lang gestreckten Armen über dem Bauch fummele ich mühsam auf dem hoch gestellten Bettisch herum. Es geht, wenn auch nur minutenweise. Alles funktioniert jetzt nur noch im unaufhörlichen Wechsel während 24 Stunden: Sitzen, Stehen, Gehen, Liegen, Essen und Schlafen in der Nacht. Das sieht etwa so aus: Zehn bis fünfzehn Minuten auf der hohen Bettkante sitzen und am Tag Fotos kleben. Fünf Minuten oder länger auf dem Flur spazieren gehen, dabei die Hände unter den Bauch halten. Dann zehn bis fünfzehn Minuten auf der linken Seite liegen und ausruhen. Dabei drücke ich das oberste Köpfchen in meinem Bauch sanft herunter, damit das Missempfinden - 'Schmerz' wäre zu viel gesagt - verschwindet. Ich versuche, zu schlafen. Dann schiebe ich die Hände unter den Bauch, um ihn in die Rückenlage zu wuchten. Einige Sekunden ruhe ich auf dem Rücken. Ich fühle mich wie der Wolf im Märchen mit Wackersteinen im Bauch. Der Luftmangel zwingt mich, den Bauch auf die rechte Seite zu 'legen'. Da bleibe ich wieder zehn bis fünfzehn Minuten liegen und versuche zu schlafen. Wieder presse ich das obere Köpfchen mit der Hand herunter, das unangenehm auf den Magen oder gegen die

170

Lunge drückt. Wieder muss ich die Hände unter den Bauch schieben, um ihn hoch zu wuchten - und so weiter: zehn Minuten sitzen, sieben Minuten gehen... Der Heißhunger auf kalte Milch ist enorm, weil kaum noch festes Essen in den Magen passt. Ich lasse mir einen Krug nach dem anderen aus der Küche bringen. Nie im Leben habe ich so gern literweise kühlschrankkalte Milch getrunken - in Absätzen - Tag und Nacht.

Am Morgen des 4. Juni 1964 hören die 'üblichen' leichten Wehen, gegen die ich niemals ein Medikament bekommen habe, nicht mehr auf. Seit 6 Uhr spüre ich sie regelmäßig. Um 7:30 Uhr sitze ich auf der hohen Bettkante vor dem Frühstückstablett und überlege, ob es heute zur Geburt kommen wird? Es sind jetzt fünf Tage nach dem errechneten Geburtstermin, genau wie bei meinem ersten und dritten Einzelkind. Ich nippe an meiner Milch und lausche nach innen - die Wehen kommen jetzt alle sechs Minuten. Ich telefoniere mit meinem Mann und rufe um 7:45 Uhr Hebamme Maria im Kreißsaal an. Sie ist umgehend da und horcht mit ihrem Holz-Stethoskop an meinem Bauch. „Sofort herunterkommen in den Kreißsaal, keine Zeit mehr zum Baden", bestimmt sie.

Um 8 Uhr bin ich ganz normal im Kreißsaal 'gelagert', in dem ich früher meine beiden Töchter geboren habe. Die Wehen kommen zügig, Herztöne und Lage der Babys sind bestens. Im Hintergrund des Raumes stehen für alle Fälle drei Glaskästen bereit, einfache Inkubatoren und Wärmebettchen. Ein ganz normales Entbindungsteam wartet auf den Chef der Klinik, der seine Vorlesung abbrechen muss und seine Studenten nach nebenan in die Heidelberger Augenklinik schickt. Dort warten die Studenten weiter. Denn derjenige, der die anschließende Vorlesung halten soll, steht in äußerster Spannung vor der Tür des Kreißsaales und lauscht auf die Geräusche von drinnen: mein Mann. Bewusst hat er darauf verzichtet, die Geburt unmittelbar an meiner Seite mitzuerleben. Er will die Konzentration des Entbindungsteams, das zum ersten Mal eine höhergradige Mehrlingsgeburt begleiten und leiten soll, keine Sekunde durch sein Dabeisein ablenken.
Um 9:10 Uhr sprengt der Professor die erste sichtbare Blase, nun habe ich alle zwei bis drei Minuten Wehen. Es ist alles wie bei einer

normalen Einzelgeburt, aber diesmal weiß ich: Ich werde keine Narkose vor dem Durchtritt der Köpfchen bekommen. Das beruhigt mich. In einigen früheren Jahren gab es in der Heidelberger Universitätsklinik kein Entrinnen vor dieser Narkosespritze bei einer Einzelgeburt: Kurz vor dem Durchtritt des Köpfchens, während man im höchsten Maße mit dem Pressen beschäftigt war, jagte jemand eine Spritze in den Arm und man schlief ein. Als ich 1957 und 1960 in diesem Kreißsaal aufwachte, waren die Geburten meiner Töchter vorbei. Fertig gebündelte Babys lagen jedes Mal in meinen Armen, die als meine Kinder bezeichnet wurden. Ich fühlte mich im höchsten Maß beraubt und betrogen um zwei unwiederbringliche, ganz eigene Urerlebnisse. Dabei hatte ich zuvor heftig gegen die Spritze als eine Art 'Entmündigung' bei völlig normaler Geburt protestiert. Diesmal würde alles besser sein.

Um 9:30 Uhr geht es mit den Presswehen los. Zehn Minuten später - 9:40 Uhr - Dammschnitt und Geburt des ersten 'lebensfrischen, reifen' Kindes. „Ein Junge", ruft lauthals die ganze Besatzung des Kreißsaals. Das alles und das Geschrei des Säuglings hört auch der dazugehörige Vater vor der Tür, der gewiss ein stilles Gebet zum Himmel gesandt hat. Denn er weiß als Mediziner, was alles passieren kann...
Ich staune von Ferne über das große Baby, das sofort an den Fingern lutscht. „3030 Gramm wiegt es", ruft mir eine Hebamme zu. Ich habe jetzt keine Zeit für weitere Fragen. In meinem nur wenig eingefallenen schlabberigen Bauch stecken noch zwei Babys, und die Wehen setzen schon wieder ein.

Fünf Minuten nach der ersten Geburt, 9:45 Uhr, wird die zweite Blase gesprengt. Mit der nächsten Wehe - um 9:48 Uhr - erscheint das zweite Baby. Alle schreien: „Noch ein Junge", und das Baby schreit mit. Es ist etwas kleiner als das erste. Es ist reif, vital, wiegt 2500 Gramm und sieht so wohlgestalt aus wie das erste. Mein Bauch sinkt nun deutlich zusammen und ich fühle mich wieder wie der Wolf im Märchen, dem nach und nach die Wackersteine herausgeholt werden. Es ist eine lockere, entspannte Atmosphäre im Kreißsaal. Wir unterhalten uns. Ich habe eine Pause von zwölf Minuten.

Um 10 Uhr habe ich den ersten spontanen Blasensprung meines Lebens - bei meinem sechsten und letzten Kind. Der Pressdrang ist jetzt enorm. Drei Minuten später, um 10:03 Uhr, ist unser Jüngster da. Wieder schreit die Besatzung: „Noch ein Junge!" Es ist das kleinste, aber reife, vitale Baby mit der lautesten Stimme. Es bringt 2260 Gramm auf die Waage. Sicherlich hat es den besten Platz in mir zum 'Schwimmen' gehabt, so ebenmäßig sieht es aus.

Das energische Schreien des kleinsten Knaben ist ein befreiendes Signal nach der großen Anspannung und Schwerstarbeit. Alle sind nun wie erlöst, obwohl die Geburt noch nicht beendet ist. Mein Mann stürzt von seinem Platz vor der Tür hinüber in die Augenklinik, um seine Vorlesung zu halten und den Studenten den Grund seiner Verspätung zu erklären. Er erhält den größten Applaus seines Lebens.

Währenddessen - um 10:20 Uhr - sind meine drei Plazenten 'geboren' und samt Eihäuten für vollständig befunden. Der Dammschnitt wird genäht. Damit ist die Geburt beendet, und es tritt auch keine Nachblutung auf. Ich sehe bekümmert auf meinen Bauch, der nun einem verunglückten Pudding oder einem hingeworfenen, leeren Sack gleicht.

Hebamme Maria notiert: „Eröffnungsperiode 3 Stunden und 20 Min., Austreibungsperiode 43 Minuten, Nachgeburtsperiode 17 Min., Gesamtdauer 4 Stunden, 20 Minuten."

Ich kann es nicht fassen: Habe ich wirklich drei gesunde Babys innerhalb von 23 Minuten - ohne jede Komplikation - bekommen? Habe ich zuvor echt die rasenden Austreibungswehen verspürt? Gab es das vollkommene Versinken im totalen Schmerz - der einen so taumelig werden lässt, dass der Durchtritt des Köpfchens dann im Schmerz untergeht - oder nichts mehr ausmacht? Ja, ich verspürte alles. Aber jeder der drei Durchtritte war weniger schmerzhaft als der eine Durchtritt bei der Geburt meines ersten Einzelkindes! Ich hatte wirklich gesehen, dass meine Babys einen Augenblick lang wie Hasen an den Füßchen gefasst wurden und mit den Köpfchen nach unten hingen: - das erste Baby mit der bammelnden

Nabelschnur, - das zweite Baby mit der schlabberigen Nabelschnur - und das dritte Baby mit der bammelnden Nabelschnur. Ich habe den ersten Schrei wirklich gehört! Ich habe den zweiten 'ersten Schrei' gehört! Ich habe den dritten 'ersten Schrei' gehört!

Es ist kein Traum, es ist Wirklichkeit. Es ist der schönste Geburtstag meines Lebens. Mein Mann kommt in den Kreißsaal. Nun werden mir die Drei in die Arme, auf die Brust gelegt. Ich höre erstaunt das laute Schmatzen des Erstgeborenen, der seine Fingerchen schon im Mund hat. Er zeigt Zeichen des Übertragens mit überlangen Fingernägeln und sich abschilfernder Haut. Im Gesicht hat er sich sehr zerkratzt, das muss schon im Mutterleib geschehen sein. Bei den anderen beiden Knaben erreichen die Fingernägel die Fingerkuppen, aber überragen sie nicht. Auch haben die beiden keine abschilfernde Haut. Sie sind trotz der angeblichen fünf Tage Übertragungszeit also nicht übertragen. Ist es möglich, dass die Babys verschieden lange Tragzeiten hatten? Es gibt nur noch Staunen - und Dankbarkeit für das Wunder - über so viel Glück - und Gnade. Denn nichts ist selbstverständlich."

Diesem Bericht muss ich etwas Unerfreuliches hinzufügen, was das 'Wunder' sehr trübte: Sieben Tage nach der Geburt meiner Söhne A B C erwischte mich das Kindbettfieber mit dem unheimlichen Schüttelfrost. Unter dem Namen „Puerperalsepsis" gibt es die Krankheit immer noch. Mit Wärmflaschen war dagegen nicht anzukommen, nur mit Antibiotica-Infusionen und Bluttransfusionen. Ich hatte schreckliche Angst: Wer nimmt sich meiner sechs Kinder an, wenn ich es nicht schaffe? Es dauerte acht Wochen, bis ich wieder fit genug war, um meine Babys zu Hause in Empfang zu nehmen. Um meinetwillen wurden sie neun Wochen in der Heidelberger Uni-Klinik aufbewahrt, genau so lange, wie frühgeborene Drillinge...

Die erste Zeit
nach der Geburt

Pendeln zwischen Zuhause und Intensivstation

Die meisten Drillingsmütter werden sehr viel früher aus der Klinik entlassen als ihre Babys. Aber es gibt auch Babys, die gleich mit ihren Müttern 'auf einen Schlag' nach Hause dürfen.

Der tägliche Besuch auf der Intensivstation
Rechne lieber nicht mit einer raschen, gemeinsamen Heimkehr, sondern richte dich mit Geduld darauf ein, eine Weile zwischen zu Hause und der Intensivstation zu pendeln. Täglich wirst du mehrere Stunden brauchen, um zu deinen Babys zu fahren, bei ihrer Betreuung mitzuhelfen und ihnen deine kostbare abgepumpte Milch zu bringen. Vielleicht kannst du bald das eine oder andere Baby stillen. Das hängt von euer aller Befinden, von deiner Zeit und der Zeit der Schwestern ab, die dir anfangs beim Anlegen der Frühchen helfen müssen. Wenn du weit entfernt wohnst und andere Kinder zu Hause auf dich warten, ist das ganze Unternehmen sehr schwer zu organisieren. Dein Ehepartner wird sich hoffentlich Urlaub nehmen, um dich zu unterstützen. Vielleicht betreut er eure Kinder zu Hause - oder er wechselt sich mit dir auf der

Intensivstation ab. Es bleibt nichts anderes übrig, als täglich hin und her zu pendeln, die Zeit zwischen allen Kindern aufzuteilen und fremde Hilfe zu suchen.

Känguruen

Auf jeden Fall werdet ihr Eltern ermuntert werden, bei der Betreuung der Babys aktiv mitzuwirken und - so bald es möglich ist - mit euren Kleinen zu 'Känguruen'. Das bedeutet: Die Babys werden aus ihren Versorgungsbettchen heraus genommen, Mutter oder Vater auf die warme Brust gelegt und mit einem Lammfell zugedeckt. So ruhen sie gewärmt und geschützt wie ein kleines Känguru in der Bauchtasche seiner Mutter. Daher kommt der Name. Die Erfahrung zeigt, dass Babys mit Hilfe dieser Methode sehr gute Fortschritte machen. Auch die lebenswichtige Bindung zu den Eltern entwickelt sich viel früher als ohne Känguruen. Aber - Wunder bewirken kann die Methode nicht.

Stimmen der Mütter über die Zeit des Pendelns
(Fortsetzung der Mütterberichte vom Kapitel „Muttermilch für Mehrlings-Frühchen")

■ *Mutter von Drillingen (ohne Einzelgeschwister) nach Kaiserschnitt:* „Als ich dann zu Hause war, pumpte ich Milch ab und fuhr täglich 50 Kilometer in die Kinderklinik, wo ich über zwei Fütterungszeiten blieb. In dieser Zeit durfte ich anfangen, meine Drillinge anzulegen - zuerst Jan, der inzwischen 2300g wog. Die beiden anderen leichteren Kinder tranken meine Milch noch problemlos aus Flaschen. Die Umstellung von der Flasche an die Brust war teilweise ein harter Kampf - und für mich eine nervenaufreibende Angelegenheit. Besonders ein Kind hatte erst große Schwierigkeiten, die Brustwarze zu fassen. Aber wir machten tagtäglich Fortschritte..." *(H.S.-R., ABC-Rep. 31)*

■ *Mutter von zwei Einzelkindern (11 Jahre alt, 17 Monate) und Drillingen nach Kaiserschnitt:* „Zehn Tage nach der Entbindung wurde ich entlassen, lieh mir auf Rezept aus der Apotheke eine regulierbare elektrische Milchpumpe und pumpte weiterhin alle

177

zwei bis drei Stunden ab. Die abgepumpte Milch fror ich in sterile Flaschen ein, die dann in gefrorenem Zustand zweimal täglich in die Klinik gebracht wurden." *(U.H., ABC-Rep. 42)*

■ *Eine kanadische Drillingsmutter:* „Das waren vielleicht die schlimmsten zwei Monate in meinem Leben. Aber im Rückblick verrann die Zeit doch sehr schnell. Woran ich mich am meisten erinnere: an das Durchhaltevermögen meiner Babys - und die liebevolle Umsorgung durch die MitarbeiterInnen der Intensivstation."

➤ *Weitere Mütterberichte im Kapitel „Stillen oder Flaschenfütterung?" (S. 194)*

Wann kommen meine Babys nach Hause?

Je nach Reife oder Unreife bei der Geburt eurer Kinder liegt eine Zeit voller Hoffnungen und Ängste hinter euch, bis sich der Gesundheitszustand eurer Babys stabilisiert hat und bis die von den Ärzten zum Ziel gesetzten Entlassungsgewichte erreicht sind. Die können bei etwa 2000 Gramm liegen, manchmal darunter. Ein starr festgelegtes Entlassungsgewicht für Frühgeborene gibt es nicht mehr. Die lange Zeit als untere Grenze geforderten 2500 Gramm gelten nur noch in wenigen Kliniken.

Heute werden Babys im Allgemeinen entlassen, wenn sie keine Atemhilfe mehr brauchen, wenn sie gut trinken und mit maximal sechs Mahlzeiten gut gedeihen. Dazu gehört eine regelmäßige Gewichtszunahme und - die nötige Sicherheit der Eltern im Umgang mit ihren Kleinen. Eine gute Versorgung zu Hause muss gewährleistet sein, andernfalls sollten die Babys nicht entlassen werden. (Unter diesem Gesichtspunkt sollte mit einem Attest 'Druck' auf die Krankenkasse wegen einer Haushaltshilfe ausgeübt werden.)

Viele Eltern bekommen ihre drei Babys nacheinander nach Hause, weil diese mit unterschiedlicher Reife und unterschiedlichen Gewichten geboren wurden. Die Mütter empfinden das Nacheinander meist als sehr angenehm zum Eingewöhnen, besonders wenn die Drillinge ihre ersten Kinder sind.

Mit Monitoren entlassen - oder nicht?
Für manche Frühgeborene werden vor der Entlassung 'Monitore'
bei der Krankenkasse beantragt. Damit sind Heimüber-
wachungsgeräte für Atmung und Herztätigkeit gemeint, die ein
Jahr lang zu Hause verwendet werden sollen. Meistens geht es
dabei um Kinder, die vor der 32. Schwangerschaftswoche mit Gewichten unter 1500 Gramm geboren wurden. Der Neonatologe
(Spezialarzt für Frühgeborene) wird im Einzelfall mit den Eltern
zusammen entscheiden, ob für ihre Kinder der Einsatz von Heim-
überwachungsgeräten empfehlenswert ist. Denn die Eltern müssen
den Umgang mit Monitoren erst lernen. Wichtig sind vor allem die
Notfallmaßnahmen bei plötzlichem Atemstillstand. Wenn die
Eltern diesen sofort bemerken, haben sie zwei Minuten Zeit, um zu
handeln. Nur dann ist dies die wirksamste Methode, dem
Plötzlichen Säuglingstod (SID) vorzubeugen.

Besonders zwischen dem dritten bis fünften und achten bis
zehnten Lebensmonat fordert der Plötzliche Kindstod (SID)
seine Opfer. Frühgeborene Mehrlingskinder sind deutlich
gefährdeter als reif geborene Babys.

Eine betroffene Mutter meint dazu: „Ich finde, der ABC-Club sollte viel mehr auf das besondere Risiko des Plötzlichen Säuglingstodes bei Mehrlingen hinweisen und Kinderärzten und -kliniken
empfehlen, generell solche Apnoe-Monitore mit nach Hause zu
geben - auch wenn die Mehrlinge noch so robust erscheinen.
Unsere Vierlinge waren in der 33. Schwangerschaftswoche geboren worden. Das schwerste Kind, ein Junge mit 1720 Gramm - und
ein Mädchen mit 1380 Gramm Geburtsgewicht traf der SID zur
gleichen Stunde. Unbegreiflich! Warum diese beiden? Die Kinder
waren vier Monate und drei Wochen alt.

Wir haben mit den Überwachungsgeräten bei unseren zwei übrig
gebliebenen Kindern sehr gute Erfahrungen gemacht! Sie ließen
uns wieder ruhig schlafen, was sonst sicher nicht der Fall gewesen
wäre. Fehlalarme wurden relativ selten ausgelöst und wenn, dann
hauptsächlich wegen falscher Einstellung. Gibt es bei einem

Säugling mehrfach hintereinander Alarm, so ist man wenigstens gewarnt. Man kann das Kind wecken, gegebenenfalls hochnehmen und einen Arzt verständigen, wenn dies nötig erscheint.

Was verhindert eigentlich den breiteren Einsatz dieser Geräte zu Hause? Früher hätte auch ich solche Geräte total abgelehnt. Es sind nicht die Kosten, sondern die psychische Belastung, die emotionale Ablehnung, die das Ticken eines Monitors auslösen kann. Wahrscheinlich will keiner von uns an den möglichen Tod eines Kindes erinnert werden. Aber jetzt..."

Der Vater der Vierlinge schreibt sechs Jahre nach dem Ereignis:
„Noch immer bin ich bereit, unsere Monitoren kostenlos auszuleihen, wenn es Eltern gibt, die den Plötzlichen Säuglingstod (SID) nicht verdrängen."

> Eltern sollten mit der Gefahr bewusst leben können wie ein Autofahrer, der den Sicherheitsgurt anlegt, um den möglichen Verkehrsunfall zu überleben.

➤ *Siehe Kapitel „Unfälle verhüten ..." (S. 218)*

Reden mit anderen Eltern

Viele Kliniken bieten Kontakte zu Selbsthilfegruppen bzw. zu zwanglosen Gruppen von Eltern frühgeborener Babys an. Die Eltern können hier ihre Sorgen und Freuden unter der Leitung eines Sozialdienstes miteinander teilen. Das ist eine sehr hilfreiche, empfehlenswerte Einrichtung. Wer keine Zeit für solche Kontakte aufbringen kann, sollte wenigstens Adressen mit anderen Müttern austauschen und zum Telefonhörer greifen. Ein kurzes Gespräch mit 'Mütter-Kolleginnen' tut oft sehr gut! Das gilt auch für telefonische Kontakte zu weit entfernt wohnenden Mehrlingsmüttern des ABC-Clubs.

Abschied nehmen und erinnern

Sprecht die Ärzte an!
Trotz des Fortschritts in der Medizin, trotz aller liebevollen Betreuung durch Schwestern und Ärzte schafft nicht jedes Frühgeborene den schweren Start ins Leben. Aber - wie merkt man, dass sein junges Leben zu Ende geht, dass es Zeit ist zum Abschied nehmen? Sprecht die Ärzte darauf an, wenn sie es nicht von selbst tun. Auch sie sind Betroffene angesichts eines nahen Todes. Fragt sie alles, was euch am Herzen liegt! Sprecht eure Ängste aus... Sagt, dass ihr euer Baby im Inkubator berühren und streicheln möchtet!

Die Zeit des Abschiednehmens
Betroffene Drillingsmütter schreiben
„Wir wurden gefragt, ob wir unser Kind noch einmal in den Arm nehmen wollten, um Abschied zu nehmen. Sven wurde noch einmal von lieben Schwestern angezogen, und wir konnten das kleine Wesen noch einmal in den Arm nehmen. Ein schlimmer Augenblick - denn das kleine Gesichtchen war ganz verändert. Nach der Freigabe durch die Uniklinik haben wir unseren Sohn begraben. Mein Mann und ich waren allein auf dem Friedhof. Wir wollten allein sein mit unserem Schmerz und einander dabei haben.“

■ „Wir äußerten den Wunsch, unsere Tochter noch einmal zu sehen, zu streicheln oder im Arm zu halten. Der Oberarzt riet uns ab, weil sie in der letzten Viertelstunde schwer gekämpft habe, was man ihr ansähe. Wir sollten sie in Erinnerung behalten, wie sie bei unserem letzten Besuch, der nur eine halbe Stunde vor ihrem Tod stattfand, aussah. Wir hörten auf seinen Rat, was mir später leid tat. Auch mein Mann hätte sie gern einmal gestreichelt."

■ „... Ich weiß nicht, ob in anderen Kliniken die Eltern bei ihren sterbenden Babys bleiben können - und wie man es überhaupt erträgt, das Sterben des Babys mitzuerleben. Vielleicht haben die Ärzte Angst, dass es die Eltern nicht verkraften? Ich meine, die Eltern sollten mit einbezogen werden. Wir wurden erst über den Tod unseres Babys unterrichtet, als es schon tot - und sein Platz leer war. Dadurch konnten wir den Tod gar nicht begreifen. - Wir wurden gefragt, ob Cornelia beerdigt werden soll - auch wenn sie keine 1000 Gramm wog. Wir bejahten dies, was anderes kam für uns nicht in Frage. Ich würde sie sonst überall suchen. So kann ich ihr wenigstens am Grab nahe sein. Nach eigenen Kleidern für Cornelia wurden wir leider nicht gefragt. Ich weiß nicht einmal, ob in ihrem winzigen Sarg ein Kissen oder eine Decke war. Auch ein Bärchen hätte ich ihr mitgegeben. Im ersten Schock dachten wir nicht daran."

Nottaufe

„... Wir wurden erst nach Cornelias Tod informiert, dass sie getauft worden war. Warum wurden wir nicht mit einbezogen?" So schreibt eine Drillingsmutter.

Aus meinem eigenen Erleben als frühere Kinderkrankenschwester weiß ich, wie plötzlich die Wende zum Tod eines Babys einsetzen kann. Manchmal bleibt keine Sekunde Zeit, um Eltern zu benachrichtigen und diese samt dem Pfarrer herbeizuholen. Dann müssen die anwesenden Schwestern unglaublich fix entscheiden und handeln. Es kann bedeuten, selbständig eine 'Nottaufe' vorzunehmen. Heute gibt es in unserer multikulturellen Gesellschaft zahlreiche religiöse Strömungen und viele Atheisten. Die Schwestern und Ärzte der Intensivstation kennen die innere Einstellung der Eltern von Frühgeborenen meist nicht. Was also sollen sie im Notfall tun?

Unsere Vorfahren ließen jedem zu früh, sehr klein oder schwach geborenen Baby 'für alle Fälle' sofort nach der Geburt die Nottaufe erteilen. Das gab ihnen Beruhigung. Eltern, denen heute am Vollzug einer geregelten Taufe liegt - oder an einer entsprechenden religiösen bzw. rituellen Handlung einer anderen Glaubensgemeinschaft -, die sollten frühzeitig ihre Gedanken darüber äußern.

> Sprecht beizeiten mit der Seelsorgerin oder dem Seelsorger (Pfarrer, Pastor, Psychologe) der Klinik über eure Vorstellungen. Hier werdet ihr auch in anderen Lebensfragen beraten.

Wenn eine Mutter ihr Kind nie gesehen hat

„Mich beschäftigt nach wie vor der Tod meines ersten Kindes Kai, auch weil ich es nie gesehen habe. Es verstarb nach 20 Stunden. Ich konnte nach Kaiserschnittentbindung die Kinder erst nach drei Tagen sehen. Zu dieser Zeit hatte ich nicht die Kraft, mir das schon verstorbene Kind anzusehen. Ich war bereits schockiert, die beiden anderen in Brutkästen mit all den Schläuchen zu sehen. Kai wurde noch während meines Krankenhausaufenthaltes beerdigt. Durch die nachfolgenden Komplikationen bei den anderen Kindern trat die Trauer ganz in den Hintergrund. Es war eine schreckliche Zeit, solange die Kinder im Krankenhaus waren... Ich glaube, das sind Gefühle, die nur Eltern verstehen können, die dasselbe erlebt haben."

Rat einer Drillingsmutter

„.... Ich rate jedem Elternpaar, dem so etwas passiert, sich zu fragen, ob man das Kind nicht doch sehen will. Ich frage mich heute noch, wie das meine wohl ausgesehen hat - und vieles mehr. Es ist bestimmt im ersten Moment ein Schock. Aber es ist auch schrecklich acht Monate lang drei Kinder zu tragen - und dann ist der Bauch leer, die Kinder sind weg und man sieht nur noch zwei. Es ist, als ob nie ein drittes Kind existiert hätte. Es ist einfach weg."

Zeichen der Erinnerung

Fotos und andere Zeichen sind wichtig
Eine Mutter schreibt: „Von den toten Kindern sollte die Klinik unbedingt Fotos machen. In der ersten Zeit wird keiner danach fragen, aber nach ein bis zwei Trauerjahren hätte man gern ein Bild - auch für die Geschwister. Dann hat man etwas vorzuweisen. Es erleichtert die Trauerarbeit."

Die schönsten Fußspuren und Handabdrücke
Es sind die kostbarsten, winzigsten und zugleich vollkommenen Fußspuren und Handabdrücke, die ich je sah - mit Hautlinien auf den Fußsohlen, besonders in den Handflächen, mit allen kleinen Zehen und Fingerlein, dass ich nur staunen kann. Michael, Franziska und Carina, denen die 3cm langen Händchen und die höchstens 4cm (unterschiedlich) langen Füßchen gehörten, konnten nur knapp 23 Wochen im Bauch ihrer Mama bleiben. Dann wurden sie infolge vorzeitiger Wehen - durch eine plötzliche, bakterielle Entzündung - geboren. Die Mama hatte in der Nacht zuvor die Wehen nicht einmal als solche erkennen können... So früh gab es keine Überlebenschancen für Michael, Franziska und Carina, obwohl sie ganz normal und fein gewachsen waren... Es war die sehr gute Idee einer Hebamme, von jedem Kind einen Fuß- und einen Handabdruck anzufertigen - und sicherlich auch ein Foto zu machen.
Eine Kopie schenkten mir die trauernden Eltern, in deren Herzen die Erinnerung an ihre Kleinen weiterlebt. Sie schrieben dazu: „Der Verlust ist sehr groß, und sehr, sehr traurig für uns. Trotzdem möchten wir die letzten sechs Monate in unserem Leben nicht missen. Wir denken gerne zurück."

Bitte eine Hebamme oder eine Schwester um Hand- und Fußabdrücke deines Babys!

Ein kleines Grab
Hier stehen die Meinungen von zwei Elternpaaren, für die das Grab als Stätte der Erinnerung eine große Bedeutung gewonnen hat:

„Wir finden es sehr wichtig, dass ein totes Frühgeborenes ein eigenes Grab bekommt und dass die Eltern selbst darüber entscheiden dürfen. Das Gewicht des Babys sollte dabei keine Rolle spielen. Ich glaube, der Schmerz und die Trauer über den Verlust eines Kindes können besser verarbeitet werden, wenn man weiß, wo es begraben liegt, wenn man es besuchen kann."

„Wir mussten die Beerdigung selbst organisieren. Zum damaligen Zeitpunkt empfand ich es als Zumutung. Heute sind wir froh zu wissen, wo sie begraben ist. Besonders auch für die Geschwister ist das wichtig zu wissen."

Mit der Trauer leben

Fröhlich sein für die anderen Kinder

Es ist ein verheerendes Ereignis für Eltern, wenn ein Kind stirbt. Der Schmerz und die Trauer um jedes verlorene Kind eines Mehrlings-Sets ist groß. Man möchte sich viel und ungestört an das Verlorene erinnern und von ihm reden. Aber da sind ja noch die überlebenden Babys - oder andere, größere Kinder zu Hause, die konzentrierte Zuwendung, Pflege und fröhliche Eltern brauchen. Eine sehr schwierige Situation! Gedankenlose Leute verstehen nicht den tiefen Schmerz, den Eltern erleiden, die nach ihrer Meinung froh sein können, noch ein oder zwei lebende Kinder zu haben. Doch kein Kind lässt sich durch ein anderes ersetzen. Jedes ist einmalig und unverwechselbar. Es muss den Eltern gestattet sein, ihre toten Babys zu beweinen, auch, wenn sie bald darauf wieder fröhlich mit den Lebenden sein sollen. Die Eltern brauchen Verständnis und liebevolle Hilfe bei ihrer großen Aufgabe. Sie sollten törichte Bemerkungen anderer Leute einfach überhören.

Eine betroffene Mutter berichtet: „Erst am dritten Tag etwa kam die Freude über unser lebendiges Kind langsam und zögernd auf. Zu groß war der Schmerz über die verlorenen beiden..."

Eine andere Drillingsmutter schreibt: „...Vor anderen Leuten - auch vor Bekannten und Freunden - hatte ich Angst. Viele sagten: 'Ihr habt ja noch Georg und Verena'. Oder sie nannten die beiden 'Zwillinge'. Ich bin kaum noch aus dem Haus gegangen. Immer wieder wollte ich erklären, dass man auch um ein Mehrlingskind trauert, wenn noch zwei andere da sind. Ich wollte sagen, warum Georg und Verena keine 'Zwillinge' sind, dass Cornelia immer fehlen wird und nicht einfach durch ein anderes Baby ersetzt werden kann. Ich glaube, nur wenige haben mich verstanden. Mittlerweile habe ich es aufgegeben, jedem alles erklären zu wollen. Es gab auch nur wenige Menschen, die bereit und in der Lage waren, mit mir über Cornelia und ihren Tod zu reden, obwohl ich oft das Bedürfnis hatte, über sie zu reden. Das macht mir auch heute - nach fast 22 Monaten - noch zu schaffen. Ich möchte sie auch immer ganz fest in meinem Herzen behalten."

Reden über den Tod eines Kindes
Das ist ganz wichtig. Es ist aber nicht so einfach, die richtigen Leute dafür zu finden. Oft ist es nur Hilflosigkeit von beiden Seiten, die ein gutes Gespräch mit Freunden und Bekannten erschwert. Deshalb versuche es doch noch einmal. Wenn du zum Beispiel dein Gegenüber fragst, wie es bei ihm war, als.....

Die Initiative Regenbogen - Glücklose Schwangerschaft e.V.
Sie ist eine Vereinigung, die überall in Deutschland Gesprächskreise mit Gleichbetroffenen unterhält. Alle haben etwas Ähnliches erlebt, alle haben den Verlust eines Kindes erlitten. Hier findet man verständnisvolle GesprächspartnerInnen, aber auch Erfahrungsberichte, Bestattungshinweise, Elternmappen und vieles andere.

Die Erfahrung einer Drillingsmutter: „Ich gehe seit letzten Herbst einmal im Monat zum Treffen der Selbsthilfegruppe 'Eltern verstorbener Kinder'. Dort kann ich über Catrin reden und werde verstanden. Es tut gut, wenn dort auch mal nach unserer Meinung und unseren Gedanken gefragt wird. Manchmal kam ich mir unter den Eltern mit drei lebendigen Drillingen ziemlich verloren vor, weil unsere Familie nicht mehr vollständig ist. Die Frühcheninitiative im Heidelberger Klinikum finden wir toll. Dort gibt es Gesprächskreise auch mit Ärzten und Schwestern - und ein Elternzimmer. So wünschen es sich alle Eltern von Frühgeborenen!"

Rosen für mein totes Kind

„Wenn unsere Drillinge Geburtstag haben, gibt es viele Spielgeschenke für unsere Zwei. Das dritte Kind aber, Catrin, bekommt einen Strauß Rosen, die alle daran erinnern, dass sie in unseren Herzen weiterlebt."

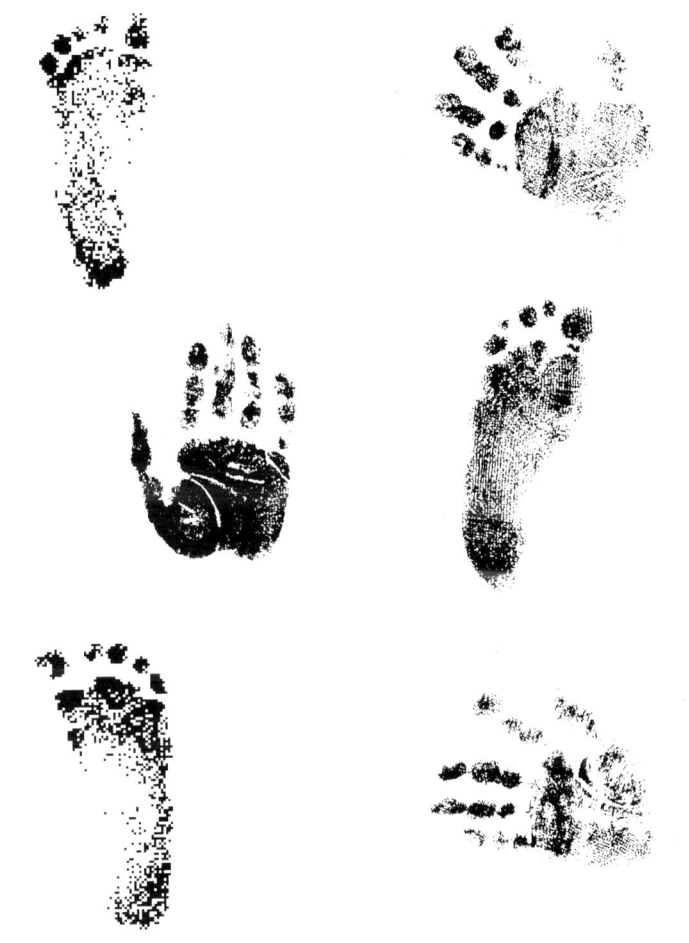

Spuren erinnern uns an Kinder, denen das Leben zu schwer war.
(1996. Mit Erlaubnis der Eltern von Michael, Franziska und Carina)

Kinder im Grenzbereich

Wer denkt schon daran?

Dieses Kapitel ist für manche Beurkundung auf dem Standesamt von Bedeutung. Elternpaare sollten sich *einmal* damit auseinander setzen, auch wenn sie später keinen Gebrauch davon machen müssen. Das ist besser, als plötzlich unvorbereitet vor einer unerwarteten Situation zu stehen, die gar nicht so selten vorkommt.

Ab wann gilt der Mensch juristisch als 'Person'?

Eine Antwort auf diese Frage gibt das 'Personenstandsgesetz', nach dem sich Standesbeamte zu richten haben. Vor nicht langer Zeit registrierten sie Neugeborene als Personen erst ab einem Geburtsgewicht von 1000 Gramm, unabhängig davon, ob die Kinder ihre Geburt überlebten oder nicht. Sie wurden in das Familienstammbuch eingetragen. Unter der Grenze von 1000 Gramm Geburtsgewicht lag der Bereich der Fehlgeburten. Als aber immer mehr Babys unter der 1000-Gramm-Grenze den Start ins Leben schafften, wurde endlich das Personenstandsgesetz geändert. Seit dem 1. April 1994 sind 500 Gramm Geburtsgewicht juristisch die 'Grenze zur Person'. Jetzt werden alle Neugeborenen mit mehr als 500 Gramm Gewicht, unabhängig vom Überleben oder Nicht-

überleben, auf dem Standesamt registriert und ins Familienstammbuch eingetragen.

Wenn Kinder im Grenzbereich geboren werden

Was passiert aber, wenn Kinder bei der Geburt *unter* der 500-
Gramm-Grenze liegen? Die Überlebenden werden als Personen auf
dem Standesamt registriert, die anderen - nicht. Sie werden als
Fehlgeburten angesehen und behandelt, wenn die Eltern sich nicht
dagegen wehren. Wie schwierig die Situation für Eltern ist, die
gleichzeitig Mehrlingskinder über und unter der festgesetzten
Gewichtsgrenze bekommen - Kinder im Grenzbereich -, das hat
sich der Gesetzgeber nicht überlegt.

Brief einer Mutter

Dieser Auszug steht stellvertretend für Briefe von anderen
Drillingsmüttern: „... Obwohl es mir bis dahin ganz prima ging,
setzten plötzlich Wehen ein. Und deshalb bekam ich meine Kinder
Laura, Max und Nadine schon in der 24. Schwangerschaftswoche -
viel zu früh. Sie lebten nur ca. 40 Minuten. Mein Mann und ich
waren total am Boden zerstört. Eine Woche später erhielten wir die
Sterbeurkunden. Aber nicht, wie erwartet für alle drei Babys, sondern nur für zwei! Die Sachbearbeiterin im Standesamt erklärte
uns, dass alles seine Richtigkeit habe: Laut Gesetz wäre es erst ab
500 Gramm Gewicht zulässig, eine Sterbeurkunde auszustellen.
Das Kind Laura hätte aber nur 490 Gramm gewogen, es würde also
nirgends beurkundet werden.
Sehen Sie eine Möglichkeit, dass wir doch noch die dritte Urkunde
bekommen - und einen Eintrag im Familienstammbuch? Ich finde,
dass auch auf Behörden die Menschlichkeit Vorrang haben sollte.
Es ist für uns Eltern schwer genug, die Kinder verloren zu haben.
Aber nun durch Kleinkrämerei so zu tun, als hätte ein Kind überhaupt nicht existiert - aus einer Drillingsgeburt eine Zwillings-
geburt zu machen, weil lächerliche 10 Gramm am Geburtsgewicht
fehlten - das können wir überhaupt nicht fassen."

Meine Antwort darauf

„Vom Gesetzgeber wurde die spezielle Situation der Mehrlinge
beim Personenstandsgesetz einfach vergessen. Dieses Gesetz

bezieht sich nur auf die Geburt eines Kindes, bzw. auf eine Geburt, nicht auf die Geburt von Mehrlingen. Ich schlage den Standesbeamten vor, die Geburtsgewichte eines Drillings-Sets im Grenzfall zusammen zu zählen: Bei Laura, Max und Nadine käme man auf mindestens 1490 Gramm Gewicht durch eine einzige Geburt. Ich wüsste nicht, was der Ausstellung einer dritten Urkunde und einem Eintrag ins Familienstammbuch nun noch entgegenstehen sollte. Es ist wichtiger, festzustellen, dass Drillinge und nicht Zwillinge oder Einlinge geboren wurden, anstatt durch übermäßige Bewertung von 10 Gramm Geburtsgewicht die Bundesstatistik unfreiwillig zu verfälschen. Die Geburtsgewichte gehören sowieso in keine Urkunde hinein. Dem Gesetzgeber kommt es sicherlich nicht auf die paar Gramm Gewicht an. Aber er *muss* irgendwo ein Limit setzen!" Soweit mir bekannt wurde, hat diese Antwort immer die gewünschte Wirkung erzielt.

Platz für die Kinder im Grenzbereich

Nicht nur die Beurkundungen im Standesamt sind besondere Überlegungen wert. Auch das Bestattungsgesetz wirft nach einer sehr frühen Geburt schwerwiegende Fragen und Entscheidungen für Mehrlingseltern auf: Was soll mit den Kleinen geschehen, die nicht überlebt haben, wenn sie unter der Grenze von 500 Gramm geboren wurden? Die Eltern sind - laut Gesetz - nur für ihre Kinder über 500 Gramm verantwortlich. Für diese haben sie sogar Bestattungspflicht. Dagegen ist für ihre Kinder unter der 500-Gramm-Grenze die Klinik zuständig. Welche Maßnahmen dort getroffen werden, ist von Klinik zu Klinik verschieden. Wenn du es wissen willst - frage nach!

Entscheidungsfreiheit

Die meisten Eltern möchten selbst entscheiden, was mit ihren toten Kindern im Grenzbereich geschehen soll. Die Eltern-Selbsthilfe 'Initiative Regenbogen' setzt sich sehr für diese Entscheidungsfreiheit beim Gesetzgeber ein. Aber es wird noch eine Weile dauern, bis es zur Gesetzesverbesserung kommt. Bis in jeder Klinik selbstverständlich nach dem Willen der Eltern von Kindern im Grenzbereich gefragt wird, müssen sie selbst aufpassen und die eigenen Wünsche beizeiten anmelden. Die meisten Kliniken gehen heute rücksichtsvoll auf die Wünsche der Eltern ein.

Immer mehr Eltern wollen ihre Kleinen unter der 500-Gramm-Grenze nicht der Klinik überlassen, sondern im Familiengrab beisetzen. Es gibt inzwischen viele Hebammen, Schwestern, Ärzte und Seelsorger, die dafür Verständnis haben. Notfalls helfen sie sogar, gegen geltende Bestimmungen anzukommen. Denn in jedem Bundesland Deutschlands, oft in jeder Stadt gibt es andere Verordnungen zur allgemeinen Bestattungspflicht. Es ist ein schlimmer Gesetzesdschungel, in dem sich Eltern allein kaum noch zurechtfinden können.

Aber auch positive Entwicklungen zeigen sich: In Darmstadt und anderen Städten sind friedliche, schöne Flecken für 'Kinder im Grenzbereich' auf Friedhöfen eingerichtet worden. Hier kann jedes Elternpaar für Allerkleinste winzige Gräber auf einem besonderen Kinderplatz preiswert erwerben. Die Klinikseelsorge bietet dazu Gesprächsmöglichkeiten, Trauerbegleitung, Erinnerungsgottesdienste, Kontakte zu Selbsthilfegruppen und anderes an.

Frage in deiner Klinik nach solchen Angeboten! Stelle deine Fragen den Seelsorgern - unabhängig von der Konfession - und unabhängig davon, ob du dich zugehörig fühlst oder nicht! Hier geht es um das allgemein Menschliche!

➤ *Weitere Informationen gibt die 'Initiative Regenbogen', Adresse im Service-Teil. Tipp zum Lesen: Hannah Lothrop: Gute Hoffnung - jähes Ende. Das Begleitbuch für Eltern, die ihr Baby verlieren, Kösel-Verlag.*

Mütter erinnern sich an ihre Kinder:

Jedes Leben ist in der Tat
ein Geschenk
Egal wie kurz
aufgehoben,
Egal wie zerbrechlich
Jedes Leben ist ein Geschenk
Welches für immer
In unseren Herzen weiterleben wird
Sandra Gould im Buch von Hannah Lothrop

Nichts geht verloren,
kein Molekül, kein Atom,
wie viel mehr bist du
mein Kind, wie wir.
Ich will es glauben.
Ach, mein Kind.
Christiane Eggers-Faschon (Klinikseelsorge Darmstadt)

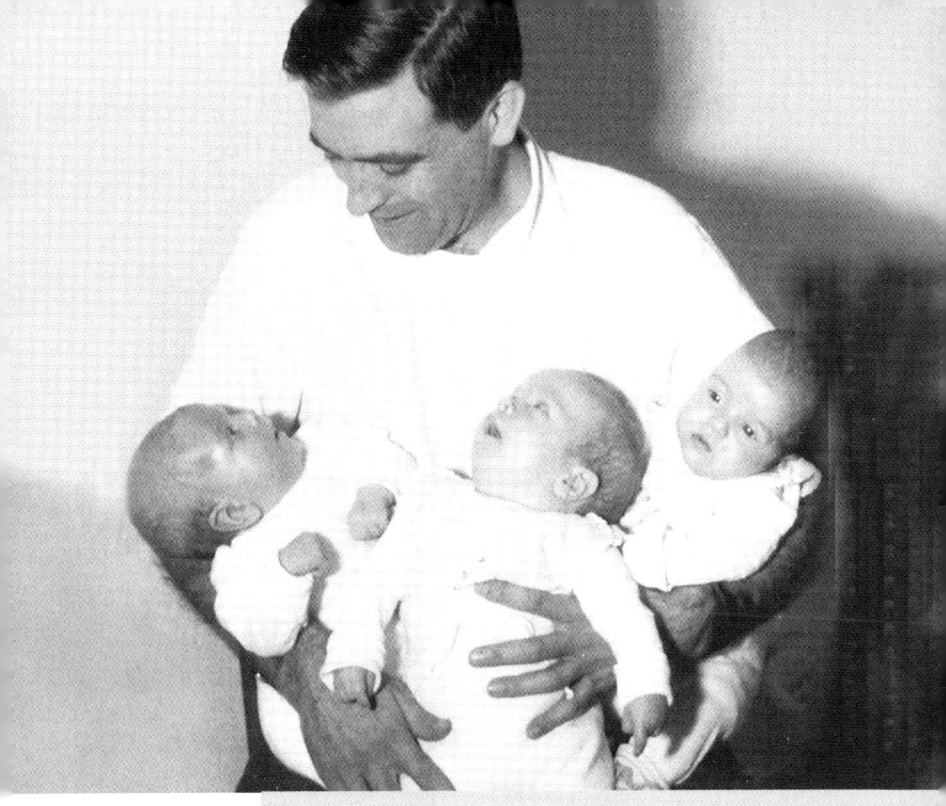

Der Alltag
zu Hause

Stillen oder Flaschenfütterung?

Über den einzigartigen Wert der Muttermilch berichtet das Kapitel „Muttermilch für Mehrlingsfrühchen". Dort geht es auch um die Erfahrungen der Mütter mit dem Abpumpen der Milch für ihre Babys in der Klinik. Jetzt ist die große Frage, wie viel Stillen der Mehrlingskinder *zu Hause* möglich ist, oder ob du dich eher für das Füttern mit der Flasche entscheidest.

Immer mehr Frauen stillen ihre Drillinge
Je nach Reife- und Gesundheitszustand der Neugeborenen und nach Einstellung der Kinderärzte wird das Stillen von Frühchen heute auf Säuglings-Intensivstationen trainiert. Von diesen Erfahrungen hängt es zum Teil ab, wie es später mit dem Stillen zu Hause klappt. Ganz entscheidend für die Milchproduktion ist die äußere und innere Ruhe der Mutter. Diese muss durch Arbeitsentlastung geschaffen werden. Sie hängt aber auch sehr stark vom Naturell der Frau ab. Es gibt Mütter, die 'die Ruhe weg' haben. Sie können mitten im Chaos sitzen und stillen - und ihre Milch bildet sich immer wieder nach. Das ist aber eher die Ausnahme. Die meisten Frauen einer befragten Mütterorganisation (Pomba*) stillten ihre Drillinge mit oder ohne Zufütterung drei bis fünf Monate lang. Danach fühl-

ten sie sich nicht länger imstande, genug Milch für die wachsenden Babys zu produzieren - oder den Arbeitsaufwand der doppelten Fütterung (Stillen + Zufüttern) durchzuhalten. Manche Mütter waren schon glücklich, ausreichend Brust-Milch abliefern zu können, während ihre Kleinen im Krankenhaus lagen. Sie empfanden das Stillen zu Hause bei gleichzeitiger Versorgung der ganzen Familie als sehr belastend und hörten bald damit auf. Umso erstaunlicher und bewundernswerter ist es, wie viele Mehrlingsmütter die Energie und Ausdauer aufbringen, ihre Drillinge über sechs Monate zu stillen. Manche Frauen schaffen es sogar ein Jahr und länger. Eine Mutter schreibt, dass einer ihrer Drillinge noch mit 14 Monaten an ihrer Brust trank, während sich die beiden anderen vorher von der Brust 'verabschiedeten'.

Was spricht für das Stillen?

Außer den bekannten Vorzügen der Muttermilch gibt es noch folgende Pluspunkte für das Stillen: Die optimale Rückbildung der Gebärmutter. Sogar die Brust soll auf Dauer wieder straffer werden. Ein riesiger Vorteil: Eine voll stillende Mutter hat ihre ‚Molkerei‘ stets griffbereit mit richtiger Temperatur und keimfrei bei sich. Last not least: Muttermilch ist die billigste Nahrung.

Eine ganz andere Unabhängigkeit

Mit voll funktionierender Stillfähigkeit bist du grundsätzlich mobil. Du kannst mit deinen Kindern mit großem Auto auf Reisen gehen. Du bist frei von umständlicher Flaschenwirtschaft mit abgekochtem Wasser, Pulvermilch, Erwärmung und Flaschensterilisation. Eine Schausteller-Familie mit Drillingen hat es mir vorgemacht! Es funktionierte hervorragend. Allerdings hatte die junge Frau auch die Einstellung und innere Ruhe dazu. Eine andere Familie berichtete zufrieden von ihrer erfolgreichen Camping-Tour nach Spanien mit voll gestillten Drillingsbabys. Ich konnte nur staunen.

Drillingsmütter über ihre unterschiedlichen Erfahrungen mit Brust und Flasche

■ *Mutter von Drillingen, die das Stillen nur empfehlen kann:*

„Im Alter von etwa vier Monaten habe ich pro Mahlzeit nur noch ein Kind angelegt und zwei mit der Flasche gefüttert. Der Wechsel von Flasche auf Brust und umgekehrt war für die Kinder kein Problem. Bis zu einem halben Jahr habe ich die Milchmenge schrittweise so weit reduziert, dass ich abstillen konnte. Ich kann allen Drillingsmüttern nur empfehlen, wenigstens eine kurze Zeit zu stillen. Ich bin überzeugt, dass durch die Muttermilch unsere Drillinge so prächtig gediehen. Die ersten drei Monate vor allem waren hart - aber es hat sich gelohnt." *(H.S.-R., ABC-Rep.31)*

■ *Mutter von zweijährigem Sohn und Drillingen stillte über sechs Monate und rät anderen, solch wunderbare Erfahrung des Stillens zu machen:*
„Meistens haben die Babys nacheinander Hunger, so dass ich eines nach dem anderen stille. Wenn mal zwei gleichzeitig weinen, muss halt das eine etwas warten. Es klappt recht gut, auch nachts. Die Babys schlafen direkt neben meinem Bett, so dass ich nachts nur das, das gerade weint, zu mir zum Stillen nehme und sofort weiterschlafen kann. Weint dann das nächste, so tausche ich die Babys einfach aus. Dadurch wird meine Nachtruhe kaum und die meines Mannes gar nicht beeinträchtigt. Wenn ich mir vorstelle, ich müsste nachts aufstehen und Fläschchen wärmen, so packt mich das nackte Entsetzen. Überhaupt das Hantieren mit Flaschen, Saugern, Sterilisatoren - das wäre nichts für mich. Das Stillen ist so einfach - und billig. Sogar die Milchpumpe habe ich zu Hause nie mehr gebraucht. Jetzt sind meine Drei sechs Monate alt. Sie haben sich prächtig entwickelt - und bis jetzt habe ich sie voll gestillt. Jeder werdenden Mutter möchte ich raten, alles daranzusetzen, um sich und ihren Kindern die wunderbare Erfahrung des Stillens und Gestilltwerdens zu ermöglichen. Auch durch Kaiserschnitt, Intensivversorgung der Babys in Brutkästen sollte sich keine Frau entmutigen lassen. Es lohnt sich, in der schwierigen Anfangszeit eisernen Willen und Durchhaltevermögen aufzubringen."
(M.G., ABC-Report 26)

■ *Eine Sechs-Kinder-Mutter war traurig, infolge des Stresses nach neun Monaten Stillen keine Milch mehr zu haben:*
„Nach sechs Wochen durften zwei meiner Kinder nach Hause, acht Tage später das dritte. Mit den beiden ersten spielte sich das Stillen und das Muttermilch-Nachfüttern aus Flaschen ganz gut ein. Bald

bevorzugten sie immer die Brust und nahmen Milch aus Flaschen nur mit gutem Zureden von anderen Helfern an, wenn ich mal weg war. Das dritte, später nach Hause gekommene Kind, trank von Anfang an schlecht aus der Flasche und an der Brust - und das blieb so. Dieser Junge, der insgesamt wesentlich weniger Muttermilch als die anderen Kinder bekam, ist jetzt der Leichteste und mit Abstand der Anfälligste für Infektionen von meinen Dreien. Infolge des Stresses ging meine Milch rapide zurück. Nach knapp neun Monaten war endgültig Schluss mit dem Stillen. Ich war sehr traurig darüber." *(F.J., ABC-Report 28)*

▇ *Eine Fünf-Kinder-Mutter fütterte Muttermilch mit der Flasche und hat tolle Tipps:*
„Als unsere Kinder nach drei Wochen zusammen aus der Klinik entlassen wurden, hatten sie sich bereits so sehr an die Flaschenfütterung mit abgepumpter Muttermilch gewöhnt, dass ich es dabei beließ. Das hatte zwei Vorteile: Ich wusste genau, was jedes Kind getrunken hatte. Und: Mein Mann konnte mir abends, nachts und am Wochenende beim Füttern helfen. Da ich nur acht Wochen lang Hilfe hatte, war die Arbeitsbelastung für mich mit vier Wickelkindern enorm. (Eines meiner Einzelkinder war erst eineinhalb Jahre alt.) Meine Milch wurde rasch immer weniger. Deshalb stellte ich das Abpumpen nach insgesamt vier Monaten ein.
Ein Tipp für andere Drillingsmütter: Zwei aufziehbare Babyschaukeln lohnen sich anzuschaffen. Wenn unser Trio zum gleichen Zeitpunkt Hunger hatte, fürchterlich schrie und ich allein war, dann legte ich zwei Kinder in die Schaukeln. 15 Minuten schwingen die Schaukeln. Dort vergaßen die Kleinen erst einmal ihren Hunger. Nun konnte ich das dritte Kind mit Ruhe und stressfrei füttern, streicheln und knuddeln, wie das bei einem einzelnen Kind selbstverständlich ist." *(U.H., ABC-Report 42)*

▇ *Eine Drillingsmutter mit sechsjährigem Sohn 1926. Nach spontaner Entbindung rettet sie ihre Kleinsten durch Stillen:.*
Die Mutter der berühmten Elisabeth Kübler-Ross stillte ihre Drillinge neun Monate lang voll zu Hause: alle drei Stunden - rund um die Uhr - Tag und Nacht. Dadurch überlebten Erika und Elisabeth, was 1926 ein seltenes Ereignis war. Die beiden hatten

bei der Geburt nur je 1000 Gramm gewogen. Das dritte Baby Eva - mit 3000 Gramm geboren - war von Anfang an stabil. Von einem Brutkasten ist in der Biografie der 'Elisabeth Kübler-Ross' (von Derek Gill*) keine Rede.

■ *Drillingsmutter, Ärztin, mit zweijährigem Sohn:*
„Für mich war es gut, in den ersten Wochen die Kinder in der Klinik mit Muttermilch zu füttern. So konnte ich etwas für sie tun. Aber als unsere Drillinge zu Hause waren, kam meine Produktion in all dem Stress nicht mehr schnell genug nach. Mit dem Stillen ging es bergab. Ich musste immer mehr Fertignahrung zufüttern und bald zwei Kinder nach und nach abstillen. Nur ein Kind kam bis in den vierten Monat hinein in den Genuss von Mamis Eigenmarke. Die Kinder länger zu stillen, wäre körperlich und nervlich über meine Kraft gegangen."

■ *Drillingsmutter sagt: Die Nachfrage regelt den Nachschub.*
„Es ist wirklich so, dass sich das Angebot nach der Nachfrage richtet. Jeder Milliliter, den das Baby nicht von der Mutter trinkt, sondern als Fertignahrung aus dem Fläschchen, senkt die Milchproduktion. Häufiges Anlegen ist das richtige Mittel, um automatisch wieder mehr Milch zu produzieren."

Wie Mütter ihre Drillinge gleichzeitig 'und' nacheinander stillen oder füttern

Die meisten Frauen stillen oder füttern tagsüber nach einem rotierenden Zeitplan, wie es eine Drillingsmutter im Folgenden schildert. Nachts dagegen ziehen viele Frauen das Nach-Bedarf-Füttern vor. Ein Patentrezept gibt es nicht.

„Tagsüber stillte ich meine Drei meistens nacheinander. Genau genommen heißt das: Ich stillte zwei Babys gleichzeitig in der Zwillingshaltung - und fütterte das dritte im Arm mit der Flasche hinterher. Das sah dann so aus:

1. Fütterung am Tage: Linke Brust, Baby A - rechte Brust, Baby B - Flasche, Baby C

2. Fütterung: Linke Brust, Baby C - rechte Brust, Baby A - Flasche, Baby B

3. Fütterung: Linke Brust, Baby B - rechte Brust, Baby C - Flasche, Baby A
4. Fütterung wie die erste, usw. über den ganzen Tag."

Die Zwillingshaltung

Damit sind die Positionen gemeint, mit denen du zwei Kinder gleichzeitig stillen kannst.
Position A: Das erste Baby liegt vor dir (wie ein Einzelkind) - mit dem Gesicht an der linken Brust. Körper und Beine liegen rechts vor dir. Das zweite Baby liegt in gleicher Weise mit dem Gesicht an der rechten Brust - mit Körper und Beinchen links. Die Kleinen liegen also 'über Kreuz'. Damit es nicht drückt, schiebe ein leichtes Kissen zwischen die Körper der Kinder.
Position B: Lege zwei Babys schräg vor dich. Alle vier Beinchen ragen nach links oder nach rechts. Jedes Kind fasst eine Brust. Ein Kissen zwischen den Kleinen schützt sie vor Druck.
Position C: Du 'klemmst' unter jeden Arm ein Baby, so dass jedes Kind an eine Brust heran kommt. Ihre Körper und Beine ragen auf deine Rückseite. Stütze die Kinder und deine Arme mit Kissen ab.
Es gibt keine Idealstellung. Du musst die beste für dich ausprobieren!

Eine Mutter schreibt zur Technik der Zwillingshaltung: „Als meine ersten beiden Babys zu Hause waren, stillte ich sie immer gleichzeitig in der 'Zwillingshaltung'. Für mein drittes Kind, das länger in der Klinik bleiben musste, pumpte ich regelmäßig so viel Milch ab, dass ich sogar noch Milch auf Vorrat einfrieren konnte. Als unser Drittes dann nach Hause kam, behielt ich die Flaschenfütterung mit Muttermilch bei. Dazu legte ich das Kind gleichzeitig auf meine Knie, während die anderen beiden wie gewohnt in der Zwillingshaltung an der Brust saugten. Das ging sehr gut. Bald klappte es auch mit dem Platzwechsel (bei der nächsten Mahlzeit) an Brust und Flasche..."

Saugverwirrung nach Sondenernährung

Oft berichten Mütter, dass ihre Drillinge zu Hause die Brust verweigern, wenn sie wochenlang in der Klinik mit der Sonde oder der Flasche ernährt wurden. Die Mütter probieren dann, ihre Babys an der Brust zu liebkosen und dabei geduldig Milch in die Mündchen zu pressen. Die Kleinen sollen lernen, die Brust mit der Milchnahrung zu assoziieren - zu verbinden.

Eine Mutter schreibt dazu: „Als meine Kinder mit vier Wochen nach Hause kamen, hatte meine Tochter zunächst eine Saugverwirrung. Sie wollte nicht mehr an der Brust trinken, obwohl sie es im Krankenhaus schon getan hatte. Aber mit sehr viel Geduld und häufigem Anlegen klappte es schließlich. Sie wurde sogar mein saugstärkstes Stillkind."

Wie merke ich, ob meine Babys beim Stillen genug Milch bekommen?

Wenn deine Kleinen einen gesunden Gesamteindruck machen, genügt es, sie einmal pro Woche zu wiegen. Frage deinen Kinderarzt, wie viel das einzelne Kind etwa zunehmen soll. Die Babys vor und nach jedem Stillen zu wiegen, würde dich 'verrückt' machen. Einen guten Anhaltspunkt für eine ausreichende Trinkmenge liefern die Windeln: Pro Tag sollte ein Baby zwischen sechs und acht gut und hell durchnässte Windeln haben.

Nicht alle Frauen können stillen

Das bestätigt Professor Largo, Frühgeborenen-Spezialist in Zürich: „Es gibt äußere Umstände wie Frühgeburt, Krankheit des Kindes oder der Mutter, die ein Stillen unmöglich machen. Mindestens zehn Prozent aller Frauen können nicht stillen. Für diese Frauen wird der Anspruch 'Jede Mutter kann stillen' zum psychischen Terror. Sie entwickeln ihrem Kind gegenüber Schuldgefühle. Sie fühlen sich als Versager und werden von der Angst geplagt, dass ihr 'Unvermögen' dem Kind einen erfolgreichen Start ins Leben verwehrt."

Frauen sollten sich nicht zu sehr unter Druck setzen mit dem selbst gegebenen Befehl: „Ich will und muss das Stillen schaffen!" Viele Mütter haben ausprobiert, dass es dann gerade nicht klappt.

Stillen als Voraussetzung für eine gute Mutter-Kind-Beziehung?
Es ist eine wunderbare, aber *nicht die einzige* Möglichkeit für den Aufbau einer guten Mutter-Kind-Beziehung. Dies bestätigen meine eigenen Erfahrungen mit meinen sechs Kindern, die viel mehr Flasche als Brust bekamen, ebenso meine lebenslange gute Beziehung zu meiner Mutter. Auch kenne ich viele ehemalige Frühchen, die lange Zeit in der Klinik fern von der Brust ihrer Mutter zubringen mussten. Sie entwickelten trotzdem gute Beziehungen zu ihren Müttern. Ich halte es wiederum mit Professor Largo. Aus seinem Buch 'Babyjahre' (1995)* zitiere ich: „Stillen ist für Kind und Mutter erstrebenswert, ist aber nicht die einzige Möglichkeit, einen Säugling zu ernähren. Ein Kind kann auch mit der Milchflasche.... ernährt werden. Zwischen Mutter und Kind kann dabei eine genauso tiefe Beziehung entstehen wie beim Stillen. Es gibt keine Studie, die überzeugend belegen würde, dass Kinder, die mit der Flasche ernährt werden, sich.... in ihrer Beziehungsfähigkeit von gestillten Kindern unterscheiden." Weiter zitiere ich aus Largos nächstem Buch 'Kinderjahre' (2001)*, weil die Erkenntnisse so wichtig sind:

„Auch mit Flaschenfütterung kannst du deinen Kindern die Gefühle der Geborgenheit und Zuwendung vermitteln. Es ist nicht die mütterliche Brust, wie aus psychoanalytischer Sicht angenommen wurde, die dem Kind ein Gefühl von Geborgenheit und Zuwendung gibt. Dieses Gefühl vermitteln vielmehr Körperkontakt, rhythmisches Schaukeln, Streicheln, Körperwärme und Körpergeruch sowie die Verfügbarkeit und Verlässlichkeit der Bezugsperson, wenn das Kind ein Bedürfnis befriedigt haben möchte oder nach Zuwendung und Schutz verlangt."

Der Wunsch nach Hilfe & Unabhängigkeit
Die Entscheidung für Flaschenfütterung - gegen das Stillen - entstammt oft dem Wunsch nach Hilfe und Unabhängigkeit. Eine Mutter drückt es so aus: „Ich möchte, dass mein Mann mir beim Füttern hilft - oder die Oma und meine Freundinnen. Ich möchte auch mal weggehen und meinen Helfern sagen können: Im Kühlschrank stehen die fertigen Flaschen. Oder ich zeige meinem

Mann, wie die Fertignahrung zubereitet wird. Er ist dann viel mehr als Vater engagiert, als wenn die Kinder nur an meiner Brust hängen. Ich fühle mich dann einfach unabhängiger." Diese Gründe stehen den Vorteilen und der 'ganz anderen Unabhängigkeit' des Stillens gegenüber.

Die Flaschenfütterung

Wenn du mit *Babymilch aus Milchpulver* füttern willst, lass dich von deinem Kinderarzt beraten. Wie du aus den Mütterberichten ersehen kannst, werden manche Drillinge auch mit Muttermilch aus der Flasche gefüttert. Auf diese Weise kann der Partner gleichfalls die kostbaren Immunstoffe und andere unnachahmliche Bestandteile der Muttermilch den Kindern zukommen lassen!

Muttermilch in Flaschen

Deine abgepumpte Muttermilch hält sich in Plastikfläschchen im Kühlschrank mindestens 24 Stunden, im Tiefkühlfach zwei Wochen, im Gefrierfach bei minus 18 Grad bis zu zwei Jahren. Sie sollte vor dem Einfrieren im Kühlschrank auf ca. 4 Grad vorgekühlt werden. Friere unterschiedlich große Portionen ein, besonders auch kleine zum eventuellen Nachfüttern. Vergiss nicht, das Datum aufzukleben.

> Tipp: Friere zusätzlich Muttermilch in einer Eiswürfelschale ein. Sammle die gefrorenen Würfel in einem Gefrierbeutel, dem du jederzeit kleinste Portionen entnehmen kannst.

Einmal aufgetaute Milch muss schnell verbraucht werden. Das Aufwärmen soll langsam im Wasserbad geschehen, *nicht* in der Mikrowelle! Sonst gehen wertvolle Inhaltsstoffe verloren - und Eiweißstoffe verändern sich.

Die Reinigung der Glasflaschen

In der Spülmaschine ist sie nur dann zu vertreten, wenn die Maschine supersauber ist und die Flaschen vom schmutzigen Geschirr getrennt werden. Essensreste könnten sonst in den Flaschen kleben bleiben. Vor allem benutze keinerlei chemische Reinigungsmittel und keine der angepriesenen Desinfektionsbäder für Babyflaschen und Sauger! Niemand kann die Harmlosigkeit der Mittel wirklich beweisen! Die Folgen der Chemie siehst du vielleicht erst in vielen Jahren.

Das Beste, garantiert Gefahrlose ist immer noch die Handreinigung der Flaschen und Sauger eventuell mit etwas Kochsalz. Sterilisiere sie in einem großen Topf mit klarem Wasser ohne chemische Zusätze, besser noch im Dampftopf (Schnellkochtopf) auf dem Herd: Flaschen mit der Öffnung nach unten einlegen, 10-12 cm Wasser rasch aufkochen lassen, dann abschalten.

Bezeichne deine Flaschen!
Tue es mit A,B,C, wenn die Babys unterschiedliche Mengen trinken oder unterschiedliche Milchkonzentrationen brauchen. Manchmal muss ein Medikament für ein Baby hinzugefügt werden. Klebe eine Liste an den Kühlschrank mit den Namen der Babys und dem zugehörigen Buchstaben. Die Beschilderung der Flaschen kann auch mit buntem Nagellack erfolgen.

Einzel- oder Gruppenfütterung?
Die Einzelfütterung
Gefühle der Geborgenheit und Zuwendung kannst du deinen Kindern auch geben, wenn du sie im Arm mit der Flasche einzeln fütterst. Aber deine Zeit und deine Kräfte werden für die 'Einzelmethode' nur reichen, wenn du tatkräftig unterstützt wirst. Das kann unter Umständen viel 'Pflegerwechsel' bedeuten, je nachdem, wen du zum Helfen bekommst. Zu viel Pflegerwechsel ist nicht gut. Nach meiner Beobachtung unterscheiden Babys schon sehr früh ein vertrautes Gesicht von einem unvertrauten. Ich merkte es, wenn eines meiner Babys die Flasche bei einer Helferin absolut verweigerte. Kaum versuchte ich zu füttern, trank das gleiche Kind ganz flott, immer mit den Augen auf mich gerichtet. Was tun? Eine Notlösung ist, Helfer zu engagieren, die sich immer wieder mit dem gleichen Kind beschäftigen, sich mit ihm anfreunden und dieses dann füttern. Zwei bis drei 'Bezugspersonen' sind für ein Baby angeblich nicht zu viel. Das Einzelnfüttern hat einen großen Vorteil, der sich besonders in der Nacht auswirkt: Die Babys

schreien nicht mehr alle auf einmal, sondern mit deutlichen
Abständen nacheinander. Das hat nichts mit 'Erziehung zum
Warten' zu tun, sondern der Hunger hat die Kinder nach ein paar
Übungstagen an die versetzten Zeiten gewöhnt. Es gibt also nie
solch ein nervenaufreibendes Hungergeschrei wie vor
Gruppenfütterungen. Ein Beispiel: Ich schlief während der
Nachtschichten in unserem Babyzimmer auf einer Matratze. Sowie
das erste Kind nur 'knuckerte' (bevor das richtige Geschrei begann)
war ich wach und fing mit dem Fläschchenwärmen an... Ich war
gerade fertig mit dem Baby, als das zweite zu 'knuckern' anfing.
Inzwischen war dessen Fläschchen schon warm, und ich konnte
ganz ruhig weiterfüttern. So ging es fort, ähnlich wie es die stillende Mutter auf S. 196 darstellt.

Die Gruppenfütterung

Vielen Drillingsmüttern bleibt nichts anderes übrig, als ihre Babys
zusammen zu füttern, weil sie gar keine Hilfe haben. Gern legen sie
dazu ihre Kleinen in drei Babywippen vor sich. Dann bauen sie aus
Kissen oder Zudecken für jedes Kind eine Art Halterung und basteln die Flaschen da hinein. Der Fantasie sind keine Grenzen gesetzt. Manche Mütter benutzen Kuscheltiere, damit die Flaschen
nicht von den Decken abrutschen. Dann hocken die Mütter wie
Dompteure vor ihren Babys und halten oder lenken die eine oder
andere Flasche... Nachher beim Bäuerchen müssen zwei Babys
dann doch warten...
Der Vorteil der Gruppenfütterung ist die große Zeitersparnis. Der
hörbare Nachteil ist das dreifache Geschrei vor jeder Mahlzeit. Die
Mütter sollten sich aber nicht übertriebene Sorgen machen, dass
ihre Kleinen mangels Einzelfütterung zu wenig Zuwendung bekämen. Sie müssen einfach jede andere Gelegenheit beim Schopf
packen, um ihren Kleinen emotional Geborgenheitsgefühle zu vermitteln.

Zusammenfassung

■ *Für alle Fütterungsarten brauchen die Mütter von frühgeborenen Drillingen sehr viel Zeit.*
Ob die Drillingsbabys gestillt werden, ob Muttermilch oder Pulver-Fertigmilch aus Flaschen - oder eine Kombination von allem gefüttert wird: In den ersten Wochen kann eine Fütterung von drei Frühgeborenen mit Nahrungsvorbereitung, Bäuerchen (Aufstoßen) und Windelwechsel bis zu drei Stunden dauern. Bei sechs Mahlzeiten sollten deshalb anfangs 18 Stunden täglich für die Versorgung der Drillinge vorgesehen werden. Dieser Zeitbedarf wird weniger, wenn die Babys heranwachsen.

■ Nur mit stabiler Gesundheit und 'Nerven wie Drahtseile' können Mehrlingsmütter ihre große Aufgabe zufriedenstellend bewältigen.

■ Sie brauchen in jedem Fall Hilfe, die sie von allen Hausarbeiten entlastet.

■ Für die älteren Kinder ist eine Bezugsperson in Vertretung für die Mutter außerordentlich wichtig.

■ Ein ärztliches Attest ist notwendig, um die Finanzierung von Hilfe durch Krankenkasse und Jugendamt überhaupt zu beantragen.

■ Ohne Finanzierung einer Haushaltshilfe oder Familienpflegerin über einen längeren Zeitraum ist für viele Drillingsmütter das Durchhalten ihrer Stillbemühungen nicht möglich.

Nach Zeitplan 'und' Bedarf

Die Kombination

Auch in einem straff durchorganisierten Haushalt geht es nicht ohne ergänzende 'Versorgung nach Bedarf' zwischendurch. Es wäre sonst zu schlimm für Einzelgeschwister, wenn jede spontane Handlung durch das Dasein der Drillinge abgewürgt würde. Nach Zeitplan *und* Bedarf zu handeln (auch beim Stillen) funktioniert aber nur, wenn die ganze Familie, Freunde und Helfer mitmachen. Wer das Glück hat, von solch netten Leuten umgeben zu sein, kann sich ruhig auf die Kombination von 'Zeitplan und Bedarf' einlassen. Viele Drillingsmütter haben ihren eigenen Stil dabei entwickelt und die Vorteile der 'Bedarfshandlungen' (zum Beispiel beim Stillen) herausgefunden.

➤ *Siehe Kapitel „Stillen oder Flaschenfütterung?" (S.194)*

Beispiel einer Mutter mit Zwillingen und Drillingen:
„Ich wollte keinen starren Zeitplan - außer für die Fütterungszeiten und die morgendliche Hausarbeit. Dafür hatte ich die Hausarbeiten aufgelistet, die einmal in der Woche getan werden sollten und heftete das Blatt an den Kühlschrank. Was getan war, wurde durchgestrichen. Wir führten auch ein Verzeichnis der wesentlichen Le-

bensmittel, in das jeder Helfer eintragen musste, wenn etwas zur Neige ging. Das ersparte mir das Nachdenken darüber, was gebraucht wurde. Es ermöglichte meinem Ehemann oder einem Helfer, rasch an meiner Stelle einzukaufen. Ich hatte die Formulare schon vor der Geburt der Babys entworfen und fotokopiert. Eine gute Organisation war für mich sehr wichtig, denn wir hatten schon Zwillingssöhne im Alter von zwei Jahren, als die Drillinge geboren wurden."

Stillen nach Bedarf

Es ist wichtig zu wissen, dass sich auch bei dieser Fütterungsart verhältnismäßig schnell ein Rhythmus einpendelt. In den ersten Lebenswochen bedeutet es in der Regel, zehn bis zwölf Mal innerhalb 24 Stunden zu stillen, im Schnitt also alle zwei Stunden. Dies erscheint bei Drillingen unmöglich. Die Praxis zeigt aber, dass es Frauen gibt, die tatsächlich rund um die Uhr ihre Drillinge stillen und zufrieden dabei sind. Es hängt sehr von der gesamten Verfassung der Mutter, von der Familiengröße und Unterstützung der Mutter (durch den Ehepartner) ab.

Auch spielt es eine große Rolle, ob die Mutter ihre Drillinge zusammen oder im versetzten Rhythmus einzeln stillt. Nach einiger Zeit melden sich die Kinder regelmäßig etwa alle drei Stunden, individuelle Unterschiede inbegriffen. Die Zeitspannen werden allmählich immer länger.

Leben mit dem Zeitplan

Die meisten Mütter von Drillingen und Vierlingen können sich nicht vorstellen, wie man die Versorgung mehrerer Babys und eines Haushalts ohne Einhaltung eines genauen Zeitplanes schaffen kann. Das gilt noch mehr für Mütter, die zusätzlich Kindergarten- und Schulkinder - oder besondere Pflege- und Förderkinder zu betreuen haben.

➤ *Siehe Kapitel „Pflegeleichte Sorgen- und Förderkinder" (S. 262)*

Verwandte, Besucher und Helfer haben sich nach dem Zeitplan zu richten. Sie haben anzufassen und zu helfen, wenn sie zur Haustür hereinkommen. Bei uns zu Hause ging es gar nicht anders mit sechs Kindern. Wer es nicht glaubte, dem wurde es freundlich klar gemacht.

Manche Mütter hängen ihren Zeitplan sichtbar auf. Wer kommt, weiß sogleich, was 'dran' ist - und was von ihm erwartet wird.

Hier stelle ich unterschiedliche Beispiele von Müttern als Anregung für deine eigene Zeit- und Arbeitseinteilung vor.

Beispiel 1
Zeitplan einer Mutter mit 2 Kindergartenkindern und Drillingen:

■ *5 Uhr*: Flaschen-Fütterung, Windeln der Babys, Aufräumen.

■ *7 Uhr*: Der Ehemann weckt die älteren Kinder und kümmert sich um das Frühstück. Er nimmt die Kinder auf seinem Weg zur Arbeit mit zur Kindertagesstätte. Diese ist den Kindern schon lange vertraut, sie fühlen sich nicht abgeschoben! Ich dusche, während mein Mann noch da ist - und frühstücke später, wenn die Babys wach sind.

■ *8-9 Uhr*: Die Haushaltshilfe kommt, die Babys werden gefüttert und gewickelt (In den ersten zwei Wochen kam die Haushaltshilfe ganztägig jeden Tag, danach für ein paar Stunden am Tag). Ich finde, die meiste Hilfe ist nötig zwischen 8 und 12 Uhr und von 16 bis 19 Uhr.

■ *9-12 Uhr*: Die Haushaltshilfe und ich spielen ein wenig mit den Babys, bis sie in ihren Vormittagsschlaf fallen. Wir beginnen mit der Wäsche und machen einige Hausarbeiten nach unserer Liste, die an der Wand hängt. Dann werden die Babys gebadet.

■ *12-13 Uhr*: Die Babys schlafen wieder, jetzt können wir Mittagessen kochen. Für mehrere Monate ist dies die einzige Zeit am Tage, in der ich mich hinsetzen und in Ruhe essen kann.

■ *13-16 Uhr*: Füttern der Babys, Wäsche fertig machen, bevor die Haushaltshilfe um 16 Uhr geht. Ehe sie geht, beginnt sie mit der Vorbereitung des Abendessens.

Die Nachmittagsfütterung besorge ich allein und schlafe dann mit den Babys eine Runde. Die Wäsche bleibt bis zum Abend liegen, wenn mein Ehemann sie beenden kann.

▨ *16-18 Uhr*: Mein Mann und die älteren Kinder kommen nach Hause. Mein Mann passt jetzt auf die Babys auf, während ich mit unseren beiden älteren Söhnen spiele und ihnen das Abendbrot gebe. An schlechten Tagen, wenn auch die Babys um diese Zeit gefüttert und gewickelt werden müssen, leben wir in einem völligen Chaos. Ich suchte mir deshalb zwei Schülerinnen, die mir jetzt helfen, das Abendbrot zu machen und die Babys zu betreuen. Ohne sie würde ich überhaupt keine Zeit für meine älteren Söhne haben.

▨ *18-21 Uhr*: Sofort nach der Abendfütterung der Babys lege ich mich hin und schlafe eine Runde. Mein Mann macht währenddessen mit den beiden Jungen einen Spaziergang oder spielt mit ihnen. Dann duscht oder badet er sie und bringt sie zu Bett. (Ich gab meinen Abendschlaf erst auf, als die Babys älter wurden, abends wach blieben und dann die Nacht durch schliefen.)

▨ *21-22 Uhr*: Wir füttern und windeln die Babys zusammen und räumen die Küche auf. (Ich kann keine unaufgeräumte Küche morgens um 5 Uhr sehen.) Wir gehen zu Bett.

Die sechs Nachtstunden zwischen 23 h und 5 h früh wurden während vieler Monate mehrfach durch abwechselndes Weinen oder Schreien der Babys unterbrochen. Besonders heftig war es natürlich, wenn die Kleinen krank waren oder zahnten. Jedes Mal, wenn ich etwas hörte, stand ich auf und schaute nach. Deshalb war mein Tagesschlaf so wichtig, um durchzuhalten.

Beispiel 2
Zeitplan einer Mutter mit Vierlingen und einem älteren Sohn
„Wir engagierten für die Nächte der ersten Monate eine Kinderschwester. Sie übernahm zwei Fütterungen der Babys: die letzte

am Abend und die erste früh am nächsten Morgen, damit wir anderen ruhig schlafen konnten. Die Babybettchen rollten wir für die Nacht ins Wohnzimmer, wo auch die Kinderschwester ihr Bett auf der Liege aufschlug. Zwischen den Fütterungen konnte sie schlafen. Trotzdem war sie diejenige, die sich nachts grundsätzlich um die weinenden Babys kümmerte. Es war eine sehr gute Lösung. Dadurch kam ich zu ca. acht Stunden Schlaf, der nur einmal durch die 4-Uhr-Fütterung unterbrochen wurde. Das Ganze war eine Finanzfrage, weil wir die Kinderschwester aus eigener Tasche bezahlen mussten. Aber - es lohnte sich! Am Tage sah es bei uns so aus:

■ *8 Uhr*: Die Kinderschwester ging und ein freiwilliger Helfer kam, um beim Füttern und Wickeln der Babys zu helfen. (Nach vier Monaten fütterte sie mein Ehemann von 7-8 Uhr). Unser älterer Sohn ging morgens zu Nachbarn.

■ *9-11 Uhr*: Die Babys schliefen

■ *12 Uhr*: Ein Helfer half beim Füttern und Baden

■ *13-16 Uhr*: Eine Haushaltshilfe half beim Aufräumen und bei der Wäsche, während die Babys schliefen.

■ *16 Uhr*: Die Haushaltshilfe half beim Füttern und Wickeln der Babys, dann schliefen sie, während wir aßen und uns mit unserem älteren Sohn beschäftigten.

■ *20 Uhr*: Ein Helfer half beim Füttern und Windeln, und um 22 Uhr war ich im Bett.

■ *23-24 Uhr*: Die Nachtschwester kam, fütterte und wickelte mit einem Helfer die Babys.

■ *4 Uhr*: Ich stand auf, um der Nachtschwester beim Füttern und Windeln der Babys zu helfen. Dann ging ich wieder ins Bett bis 8 Uhr.

Dieser Zeitplan änderte sich, als die Babys mit vier Monaten begannen, feste Nahrung zu essen und die Nacht durchzuschlafen. Freiwillige halfen mir weiter beim Füttern, bis die Vierlinge über ein Jahr alt waren. Die freiwilligen Helfer wurden von einer Dame eingeteilt. Sie kamen alle von der Kirche und von der Gemeinde. Meine Mutter und meine Schwägerinnen halfen mir bei der Wäsche und beim Kinderhüten, wenn ich einkaufen ging. Als die Finanzierung unserer Familienpflege- bzw. Haushaltshilfe endete, fand ich es sehr schwierig, den Haushalt ohne Hilfe aufrecht zu erhalten. Deshalb stellten wir eine Frau zum Putzen ein, die einmal in der Woche kam. An drei Vormittagen in der Woche hatten wir eine Oberschülerin, die ein Praktikum für einen Familien-Studien-Kurs ableistete."

Schlaf für die Mutter
ist lebenswichtig

Das Schlafdefizit

Eine große Schwierigkeit, mit der du zurecht kommen musst, ist das Schlafdefizit. Manche Mütter bekommen in der Anfangszeit mit den Babys zu Hause nur vier Stunden unterbrochenen Nachtschlaf. Andere Mütter berichten von dreimal knapp zwei Stunden Schlaf - mit Unterbrechungen. Je größer das Schlafdefizit, desto nervöser und reizbarer wirst du. Immer schwerer findest du aus dem Teufelskreis heraus: Du kannst kaum noch entspannen, selbst wenn du die Möglichkeit dazu erhältst. Im schlimmsten Fall packt dich das heulende Elend, weil alles zu viel für dich ist. Was tun? Kaffee ist nicht die richtige Lösung.

Helfer haben Verständnis

Sprich mit deinen Helfern! Sie werden verstehen, dass der Schlaf für dich und deine Kinder lebensnotwendig ist, auch, wenn du nicht stillst. Für die Helfer wird es selbstverständlich sein, dass du am Tage nachholst, was dir in der Nacht an Schlaf verloren geht. Also: Nutze jede Gelegenheit zur Ruhe, wenn zuverlässige Leute da sind, um für deine Babys zu sorgen oder die Hausarbeit zu machen. Du solltest kein schlechtes Gewissen haben, wenn du erklärst, dass du dich für eine Stunde oder mehr zurückziehen willst, um zu schlafen. Stelle die Haustürklingel ab und ziehe den Telefonstecker aus der Dose, denn ein Anrufbeantworter stört oft noch durch zu viele Geräusche. Hänge ein großes Schild vor deine Schlafzimmer- und vor deine Haustür, zum Beispiel: „*Mutter und Kinder schlafen! Ab 16 Uhr wieder ansprechbar!*" Während dieser Zeit soll wirklich absolute Ruhe in der Wohnung herrschen. Auch vor der Wohnungstür dürfen keine geräuschvollen Treffen deiner Helfer und Freunde stattfinden.

> Ziehe das Telefonkabel aus dem Stecker, wenn dein knapper Schlaf nicht gestört werden soll! Schalte den Anrufbeantworter nur ein, wenn du bei der Arbeit bist!

Was aber tun, wenn deine größeren Kinder in der Wohnung herumtoben? Dann sieht es schlecht aus mit dem Schlafen. Da gibt es nur eines: Plane täglich eine bestimmte Zeit für deinen Tagesschlaf, während die Kinder ganz sicher bei Freunden, Nachbarn oder Großeltern untergebracht sind. Vielleicht kann auch ein Helfer oder eine Schülerin mit deinem älteren Kind spielen. Das muss jedenfalls organisiert werden, sonst klappt es mit deinem Schlafen nicht.

Wenn du keine Helfer hast

Vielleicht hast du gar keine größeren Kinder, die dich tagsüber brauchen. Wenn du auch keine Helfer hast, die dich bei der Versorgung der Drillinge unterstützen, dann empfehle ich für eine Schlafkur folgendes Rezept: Schaffe dir ein dickes Fell an. (Das war oft meine letzte Rettung.) Kümmere dich ein oder zwei Tage nicht um deinen Haushalt und schließe vor etwaigem Chaos die Augen. Wie oben beschrieben ziehe den Telefonstecker heraus, stelle die Haustürklingel ab und hänge das 'Abwesenheitsschild' vor die Tür. Lege dich zu den Schlafzeiten der Babys hin und schlafe mit ihnen zusammen. Das kann auf einer Matratze im Zimmer der Babys sein, damit du sie zu ihren Fütterzeiten hörst. Oder - wenn euer Schlafzimmer groß genug ist - rollst du die Babybettchen neben dein Bett. Dann kannst du von hier aus die Babys füttern, wann immer sie sich melden. Besonders das Stillen ist auf diese Weise bequem - wie du es in einem Mütterbericht gelesen hast (S. 196). Nach dem Füttern und Wickeln schlaft ihr alle wieder weiter. Du schlägst dabei zwei Fliegen mit einer Klappe: Eine tüchtige Portion Schlaf wird nachgeholt - und das Stillen spielt sich immer besser ein!

Jede Gelegenheit nutzen

Du solltest außerdem lernen, bei jeder Gelegenheit am Tage zu entspannen, indem du die Füße hoch legst oder dich auf den Boden legst. Schon zehn Minuten richtige Entspannung der Muskeln und tiefes Atmen können ein kleines Wunder bewirken und dich etwas erfrischen.

Die Rolle des Vaters im Getriebe

Die wichtigste Person im Team der Helfer bist du, der stolze Vater, Ehemann, Partner. Du bist ein entscheidendes Glied bei der Familienversorgung, nicht allein beim Geldverdienen, sondern ebenso auf praktischer wie auf emotionaler Ebene.

Sicherlich habt ihr längst besprochen, welche Hausarbeit und welche Baby-Pflege du übernehmen kannst. Wie Mütter es lernen mit Babys umzugehen, so lernt ihr Väter das auch. Die Arbeitsplanung mit dir zusammen ist wichtig. Denn auch als außer Haus arbeitender Vater solltest du wissen, was - wann - wo in der Wohnung mit euren Kindern geschieht. Wenn du zu Hause mithilfst, dann muss - wie für jeden Helfer - klar sein, wo jedes Ding hingehört. Alles, was gebraucht wird, soll an seinen Platz zurückgestellt werden. Andernfalls wird euch bald das ewige Suchen im entstehenden Chaos die Zeit stehlen.

Tausend Möglichkeiten zum Helfen

■ Unter tausend Möglichkeiten, bei denen du deiner Partnerin helfen kannst, ist das Füttern, Wickeln und Baden eurer Babys sicherlich das Wichtigste. Deine Belohnung wird eine enge Beziehung zu euren Kindern sein, die sich sehr schnell durch das Betreuen entwickelt.

■ Auch selbständiges Kochen für die Familie ist außerordentlich wichtig und hilfreich. Es ist eine dankbare Aufgabe. 'Selbständig Kochen' heißt ja nicht, dass du in Küchenangelegenheiten keine Fragen stellen darfst.

■ Wenn sich alles eingespielt hat, freut sich deine Frau, wenn du während einer begrenzten Zeit die Betreuung der Babys übernimmst, so dass sie einmal allein 'weg' kann.

■ Ermutige sie, mit dem örtlichen Zwillings- oder Drillingsverein Kontakt aufzunehmen. Es wird ihr sicher Spaß machen, mit anderen 'Leidensgefährtinnen' zusammen zu lachen und zu stöhnen.

■ Nimm hin und wieder an einer Nachtfütterung teil - nicht an jeder. Du darfst im Beruf außer Haus nicht schlafen und deinen Job nicht gefährden! Eine Nachtfütterung kann aber eine wunderschöne Zeit sein, um Gedanken und Gespräche auszutauschen. Die nächtliche Baby-Versorgung geht trotzdem voran.

■ Eine sehr wichtige, vorausschauende Aufgabe ist das Thema 'Sicherheit - Unfallgefahren vorbeugen'. Die Zeit vergeht im Flug - und schon müssen Steckdosen- und Schubladensicherungen, Treppen-, Tür- und Herdgitter angebracht, Regale im Kinderzimmer angedübelt, tausend Dinge weggeräumt (Blumentöpfe, Putzmittel, Medikamente) - und Türklinken hochgestellt sein.
➡ *Siehe Kapitel „Unfälle verhüten - Sicherheit geben" (S. 218)*

■ Du könntest deine Frau an einem Tag am Wochenende länger schlafen lassen, wenn du früh aufstehst und die Babys versorgst. Bringe deiner Frau eine Tasse Tee... Falls ihr 'nur' Drillinge habt, und keine anderen Kinder herumtoben, könnte jetzt ein idealer Zeitpunkt sein für einige Minuten ungestörter Zweisamkeit.

Die Zweisamkeit ist das sensibelste Thema in einer Partnerschaft, in der sich alles nur noch um die Drillinge dreht. Die Durststrecke für das Paar ist lang und intensiv. Die Umstellung von Zweien auf eine fünfköpfige Familie ist riesig. Der häusliche Stress, der wenige Schlaf, die ständige Erschöpfung führen zu häufigen Span-

216

nungen im Getriebe. Hinzu kommt die naturgemäße Verschieden-heit des Denkens und Empfindens von Mann und Frau. Sie wird in unserer Gesellschaft der Gleichberechtigung bis hin zur Gleich-macherei oft zu wenig beachtet.

Viele Kinder sind eine Herausforderung, erst recht, wenn sie auf einmal kommen. Ein Paar kann daran wachsen oder zerbrechen. Das bestätigen viele glückliche Drillingseltern und getrennte Familien. *Jedes* Paar hat die Chance, an der Herausforderung zu wachsen.

Was ihr für eure Partnerschaft tun könnt
- Sagt euch öfter mal was Nettes, auch im Stress!
- Vergesst nicht euren Humor!
- Vergesst nicht die täglichen Streicheleinheiten füreinander!
- Eure Zärtlichkeit soll nicht allein den Babys zukommen.

Die La Leche Liga empfiehlt im Handbuch für die stillende Mutter „zärtliche Umarmungen, mindestens drei täglich, um einen durch-schnittlichen Alltag zu überstehen. Für Eltern von Mehrlingen besteht der doppelte Bedarf!!!" (LLL, S. 174 *)

Als 'Vater im Getriebe' könntest *du* die Rolle übernehmen, die kleinen täglichen Zärtlichkeiten zwischen euch nicht untergehen zu lassen.
→ *Lies weiter im Kapitel „Du und deine Partnerschaft" (S. 276)*

Unfälle verhüten - Sicherheit geben

Gebt den Kindern Sicherheit

Durch richtiges Verhalten und Vorausdenken der Erwachsenen könnten unzählige schlimme Unfälle bei Babys und Kleinkindern vermieden werden. Das gilt auch für Drillinge und Vierlinge. Doch mit dem Vorausdenken für Kinder ist es bei uns Erwachsenen schwach bestellt. Zum Beispiel kann sich kaum jemand vorstellen, wie sich das Leben mit Mehrlingen vom Leben mit Einzelkindern in den ersten Jahren unterscheidet. Ich musste viel Lehrgeld für meine Erfahrungen zahlen, die ich in diesem Buch verarbeitet habe. Die Ergebnisse könnten für nachfolgende Mehrlingseltern nützlich sein. Noch etwas zur Sicherheit unserer Kinder: Vorbilder sind für sie außerordentlich wichtig. Sind wir Erwachsenen Vorbilder?

Unfällen in der Babyzeit vorbeugen heißt:

▨ *Babys keine Sekunde ohne Aufsicht auf dem Wickeltisch liegen lassen!*

Du weißt nie, wann sich ein Baby zum ersten Mal an den Rand der Wickelkommode oder des Tisches bewegt und herunterstürzt. Das kommt deshalb immer wieder vor - und zwar in dem Moment, in dem sich die Eltern sicher fühlen! Empfehlenswert ist, einen Gurt mit Öffnungsmöglichkeit an zwei Seiten des Wickeltisches zu befestigen. Du verschließt den Gurt über Babys Bauch, ehe du dich beim Wickeln 'eine Sekunde' lang an den Wasserhahn begeben musst.

■ *Keine Bänder, Schnüre oder Spielzeug mit Schnüren im und am Bettchen lassen* - Strangulierungsgefahr!

■ *Babys nicht auf dem Bauch schlafen lassen*!
Die Rückenlage der Babys während des ersten Lebensjahres gilt heute wieder - wie früher - als optimale Schlafposition, sogar bei Spei-Kindern. Natürlich dürfen Babys zur Gymnastik, bei Blähungen oder weil es ihnen Spaß macht, auch einmal auf dem Bauch liegen - aber nur unter Aufsicht. Diese strenge Regel und die folgenden drei Anweisungen sind besonders wichtig, um dem Plötzlichen Kindstod (SID) vorzubeugen. Das schlimme Ereignis kommt im Alter von drei bis fünf und von acht bis zehn Monaten gehäuft vor. Frühgeborene sind dabei weit mehr gefährdet als reif geborene Kinder.

■ *Babys nicht zu warm zudecken! Kopfkissen und Schaffelle gehören nicht in Babybetten* (GEPS 2002*). Sie könnten zu einer Überwärmung führen, die - ebenso wie die Bauchlage - mit dem Plötzlichen Kindstod in Verbindung gebracht wird. Die Schaf-Felle haben dagegen bei Ausfahrten im Winter oder beim Spielen auf kaltem Fußboden ihren unbestreitbaren Wert.

■ *Babys sollen nicht an Mutters Seite unter der großen Decke im Familienbett schlafen!* Auch hier ist der Hauptgrund die Überwärmung. Die Gefahr einer 'Rückatmung' von Babys eigener wie der Ausatemluft der Eltern kommt noch hinzu. Außerdem könnte ein Kind im Schlaf erdrückt werden oder unter die große Bettdecke rutschen. Gegen einen Baby-Besuch im Elternbett zum Kuscheln - wenn alle wach sind - ist natürlich nichts einzuwenden.

Der beste Platz zum Schlafen für Kinder bis zu zwei Jahren ist das eigene Bett im Schlafzimmer der Eltern. Dabei sollte die optimale Raumtemperatur zwischen 16 und 18 Grad liegen. Erst für Kinder,

219

die älter als zwei Jahre sind, ist ein eigenes Kinderzimmer zum Schlafen empfehlenswert. (GEPS 2002*).

■ *Babys müssen vor Nikotinwolken bewahrt werden, auch vor dem Passivrauchen!*
Beides erhöht die Gefahr des Plötzlichen Kindstodes.
➤ *Mehr zum Thema SID und 'Monitore' im Kapitel „Pendeln zwischen Zuhause und Intensivstation" (S. 176)*

■ *Für Väter, die es nicht erwarten können, mit ihren Babys zu spielen: Es sind keine Puppen zum 'durch-die- Luft-wirbeln'.*
Solche Spiele könnten einen Genickbruch zur Folge haben. Die schweren Köpfchen brauchen lange Zeit deine Unterstützung und immer deine Vorsicht.

■ *Auch im Stress totaler Überforderung Babys niemals schütteln! Lieber zerschlage dein Porzellan!*
Überforderung und Verzweiflung können bei Eltern und Helfern die 'innere Sicherung' durchbrennen lassen. Schütteln eines Babys im Affekt kommt deshalb vor. Stundenlanges Schreien, das wegen Koliken in den ersten vier Monaten bei Babys häufiger auftritt, kann der Auslöser sein. Die Folgen von Schütteln sind Hirnblutungen, die zu schweren Behinderungen oder Tod führen. Wie kann man vorbeugen? Durch Hilfe für die Eltern, ehe der 'Kollaps' bei ihnen eintritt!
➤ *Siehe die Kapitel „Geschrei, Unruhe, Koliken" (S. 239) und „Hilfe... überall" (S. 111)*

Vorbeugen im Krabbel- und Kleinkindalter
Sicherheit für mehrere Kleinkinder desselben Alters zu schaffen, ist eine besondere Aufgabe. Mehrlinge schauen sich sehr früh voneinander ab, was man alles machen kann. Schon im Krabbelalter werden sie ein Team, das sich in 'Arbeitsteilung' übt. Wie oft kommt eines der Kinder auf eine tolle Idee, an die sich ein Einzelkind im gleichen Alter nicht herantrauen würde. Selbst, wenn das Sprachvermögen der Drillinge noch mangelhaft ist, führen sie ihre Ideen praktisch aus und überwinden erstaunlich viele Hindernisse.

▨ *Ein Zimmer ohne 'Nein'*
Die meisten Mütter empfinden es als die beste Lösung, einen großen Raum nur für die Drillinge einzurichten und mit einem Türgitter abzugrenzen. Hier dürfen die Kinder tun und lassen, was sie
wollen, sogar das Abreißen von Tapete ist kein Unglück. In diesem
Zimmer hören sie selten „Nein, lass das!" - wie so oft in der übrigen Wohnung.

Folgende Maßnahmen sind dazu nötig:

▨ *Alle Regale und leichte Schränke im Kinderzimmer müssen an
die Wände angedübelt werden.*
Ein großes, umstürzendes Möbelstück kann Lebensgefahr für ein
Kleinkind bedeuten. Garantiert fangen die Drillinge eines Tages zu
klettern an, um sich Spielzeug von oben zu holen. Ich kam gerade
mal rechtzeitig, als sich ein Kind eine Schranktür geöffnet hatte,
innen drin hochkletterte und ich den schwankenden Schrank noch
abfangen konnte.

▨ *Besser ist es, keine Regale mit Kletterreiz, sondern einen festen
kippsicheren Schrank aufzustellen,* den du zuschließt - und dessen
Schlüssel du gut verwahrst.

▨ *Spielzeug ist babygerecht und sicher in offenen Rollschubladen
oder Rollkisten unterzubringen.* Entferne Deckel von größeren
Kästen. Es besteht die Gefahr, dass bei Versteckspielen die
Abdeckung von innen nicht geöffnet werden kann.

▨ *Luftballons, Plastiktüten und Kleinzeug in Knopfgröße gehören
nicht ins Kinderzimmer!*
Es besteht Verschluck- und Erstickungsgefahr! Der Knall beim
Platzen eines Luftballons verursacht außerdem einen fürchterlichen
Schrecken. Erbsengroße Gegenstände stecken sich Kleinkinder
gern in Körperöffnungen wie Ohren und Nase. Als wir wegen
'chronischen' eitrigen Schnupfens bei einem Drillingskind schließlich den HNO-Arzt aufsuchten, war des Rätsels Lösung: Eine Perle
von der großen Schwester saß hoch oben in der Nase des Kleinen
eingeklemmt...

Warum Luftballons zur Lebensgefahr für Kinder werden können:
Mini-Luftballons haben unaufgeblasen die Größe eines halben kleinen Fingers (!) eines Erwachsenen. Wenn Kinder versuchen, das winzige Gummiteil aufzublasen und dabei tief Luft holen, saugen sie es sehr leicht ein. Das hautähnliche, elastische Material verschließt die Luftröhre sofort ganz fest. Du kannst es nur sehr, sehr schwer mit dem Finger erwischen. Auch mit Fetzen von großen Luftballons kann dasselbe passieren, wenn ein Kleinkind diese in den Mund steckt.

■ Zum *Schutz vor Verletzungen beim Fallen:*
Der Fußboden im Kinderzimmer sollte weich mit Teppich ausgelegt sein. Vor die eisernen Kanten der Heizungsradiatoren binde eine Liegematte oder dünne Luftmatratze fest. Für scharfe Möbelecken kaufe Schutzecken, bastele den Schutz selbst - oder runde die spitzen Ecken und Kanten der Möbel mit der Feile einfach ab. Das erspart deinen Drillingen manche blutende Wunde im Gesicht.

■ *Stelle die Tür des Kinderzimmers fest, wenn sie offen ist.* Es besteht die Gefahr des Einklemmens von Fingern!

Schutzmaßnahmen in der ganzen Wohnung

sind wichtig, da eure Krabbelkinder Ausflüge in die ganze Wohnung - und diese dann 'unsicher' machen. (Wer macht eigentlich wen 'unsicher'??)

■ *Verschließe sämtliche Steckdosen mit Kinderschutzsicherungen, entferne elektrische Kabel und Geräte aus Kinderreichweite.!*

■ *Wegräumen und ganz sicher verschließen musst du:*
Alkoholische Getränke, Medikamente, Putzmittel, Schädlingsbekämpfungs- und andere chemische Mittel, Streichhölzer, Feuerzeug und Zigaretten. Wenn ein Kleinkind ein Drittel einer Zigarette verzehrt, besteht schon Vergiftungsgefahr!

■ *Schubladen- und Schranktürsicherungen sind notwendig.*
Verschließe Schränke und Schubladen mit kindersicheren

Schlössern, die nur du öffnen kannst, aber kein Kind. Oder schraube einfach die Griffe ab! Sehr empfehlenswert ist, wenn du in der unteren Reichweite zwischen deinen verschlossenen Schubladen jedem Kind eine offene Schublade zum Kramen lässt. Darin könntest du zum Beispiel ungefährliche Küchenutensilien aufbewahren. Die Drillinge werden daran Riesenspaß haben!

▪ *Benütze Haken und Schlösser - oder Türgitter*
an den Räumen, in die deine Krabbelkinder nicht ohne dich hinein dürfen. Das sind insbesondere Küche, Toilette und Badezimmer. Ich finde das Abtrennen der 'Gefahrenzone' durch ein Türgitter besser als das Verschließen der Tür. Dann können die kleinen Kerle von draußen zugucken, was Mama zum Beispiel in der Küche macht. Und Mama kann mit einem Schritt über das Gitter steigen.

▪ *Treppen und andere Absturz-Zonen müssen abgesichert werden.*
Türgitter oder Bretter, über das du steigen kannst, leisten dabei gute Dienste.

▪ *Prüfe Fenster und Balkontüren, ob sie von den Kindern geöffnet werden können.*
Setze dich mit einer Fensterfirma zwecks Absicherung in Verbindung. Das ist besonders wichtig bei leichter Besteigbarkeit der Fensterbretter!

▪ *Teppiche müssen rutschfest sein.* 'Brücken' entferne lieber.

▪ *Tipp: Leihe dir mehrere Ställchen (oder Gitterbettchen) zur Kurzaufbewahrung der Drillinge aus.*
Stelle an den Brennpunkten in deiner Wohnung Ställchen auf. Lege in jedes Ställchen ausgewähltes Spielzeug hinein, wie es an einem anderen Ort nicht zu finden ist. Trotz eines abgegrenzten Kinderzimmers wird es unzählige Situationen geben, in denen ein 'altmodisches' Ställchen von größtem Wert ist. Das gilt besonders, wenn du allein mit den Drillingen bist. Während du zum Beispiel im Hausflur ein Kind zur Ausfahrt fertig machst, kannst du die anderen beiden ein paar Augenblicke im dort stehenden Ställchen sicher aufbewahren. Kein Kind wird auf die gefährliche Treppe

oder sonst wohin entwischen... Oder - in der Küche ist es unmöglich, drei Krabbler frei herumwuseln zu lassen, während du kochst. Unfälle sind dann vorprogrammiert. Auch bei großem Streit im Kinderzimmer kannst du einen Krabbler herausnehmen und schnell in das Ställchen (Gitterbettchen) in der Küche setzen bzw. dorthin, wo du gerade arbeitest.

▨ *Stelle Türklinken senkrecht hoch!*
Das ist ein guter, ausprobierter Trick für später, wenn deine Drei herumlaufen. Sie können die Türen erst dann öffnen, wenn sie wieder ein Stück gewachsen und vernünftiger geworden sind

Was Eltern außerdem tun - und wissen sollten

▨ *Anschnallgurte in jedem Kinderstühlchen und im Kinder- und Sportwagen benutzen.*
Beim Füttern ist es zum Beispiel unmöglich, drei nicht angeschnallte, in ihren Kinderstühlchen herumhampelnde Babys gleichzeitig im Auge zu behalten. Mir ist es passiert, dass in der Sekunde, während ich in meine Futterschüssel schaute, einer aus seinem Stühlchen fiel... Von da ab habe ich alle drei immer angeschnallt.
Du kannst auch alle drei Kinder auf den Boden setzen, dann gibt es keine Sturzgefahr. Der Nachteil ist: Ein schlechter Esser krabbelt dann einfach weg und will spielen. Während du ihn wieder einfängst, fällt den anderen Kindern neuer Unsinn ein...

▨ *Treppenabsteigen trainieren - oder die Treppe weiterhin absperren!*
Im Alter von etwa einem Jahr können die meisten Drillinge noch nicht frei laufen. Sie haben trotzdem schon größtes Interesse an jeder Treppe. Sehr schnell schaffen sie es, allein hinauf zu krabbeln. Wie geht es aber wieder herunter? Ein Gefahrenbewusstsein haben Krabbelkinder noch nicht. Das stellt sich erst in späteren Jahren ein. Deshalb will sich jeder Krabbler von einer Treppe zuerst vorwärts statt rückwärts hinunter stürzen. Genau in diesem Moment drehe das Kind herum und rufe laut und deutlich: „Umdrehen!" Dann lenke es ein bisschen an den Füßchen beim Rückwärtsabstieg. Bleibe immer dicht hinter deinem Kind, damit

du es notfalls auffangen kannst. Wiederhole den Vorgang mehrmals - stets von dem Wort „Umdrehen!" begleitet. Nach ein paar Wochen weiß das Kind von allein, dass es nur rückwärts die Treppe herunter kommt. Aber du kannst dich nicht darauf verlassen, dass alles gut geht. Wegen der falschen Einschätzung des Kindes gibt es beim Start oder kurz *vor* dem Ziel leicht einen Unfall. Trainiere niemals mit allen drei Kindern zusammen, nur mit einem Einzelnen. Wenn du aber keine Zeit für solche 'Treppenspiele' hast, was wahrscheinlich ist, sperre die Treppe weiterhin zuverlässig ab! Das ist schonender für die mütterlichen Nerven. Warum sollen eigentlich Drillinge so früh 'Meister im Treppekrabbeln' werden? Meine Drei kamen - wie die meisten Drillinge - spät auf die Treppe. Das war viel besser für mich!

■ *Gefahren in der großen Badewanne bedenken.*
Kein Baby ohne Aufsicht in der Badewanne planschen lassen! Wenn Krabbelkinder gleichzeitig zu zweit oder zu dritt in der großen Wanne baden, müssen zwei Personen in der Wohnung anwesend sein. Trotz rutschfester Badematte kommt es immer wieder zu Unfällen, wenn die Kinder aufstehen und gegen die harte Wannenwand oder die Armaturen fallen. Zähnchen können dabei drauf gehen. Also: Armaturen mit Tüchern oder Schaumstoff umwickeln. Wasser nur wenige Zentimeter hoch einfüllen. Drei Plastikwäschekörbe in der Wanne - für jedes Krabbelkind ein Korb - leisten gute Dienste.
➤ *Mehr dazu im Kapitel „Das Baden und Pflegen" (S. 234)*

■ *Kinder vor dem Ertrinken schützen!*
Schon bei 5 cm Wassertiefe besteht Ertrinkungsgefahr für ein Kleinkind. Lasse deine Kinder nie ohne genügend (!) Aufsicht in der Nähe von Schwimmbädern, Gartenteichen und Tümpeln spielen! Decke alle Gartengewässer mit starken Gittern ab und befestige sie gut!

Das Leben mit Zweijährigen
Ein Zweijähriger ist ein Wirbel von Aktivität, drei Laufkinder können für deine Wohnung eine Katastrophe sein. Das Teamwork, das sie entfalten, ist schrecklich: Sie können aneinander hoch-

klettern, um das höchste Regal zu erreichen. Sie ziehen zusammen Möbelstücke durch das Zimmer, um an etwas heranzukommen, was sie gern haben möchten - vielleicht Plätzchen, ein interessantes Gerät oder irgendeinen Schnickschnack. Man kann nur staunen. Ich ertappte eines Tages meine drei Zweijährigen bei solcher Tat im Kinderzimmer. Dabei hatte ich geglaubt, dass hier wirklich nichts mehr passieren kann. Sie hatten ein Kinderbett an die Wickelkommode gerollt und einer der drei war vom Bettchen aus auf die Kommode geklettert. Er stand rückwärts an der äußersten Kante - knapp vor dem Absturz. Aus dem hoch über der Kommode befestigten Hängeschrank hatte er sämtliche Wäsche, Puder- und Penatencreme-Vorräte den unten wartenden Brüdern zugeworfen. Die saßen in Bergen von Windeln und hatten sich von oben bis unten bis zur Unkenntlichkeit eingecremt und eingepudert, vor allem ihre Haare. Man arbeitete aus dem Vollen... Ich brauchte eine Woche, bis die letzten Spuren der Creme beseitigt waren.

■ *Lass deine Drillinge im Vorschulalter nicht im oberen Stockwerk eines normalen Doppelstockbettes schlafen.*
Warte damit, bis sie älter sind. Ich erinnere mich mit Schrecken an den Sturz eines meiner fünfjährigen Drillingsbuben aus einem oberen Doppelstockbett. Das Bett hatte vorn nur ein niedriges Gitter, über das sich der Junge beugte, um dem Bruder darunter etwas mitzuteilen. Er verlor das Gleichgewicht und fiel mit dem Kopf zuerst auf einen Holzpantoffel auf dem harten Kunststoffboden. Wir rasten mit ihm in die Klinik...
Du solltest grundsätzlich eine dicke Matte, Luftmatratze oder sonst etwas Dickes, Weiches vor ein Bett legen.

■ *Zum Essen sind Ruhe und Konzentration nötig. Lasse Kleinkinder nicht essend herumrennen.*
Ich gab meinen Kindern zuweilen beim Spielen eine Möhre zum Knabbern in die Hand. Ich erlaubte ihnen, damit herum zu rennen, bis sich einer meiner dreijährigen Drillinge an einem Möhrenstück furchtbar verschluckte. Er bekam keine Luft mehr und wurde ganz blau.
Wir hatten Glück, ich konnte durch einen Handgriff seine Luftröhre wieder frei kriegen. Seitdem durften meine Kinder nicht mehr

essend durch die Gegend rennen. Auch Herumalbern (Lachen) mit vollem Mund kann tückisch sein.

▨ *Verschlucken kann lebensgefährlich sein*
Häufige Verschluck-Unfälle, auch mit Todesfolge, passieren bei Kleinkindern beim Essen von Würstchen. Auch Bonbons, Trauben und winziges Spielzeug sind reichlich in der Statistik der Ursachen vertreten. Ziehe die Konsequenzen!

▨ *Erste Hilfe bei Verschluck-Unfällen leisten!*
Oft entscheiden Sekunden! Halte dich nicht mit dem bekannten Auf-den-Rücken-klopfen auf!

Bei Verschluck-Unfällen:
Fahre mit dem Finger tief in die Mundhöhle, entferne alle erreichbaren Essensreste. Lege das Kind mit dem Gesicht nach unten quer über deine Oberschenkel. Halte Oberkörper und Kopf tiefer als das Hinterteil! Versuche, mit deiner flachen Hand durch rhythmischen Druck Luftstöße aus der Lunge zu pressen.

Diesen Handgriff sollten alle Eltern von kleinen Kindern kennen und beherrschen.

▨ *Alle Henkel und Stiele von Kochtöpfen auf dem Herd drehe grundsätzlich nach hinten!*
Präge dir das für immer ein, auch wenn du vorübergehend ein Herdschutzgitter benutzt! Kleine Laufkinder könnten sonst heiße Töpfe herunterziehen und sich schrecklich verbrennen.

▨ *Heiße Kaffee- und Teekannen sowie Kaffeemaschinen stelle für Kinder unerreichbar auf.*

▨ *Wenn Finger sich an Kerzen, Herdplatte oder Bügeleisen verbrannt haben, halte die Finger so lange in eine Schüssel kalten Wassers, bis sie nicht mehr weh tun!*
Das wird mindestens fünf, vielleicht fünfzehn Minuten dauern, verspricht aber Linderung.

Mit Zweijährigen außer Haus

Zäune und Gitter draußen halten ein entschlossenes Team von Zweijährigen nicht auf. Die Kinder bringen sich das Drüberklettern gegenseitig bei, oder sie steigen einfach übereinander und drücke nach, bis sie es geschafft haben.

■ *Benütze Gurte oder Leinen, wenn du mit den Drillingen auf Straßen, durch übervölkerte Parks oder durch Einkaufszentren läufst.*
Ineinander verwirrte Zügel können frustrierend sein, aber sie verhindern, dass ein Kind wegläuft, oder dass du hinter den Kindern hinterher jagst, die alle in verschiedene Richtungen rennen.

■ *Stelle Regeln auf für Spiele außer Haus.*
Bestehe auf deren Einhaltung. Wenn zum Beispiel die Drillinge mit Sand und Steinchen herum werfen, bringe ihnen bei, in einer Richtung zu werfen, nicht in verschiedene. Mache ihnen klar, dass sie sich sonst gegenseitig weh tun oder gar verletzen. Dasselbe gilt für Spiele mit Stöcken.

■ *Erkläre deinen Kindern, dass sie keine Pflanzenteile, Beeren und Früchte draußen essen oder 'probieren' dürfen.*
Mama und Papa müssen immer zuvor gefragt werden!

■ *Verzichte auf giftige Pflanzen, wenn du dir einen Garten anlegst,* auch dann, wenn sie noch so schön sind, zum Beispiel Goldregen. Besorge dir in der Apotheke oder in einer Baumschule ein Verzeichnis giftiger Gartenpflanzen.
Schau nach, ob in deinem Garten schon giftige Pflanzen stehen (es gibt mehr giftige als du denkst!)

Für alle Fälle:

In jeder Apotheke, beim Kinderarzt oder in einer Klinik wirst du die Telefonnummer der nächstgelegenen Giftinformationszentrale bekommen. Hänge sie dir an deine Termintafel ('Schwarzes Brett') in der Küche.

Eltern sind Vorbilder

Unsere Kinder machen uns alles nach. Zu ihrem Schutz sollten wir ein paar einfache Regeln diszipliniert einhalten:

■ *Trage spitze Geräte, Scheren, Kulis und Bleistifte immer mit der Spitze nach unten!*
Das lässt sich Kindern sehr gut beibringen, wenn die Erwachsenen auch danach handeln.

■ *Kleinkinder dürfen keine spitzen Sachen herumtragen und nicht damit spielen.* Wenn sie stolpern und mit dem spitzen Gerät in der Hand 'falsch' hinfallen, kann es schreckliche Verletzungen auch an den Augen geben. (Das sage ich als Ehefrau eines erfahrenen Augenchirurgen)

■ *Lege Messer, Scheren und andere spitze Geräte nie vorn an die Tischkante.*
Sie müssen unerreichbar für Kleinkinder bleiben.

■ *Im Straßenverkehr sollten wir Eltern Musterbeispiele für unsere Kinder sein.*
Echtes Gefahrenbewusstsein der Kleinen bildet sich trotzdem erst in späteren Jahren heraus. Auch wenn Zwei- und Dreijährige längst ihre Fahrzeuge technisch beherrschen, sind sie nicht in der Lage, die Verkehrsgefahren vor der eigenen Haustür einzuschätzen. Kleinkinder müssen beim Überqueren der Straßen an die Hand genommen werden.

Besorge dir die „Sicherheitsfibel" der Bundeszentrale für gesundheitliche Aufklärung.
➤ *Adresse im Service-Teil*

229

Das Versorgungsformular

Kann man Drillinge beim Füttern und Wickeln verwechseln? Ja, man kann! Es passiert nicht nur fremden Helfern, sondern sogar Eltern und Geschwistern bei eineiigen bzw. sehr ähnlichen Drillingen. Dann wird ein Baby versehentlich zweimal mit der Flasche gefüttert, ein anderes überhaupt nicht. Alle Erwachsenen wundern sich, warum das eine Kind noch so fürchterlich und unaufhörlich schreit.

Viele Mütter empfehlen deshalb, während der ersten Monate Versorgungsformulare einzurichten und zu führen. Damit ist ein einfaches Blatt für jedes Kind gemeint, auf dem alle 'Fütterer' konsequent einzutragen haben, welches Baby - wann - was zu trinken bekommen hat. Helfer sollten auf dem Versorgungsformular auch vermerken, wenn es irgendwelche Schwierigkeiten mit einem Kind gibt oder gab.

Die 'Buchführung' ist nicht nur für die Flaschenfütterung mit Helfern wichtig, sondern ebenso für die Brustfütterung. Mütter schreiben ihre Stillzeiten auf und dazu, welchem Baby sie die rechte Brust, welchem die linke Brust und welchem sie die Flasche gleichzeitig (z.B. auf den Knien) gegeben haben. Den 'rotierenden Zeitplan' könnten sie sich sonst kaum merken.

➤ *Siehe dazu das Beispiel im Kapitel „Stillen oder Flaschenfütterung"*

Manche Mütter fertigen ein sehr großes Formular an, das noch mehr Fragen zu jedem Baby enthält. Sie wollen alle diese Fragen von ihren Helfern beantwortet haben. Da geht es zum Beispiel um Trinkverhalten, um Baden, Medizin, Stuhlgang usw. Andere Frauen führen lieber verschiedene Blätter darüber oder gleich ein ganzes Heft pro Baby.

Wenn du ein für dich brauchbares Formular entwickelt hast, dann mache davon mehrere Kopien auf Vorrat. Die Blätter werden dir helfen, die Übersicht trotz vieler Helfer zu behalten. Später werden die Formulare wie ein Tagebuch aus vergangenen, wichtigen Zeiten für dich sein.

Nur helfender Besuch darf kommen

Es spricht sich schnell herum, wenn in einem Haus neugeborene Drillinge oder Vierlinge wohnen. Viele Leute werden deine Babys sehen wollen, und du musst mit einem Strom von Besuchern rechnen. Das kann deinen Arbeitszeitplan völlig durcheinander und dich um deinen letzten Schlaf bringen. Bitte deshalb deine Nachbarn, zurückhaltend mit Besuchen zu sein. Außerdem gibt es folgende Möglichkeiten zu deiner Selbstrettung:

Das Schild an der Haustür
Es hat schon vielen Müttern ein bisschen Nachholschlaf gerettet, weil es von unangemeldetem Besuch respektiert wird: „Mutter und Kinder schlafen. Von dann bis dann wieder ansprechbar!"
➤ *Siehe Kapitel „Schlaf für die Mutter ist lebenswichtig"* (S. 212)

Die Vorwarnung
Auch per Anrufbeantworter solltest du mutig Vorwarnungen durchgeben, wenn du bei der Arbeit nicht gestört sein willst oder wenn absolute Ruhe herrschen soll. Die Nachricht, dass du nur helfenden

Besuch gebrauchen kannst, ist sehr wirkungsvoll, wenn du sie humorvoll und trotzdem ernsthaft auf Tonband sprichst.

Der sichtbare Zeitplan

Fast alle Mütter von Drillingen, die ich kenne, halten es für das Wichtigste, sich bei der Versorgung von drei Babys an die Einhaltung eines Zeitplanes zu halten. Verwandte, Besucher und Helfer haben sich danach zu richten. Sie haben anzufassen und zu helfen, wenn sie zur Haustür hereinkommen! Aber wie bringt man das den lieben Leuten bei? Durch den sichtbaren Zeitplan! Mehrere Mütter sagten mir, dass sie ihren Zeitplan ganz groß und in deutlicher Schrift unübersehbar im Flur aufhängten. Wer kam, wusste sofort, was von ihm erwartet wurde.

Wenn dein Partner - oder deine größeren Kinder - deinen Zeitplan humorvoll und mit ein paar Bildchen dekorieren, ist er noch wirkungsvoller. Du selbst hast für solch schmückendes Beiwerk keine Zeit...

Ein Versorgungsformular

für jedes einzelne Baby gehört natürlich auch in die Nähe des Zeitplanes. Es wird dem 'helfenden Besuch' in die Hand gedrückt. Wer sich lustig macht, dem erkläre selbstbewusst, dass Familienmanagement mindestens den gleichen Stellenwert hat, wie das Management eines Wirtschaftsbetriebes!

➤ *Siehe Kapitel „Das Versorgungsformular"(S. 230)*

Eine Mutter von Drillingen erzählt:

„Nachbarn, die wir kaum gesehen hatten, tauchten plötzlich bei uns auf, um die Babys zu sehen. Vielleicht erwarteten sie mindestens eine Tasse Kaffee? Aber ich konnte und wollte meinen Zeitplan auf keinen Fall unterbrechen, und so fanden sich manche Leute wieder beim Halten eines Babys oder beim Sortieren und Legen der frischen Wäsche aus dem immer vollen Wäschekorb. Eine Dame kam gerade, als alle Babys schliefen und ich gerade beschlossen hatte, nach zwei Tagen wieder einmal zu duschen. Ich sagte ihr, dass ich über ihr Kommen erfreut sei, denn nun könne sie doch bitte nach den Babys horchen, während ich dusche. Sie tat es, aber ich sah sie nie wieder!"

Baden und Pflegen

Es macht Spaß, die Kerlchen im Wasser planschen und genießen zu sehen, wenn du sie in Ruhe baden kannst. Aber - wann ist das? Nur, wenn du Betreuungshilfe hast oder dein Partner dich am Wochenende unterstützt.

Empfehlungen von Haut- und Kinderärzten
Mehrlingsmüttern kommt es geradezu entgegen, dass Haut- und Kinderärzte davon abraten, der Babyhaut täglich ein warmes Bad zuzumuten. Auch vor dem Gebrauch von Babyseife und Badezusätzen, die aus Verkaufsgründen geschickt angepriesen werden, wird gewarnt. Ein Vollbad in klarem Wasser alle drei bis vier Tage genügt, wenn der Windelbereich bei den Babys täglich mit warmem Wasser oder Speiseöl gereinigt wird. Auch die Händchen solltest du ohne Seife täglich waschen. (Geschenkte Babypflegeprodukte hebe für später auf oder verwende sie für dich selbst.)

Die schnellste Lösung
Falls ein Baby-Po zu sehr verschmiert ist, reinige ihn im Waschbecken durch ein 'Schnellbad'. Für meine Babys war das oft die schnellste Lösung.

Nacheinander baden

Du kannst deine Kleinen in der Baby-Badewanne nacheinander im gleichen Wasser baden. Durch Zugießen warmen Wassers lässt sich die richtige Temperatur (36-37 Grad C) halten. Es ist nicht unhygienischer, als wenn alle Babys gleichzeitig in der großen Badewanne sitzen. Falls du keine Hilfe hast, übernimm dich nicht und bade nur ein Baby pro Tag, - am besten, wenn die anderen schlafen. Wende das Rotationssystem an und gönne dir an einem Tag eine Pause.

Drillinge gleichzeitig in der großen Badewanne baden

solltest du auf keinen Fall, wenn du allein bist. Es wäre viel Stress - und zu gefährlich. Beim Streit um Wasserspielzeug könnte zum Beispiel ein Baby leicht gegen den harten Wannenrand fallen und sich Zähnchen abschlagen (habe ich erlebt). Trägst du ein Kind zum Anziehen fort, passiert vielleicht schon wieder etwas mit den anderen beiden...

Fazit: *Zwei BetreuerInnen sind für ein 'großes Badefest' unbedingt nötig!* Auch, wenn du solche Unterstützung hast, beachtet Folgendes:

Baderegeln

▓ Die Wanne nur wenige Zentimeter hoch mit Wasser füllen. Gegen Ausrutschen eine lange, rutschfeste Bademmatte von guter Qualität einlegen. (Billige Matten rutschen oft wegen schlechter Saugnäpfe.)

▓ Wasserhähne mit Schaumstoff oder Tüchern umwickeln.

▓ Eventuell die Drillinge in Plastikwäschekörbe oder auf Babybadesitze verteilt in die Wanne setzen, wie es manche Zwillingsmütter tun.

▓ Rechne trotzdem damit, dass die Kleinen aufstehen, sobald sie es können, um einen Gegenstand zu erreichen oder dem Geschwister etwas wegzunehmen.

▓ Auf jeden Fall muss eine Person ständig neben der Wanne bei den Kindern bleiben, während eine zweite Person schon ein Kind versorgt.

Besondere Pflegemaßnahmen

■ Augen immer von außen nach innen säubern.

■ Niemals mit Wattestäbchen in Nase und Ohren hineingehen! Das Trommelfell kann zu leicht verletzt werden. Benutze zusammengedrehte Watte oder ein Papiertuch.

■ Die Nägel der Babys immer gerade schneiden, nicht rund!

■ Bei Mädchen: Wenn nötig, entferne (tupfe) Stuhl- und Salbenreste zwischen den Schamlippen immer nur von vorn nach hinten. Damit wird einer Infektion der Harnwege vorgebeugt.

■ Bei Jungen darf die Vorhaut des Gliedes nicht gegen den natürlichen Widerstand zurückgestreift werden. Sie kann bis zum zweiten oder dritten Lebensjahr eng und verklebt sein. Erst wenn sich die Vorhaut nach dem dritten Jahr noch nicht über die Eichel schieben lässt, kann eine "Phimose" bestehen. Diese muss dann ärztlich abgeklärt werden.

Wäsche und Windeln

'Wäsche' ist normalerweise kein Thema in einer Welt mit recycel-
baren Wegwerfwindeln und elektrischem Wäschetrockner.
Unvorstellbar viel Zeit wird dadurch gespart. Oder? Wenn ich an
das Windelnkochen bei meinem ersten Kind denke - und später an
die tollen Erleichterungen beim Wickeln unserer Drillinge... kein
Vergleich!

Du kannst trotzdem viel Arbeit mit der Wäsche haben durch das
Spucken der Babys, Erbrechen, Durchfälle usw. wenn die Kinder
krank sind. Oder später - wenn die Drillinge in Sand und Matsch
spielen... Viel Arbeit wird aber auch in ruhigen Zeiten selbst pro-
duziert durch zu häufiges Umkleiden der Babys, wenn Mütter
besonders pingelig sind. Auch die Achtlosigkeit der 'Großen', die
kaum Getragenes laufend vor die Waschmaschine werfen, vermehrt
die Arbeit einer Mutter unnötig.

Wer denkt schon daran, wie viel Zeit das mehrmalige Ein- und
Umfüllen der Wäsche in die Maschinen, das Sortieren, Legen und
Wegordnen bis in die Schränke für eine ganze Familie kostet? Zeit,
die sich summiert, - die woanders fehlt.

Bremse deine Familie und deine Helfer, schärfe ihren Blick für einen zu achtlosen Textilgebrauch - aus Rücksicht auf dich! Bitte alle, die schmutzigen Wäscheberge nicht leichtfertig zu erhöhen! Sag' öfter mal: „Es geht noch so!"

Übertrage deinen Jugendlichen die Verantwortung, für die Sauberkeit ihrer persönlichen Kleidung selbständig zu sorgen - und dabei ein paar Pflichten für die Familienwäsche mit zu übernehmen. Dieses Modell hat sich bewährt!

Das Bügeln wird natürlich in einem kinderreichen Haushalt ganz abgeschafft.

Die vollen Wäschekörbe mit der sauberen Baby-Trockenwäsche überlasse zum Verarbeiten den Freunden, die dir helfen wollen, den Großeltern und auch größeren Schulkindern. Vielleicht wird daraus regelmäßige Hilfe.

Vergiss nicht, allen Helfern einschließlich Großeltern und helfenden Kindern immer wieder deine Freude über ihre kleinen Hilfen auszudrücken. Ein 'Dankeschön' macht das Leben freundlicher, und du brichst dir dabei keinen Zacken aus der Krone.

Wenn du niemanden zum Helfen hast - lass' die vollen Wäschekörbe ohne Hemmungen stehen, wie ich es in meinen Drillingsbabyzeiten machte. Spendiere deine kostbare Zeit lieber deinen Kindern - oder Wichtigerem als Wäschesortieren. In den Körben wirst du trotzdem finden, was du gerade brauchst. Das Suchen ist nicht gerade schön, aber es kommen wieder bessere Zeiten.

Noch einmal zu den Windeln: Wer aus Überzeugung oder ökologischen Gründen wieder auf Stoffwindeln umsteigen will, sollte sich mit einem Windeldienst in Verbindung setzen. Frage danach in Mütterzentren, Babygeschäften, Wäschereien oder suche im Internet.

Geschrei, Unruhe, Koliken

Aus der Sicht der Ärzte

In den ersten drei Lebensmonaten zeigen Babys ein charakteristisches Schreiverhalten: Von der Geburt bis zur sechsten Lebenswoche steigert sich das Schreien, um danach bis zum dritten Lebensmonat wieder abzunehmen. Bei frühgeborenen Kindern rechnet man diesen Verlauf nicht ab Geburtsdatum, sondern ab dem errechneten Geburtstermin.

„Vieles beim Weinen und Schreien lässt sich nicht erklären", sagt Dr. Spock*. „Wir können nur vermuten, dass sich in der Zeit von der Geburt bis zum Alter von drei Monaten das unreife Nerven- und Verdauungssystem des Säuglings an die Außenwelt anpasst. Einige Säuglinge tun sich dabei schwerer als andere. Wir sollten uns daran erinnern, dass Schreien in den ersten Lebenswochen meist eine vorübergehende Sache ist, über die man sich keine Gedanken zu machen braucht."

Die mütterliche Sicht

Genervte Mütter sehen alles ganz anders. Sie sind höchst beunruhigt, wenn ein Baby oder mehrere Babys zwischen den Fütterungen schreien. Sie müssen einen sechsten Sinn entwickeln um zu wissen, was das schreiende Baby will - oder was es braucht. Sie müssen unterscheiden lernen zwischen dem Schrei „Ich habe ein Problem" und dem Schrei „Ich fühle mich verlassen und brauche eine Streicheleinheit".

Dazu eine Drillings-Mutter:
„Ich hatte eine 'geistige Checkliste', die ich durchging, wenn ein Baby schrie:
- *Hunger*: Wann war die letzte Fütterung? Wenn sie drei Stunden oder mehr zurücklag, dann war ...
- *'Füttern'* die logische Antwort.
- *Windelwechsel*: Ich prüfte, ob die Windel sehr nass war oder ob es nach Stuhlgang aussah.
- *Luft im Bauch*: Das war häufig der Fall zwischen den Fütterungen. Wir fanden heraus, dass wir die Babys in unserer Eile nach dem Füttern nicht lange genug zum Aufstoßen hoch gehalten hatten. Dieses Problem wurde gelöst, indem wir die Kleinen in ihren Babywippen aufrecht sitzend einschlafen ließen und dann in ihre Bettchen trugen.
- *Verstopfung*: Ich sah auf meine Liste (das Versorgungsformular) um herauszufinden, wie lange der letzte Stuhlgang zurück lag.
- *Schmerz* - durch einen Fremdkörper? Drückten Knoten und Falten in der Kleidung oder im Bettchen?
- *Temperatur*: War es zu warm oder zu kalt?
- *Einsamkeitsgefühl* - war meistens durch eine kleine Liebkosung und durch Einschieben des Schnullers zu beheben."

Der Schnuller als Tröster?
Jeder weiß, dass Saugen als Urbedürfnis und Lieblingsbeschäftigung aller Babys eine äußerst beruhigende Wirkung hat - sowohl durch Schnuller- als auch durch Daumen- und Fingernuckeln. Es ist zwar kein Ersatz für mütterliche Zuwendung, hilft aber den Babys beim Warten darauf.

Für die heutigen 'Beruhigungssauger' spricht: Sie sind kiefergerecht geformt, passen sich dem Gaumen an und schaden der Zahnentwicklung zunächst nicht. Bei ein- bis zweijähriger mäßiger

Verwendung drohen angeblich keine bleibenden Zahnschäden. Manche Babys nehmen einen Schnuller nicht an, dafür lutschen sie bald an ihren Daumen oder anderen Fingern. Das kann für das kindliche Gebiss schädlicher sein als gemäßigtes Schnullern, weil Kinder oft erst im Vorschulalter oder noch später damit aufhören.

Fazit: *Der Schnuller ist vielleicht doch den Versuch wert, während der ersten Schreizeit der Babys antrainiert - und spätestens nach zwei Jahren wieder abtrainiert zu werden.*

Gegen 'Beruhigungssauger' spricht: Haben sich Babys an Schnuller gewöhnt, ist es außerordentlich schwer, diese wieder abzugewöhnen. Zwischen Müttern und Kindern entstehen regelrechte Kämpfe um den geliebten Gummistöpsel. Alle Diplomatie der Mutter muss zum 'Entzug' aufgebracht werden, denn bei Gebrauch des Schnullers über drei bis vier Jahre sind bleibende Gebissschäden nicht auszuschließen (wie beim Daumenlutschen). Auch Sprachtherapeuten klagen über den negativen Einfluss des langen Schnullergebrauchs auf die Sprachentwicklung.

Ein Stück Stoff zum Nuckeln - damit trösten manche Mütter erfolgreich ihre Kinder. Wegen des entstehenden Eigengeruchs wird der Lappen heiß geliebt, muss aber häufig ausgekocht werden.

Was es noch zu beachten gibt:
◼ Beim Kauf von Schnullern achte auf unbelastetes Material! Erkundige dich danach beim 'Öko-Test' oder bei der Verbraucherberatung.
◼ In den ersten Lebensmonaten sollten Babys nur ausgekochte Schnuller bekommen, später genügt das Abwaschen mit heißem Wasser. Bitte heruntergefallene Schnuller nicht ablecken!
◼ Ersatzschnuller immer erreichbar haben!

Babys verhalten sich unterschiedlich
Manche Babys weinen nach jedem Füttern, bevor sie einschlafen. Andere Babys haben zu bestimmten Tageszeiten regelrechte Schreiperioden, besonders am Abend, wenn du müde bist und deine Toleranzschwelle niedrig liegt.

Gleichzeitiges Schreien von drei Babys kann nervenaufreibend sein. Bei unseren Drillingen kam es jedoch aus zwei Gründen höchst selten vor: Wir hatten den Kindern in den ersten Lebensmonaten angewöhnt, meistens nacheinander gefüttert zu werden. Der Hunger meldete sich entsprechend... Außerdem wurde bei unklarem intensivem Geschrei eines Drillings dieser rasch in ein anderes Zimmer gerollt - und die Tür geschlossen. (Siehe die Tipps zum Thema 'Bettchen' auf Seite 93 im Kapitel 'Notwendige Ausstattung & Anschaffungen') Viele Säuglinge und Kleinkinder können das Weinen der anderen einfach nicht ertragen. Sie schreien dann alle mit - aus 'Solidarität'. Mancher Säugling weint aber auch nur mit den anderen, weil er sich gestört fühlt und seine Ruhe zum Schlafen wieder haben will. Daher meine dringende Empfehlung:

Bleibe in den ersten Lebensmonaten deiner Babys mobil mit gut rollenden Bettchen - egal, welches Modell du dir von Freunden ausleihst!

Reiße die schreienden Kinder nicht gleich aus ihren Bettchen zum Herumtragen. Oft wird dann alles noch schlimmer. Sehr beruhigend für ein Baby ist schon deine Berührung, dein Finger in seinem Mund oder in seinem kleinen Händchen, deine Stimme, dein Geruch. Eine Weile 'Händchenhalten' kann tatsächlich zum Einschlafen führen. Auch leises Singen, leise Musik im Raum, Wiegen und Hin- und Herfahren hilft manchem Baby.

Koliken

Das durchdringende Schreien bei so genannten Koliken beginnt meistens nach einer Mahlzeit, manchmal sofort, manchmal eine halbe Stunde später. (Im Gegensatz dazu schreit ein hungriges Kind vor der Mahlzeit.) Das Baby schlägt mit den Ärmchen hin und her, hat die Beinchen angezogen und sein Bauch fühlt sich fest an. Hat es Bauchschmerzen durch Blähungen und Winde? Wenn der Kinderarzt nichts Ernsthaftes findet, spricht er von einem Schreibaby, das es öfter gibt - oder von Koliken. Besorgte Eltern sollten wissen: Koliken sind etwas Alltägliches beim Säugling, nichts Schlimmes. Der aufgetriebene Bauch des Babys scheint eher die Folge als die Ursache des Schreiens zu sein: Der Säugling schluckt beim Schreien sehr viel Luft (Largo: Babyjahre*). Vielleicht hat aber auch die stillende Mutter etwas Blähendes gegessen? An diesen Weg über die Mutter sollte bei Blähungen viel öfter gedacht werden! Nach Dr. Spock liegt beim Säugling vermutlich eine 'Spannung im Bereich des unreifen Nervensystems' vor. Auch Ermüdung spiele eine Rolle. 'Kolik-Babys' gehören oft zu den Überempfindlichen, denen es gut tut, in einem ruhigen Raum zu schlafen und tagsüber nicht durch laute Radiomusik, Straßenlärm und andere Geräusche überreizt zu werden.

Wenn Wiegen, Hautkontakte, Händchenhalten, Wärme, Schnuller und Herumtragen (trotz aller Vorbehalte) deinem Kolik-Baby Beruhigung verschaffen, dann setze alle diese Mittel ein, sagt Dr. Spock. Empfehlenswert ist auch eine im Mittelmeerraum verbreitete Art zur Beruhigung eines Säuglings :

„Den Flieger machen"
Das Baby wird bäuchlings in deinen Armen hin- und hergewiegt. Dabei liegt das Köpfchen schräg auf deinem linken Unterarm, das Bäuchlein auf deiner rechten offenen Hand.

Angst vor Verwöhnung
Manche Eltern befürchten eine Verwöhnung der Babys, wenn sie häufig und sehr rasch auf das kindliche Schreien reagieren. Für die ersten Lebensmonate trifft dies aber nicht zu. Im Gegenteil:
Säuglinge bis zum Alter von sechs Monaten, die rasch besänftigt werden, schreien in den kommenden Monaten weniger!
Bei Frühgeborenen zähle ab dem errechneten, nicht ab dem tatsächlichen Geburtstermin! Erst ab dem sechsten Lebensmonat kommt es zu einem Gewöhnungseffekt. Von da an kann das rasche und häufige Reagieren auf kindliches Schreien nicht zu einer Abnahme, sondern zu einer Zunahme des Schreiens führen: Das Baby lernt und weiß bald, wie es etwas erreichen kann.

Vermeide auf jeden Fall Beruhigungsmedikamente!
Üblich dosierte Beruhigungsmedikamente vermindern das Schreien nicht, sondern beeinträchtigen das kindliche Verhalten,

seine Aufmerksamkeit und motorische Aktivität. Bei hoher Dosierung der Mittel, die zu einer starken Beruhigung der Kinder führen, ist sogar eine Beeinträchtigung der Hirnentwicklung nicht auszuschließen (Prof. Largo: Babyjahre*).

Ein Ende der Schreizeit ist abzusehen
Nach drei Monaten (bei reif geborenen Kindern) sind in den meisten Fällen die großen Schreiattacken vorüber. Sehr selten dauern sie sechs Monate. Bei Frühgeborenen zähle ab dem errechneten Geburtstermin. Bis dahin solltest du auch etwas für dich tun, um die Nerven zu behalten: Richte es wiederholt ein, eine halbe Stunde spazieren zu gehen, während du eine tüchtige Helferin zu Hause hast. Oder trinke mit einer Freundin zusammen einen Kaffee. Der kleinste Tapetenwechsel gibt dir etwas Abstand, mit dem du die paar Monate Schreizeit besser überstehen wirst.
➤ *Siehe das Kapitel „Du selbst. Baby-Blues." S. 267*

Feste Nahrung

Kinder können auf vielerlei Weise ernährt und zum Essen erzogen werden. Es gibt kein Patentrezept, das für alle Mütter und Kinder gleichermaßen gilt. Wie auch immer Eltern dazu stehen: Wir sind diejenigen, die schon früh im Leben unserer Kinder den Grundstein für deren späteres Essverhalten legen.

Wann zufüttern?
Immer wieder schaffen es Mütter, ihre Drillinge sechs Monate lang voll zu stillen. Für sie gilt, was die 'La Leche Liga International' (LLL) dazu im 'Handbuch für die stillende Mutter'* schreibt: „Heute wird durch die medizinische Forschung bestätigt, dass für ein gesundes Baby Muttermilch während der ersten sechs Monate die perfekte Nahrung ist. Deshalb besteht normalerweise kein Grund, einem voll gestillten Baby innerhalb dieser Zeit irgendeinen Zusatz zu geben. - Wahrscheinlich wird Ihr Baby Sie wissen lassen, wann es soweit ist: Schauen Sie auf Ihr Kind, nicht auf den Kalender. - Irgendwann um den sechsten oder siebten Monat herum, wenn die meisten Babys zu zahnen beginnen, entwickelt sich der natürliche Kau- und Beißimpuls Ihres Babys. Sein Mund und seine Zunge sind jetzt für diese neuen Fertigkeiten bereit. Sein

Verdauungssystem verträgt jetzt neue Nahrungsmittel. Wir führen dann feste Nahrung ein, wenn die Bedürfnisse unseres Babys, seine Geschicklichkeit und seine Fertigkeiten das logisch erscheinen lassen."

➤ *Siehe Kapitel „Stillen oder Flaschenfütterung?"*

Im Allgemeinen gilt:

▉ *In den ersten vier Lebensmonaten* werden die Babys ausschließlich mit Muttermilch oder mit Säuglingsmilch aus der Flasche ernährt. Frage deinen Kinderarzt, wann und wie viel Obstsaft du zufüttern sollst.

▉ *Zwischen vier und zwölf Monaten* wird immer mehr Breinahrung gegeben.

▉ *Zwischen acht und zwölf Monaten, spätestens im zweiten Lebensjahr* können die Kinder von der Familienkost der Erwachsen ernährt werden.

Interessant ist dazu eine weitere Feststellung der La Leche Liga International: „Gleichzeitig mit der Flaschenernährung der Babys entwickelte sich die Mode, den Babys *immer früher* feste Nahrung zuzufüttern. Diese Entwicklung wurde - und wird - von der Babynahrungsindustrie vorangetrieben und gefördert. Müttern wird der Eindruck vermittelt, dass es ein großer Vorteil sei, möglichst früh feste Nahrung zu füttern - also Gläschen zu kaufen!"

Was zufüttern?

Die meisten Mütter füttern die fertige Gläschen-Kost gern. Das ist zwar sehr teuer, aber bequem. Dadurch haben sie mehr Zeit für ihre Babys, als wenn sie selbst kochen. Manchen Eltern gelingt es, eine Patenschaft von einer Babynahrungs-Firma zu bekommen. Dazu müssen sie höflich darum bitten und dem Schreiben Fotos und Geburtsurkunden von ihren Mehrlingskindern beilegen. Wenn ein Kinderarzt die Sache befürwortet, ist es noch besser. Vielleicht findet sich für die Gläschen-Kost auch ein Sponsor über die Stadt oder die Gemeinde - oder du bekommst Rabatt im Großhandel. Das ist alles nicht selbstverständlich, aber versuche es. Die Adressen der Firmen schreibe dir von den Gläschen im Supermarkt ab.

Adressenlisten dürfen aus Wettbewerbsgründen nicht herumgereicht werden.

Wesentlich billiger ist es natürlich, die Babynahrung selbst herzustellen. Ein Kunststück ist es auch nicht, wenn du einen Mixer (Zauberstab) oder eine Küchenmaschine besitzt. Karotten und anderes Gemüse lassen sich sehr gut in großen Mengen vorkochen und gleich in passende Portionen für je drei Babys einfrieren. Ebenso ist es mit Mischkost, Fleisch-, Geflügel-, Reis-, Nudelbeimischungen und Fruchtbrei. Denke dabei an deinen 'Wunschzettel für Freunde und Helfer', wenn dir Hilfe als Geschenk angeboten wird. Nimm alle Angebote an!

Du kannst dadurch das Füttern von Gläschen-Kost auf ein Minimum beschränken - oder ganz darauf verzichten. Das klappt besonders gut, wenn du es schaffst, deine Babys lange Zeit mit Muttermilch voll zu ernähren. Allmählich kannst du sie dann von der Brust direkt an die allgemeine Familienkost gewöhnen. Diese muss anfangs fein zermahlen sein. Doch bald kann die Konsistenz gröber werden, wenn die Babys begeistert mit den Fingern essen und die gleiche Nahrung vertragen wie der Rest der Familie.

Wie Füttern?
Wenn du allein die Babys fütterst, setze sie in eine Reihe vor dir in ihre Babywippen. Benütze eine einzige Schüssel, einen einzigen Teelöffel und füttere sie reihum. Du wirst staunen, wie schnell das geht! Der Futterneid sorgt dafür, dass alle Kinder ihre Schnäbelchen rasch wieder öffnen.

Als meine Drei gerade sicher stehen konnten, stellte ich sie manchmal zum Füttern in einem Gitterbettchen nebeneinander auf. Dann hielten sie sich an der Querstange fest und hampelten überhaupt nicht herum - wie sonst in ihren Stühlchen. (Babywippen besaß ich nicht.)

Anschnallen ist notwendig
Sobald du hohe Kinderstühle benutzt, müssen die Babys darin festgeschnallt werden. Du kannst unmöglich drei lebhafte, zappelige

Kinder beim Füttern ununterbrochen im Auge behalten. Ein Unfall durch Herausrutschen oder Hinausklettern ist blitzschnell passiert. Ich habe es leider erlebt, und das war schrecklich (mit Bewusstlosigkeit, Erbrechen...)

Manche 'älteren' Babys lenken sich gegenseitig sehr ab und werfen Essen zum Spaß herum. In diesem Fall empfehlen einige Mütter, die Hochstühlchen in Dreieckform aufzustellen, so dass die Kinder einander den Rücken zukehren und sich nicht sehen. Dann muss natürlich jemand beim Füttern helfen! Andere Mütter hüllen lieber ihre Drei in große Handtücher oder Laken ein, so dass die Ärmchen darunter verschwinden.

Auch die Großen wollen essen

Essen - kein Problem, aber das Kochen! Bis sich alles mit den Babys eingespielt hat, finden die Mütter kaum Zeit, etwas 'Richtiges' für die Erwachsenen zu kochen. Wir konnten Nudeln mit Ketchup bald nicht mehr sehen. Da kam Großvater auf die Idee, 'Essen auf Rädern' für die Übergangszeit zu organisieren. Das war eine tolle Erleichterung für mich und eine Abwechslung für die Familie in den ersten Wochen!

Auch heute kannst du 'Essen auf Rädern' beim ASB (Arbeiter-Samariter-Bund) oder beim DRK bestellen. Bei Großküchen von Krankenhäusern und Altenheimen lohnt es sich ebenfalls anzufragen, ob eine Sonderregelung für die Übergangszeit vereinbart werden kann.

Vor allem lege dir einen Vorrat von tiefgefrorenen, vorgefertigten Nahrungsmitteln an. Deine Kühltruhe - oder besser ein Gefrierschrank - sollte so groß sein, dass Berge von Gemüse, Fisch, Fleisch, Pizzen, Brot und anderen Backwaren darin Platz haben. Das erspart dir häufiges Einkaufen, und das Kochen wird weniger zum Problem.

Der herumfahrende 'Eismann-Tiefkühl-Heimservice', 'Bofrost' oder andere Firmen (siehe Telefonbuch Gelbe Seiten) füllen gern und regelmäßig deinen Gefrierschrank.

Das Geschenk einer Mahlzeit

Trotz des Tiefkühl-Heimservices nimm es an, wenn dir Verwandte und Nachbarn Essen kochen, Salat putzen, Möhren schneiden oder einen Kuchen backen wollen. Denn nichts ist so lecker wie frisch zubereitetes Essen. Sage es deinen Freundinnen und Freunden, wie sehr sich deine ganze Familie über jede liebevoll gekochte Mahlzeit freut. Die kleinste Unterstützung beim Kochen ist ein ganz persönliches Geschenk für dich und die Deinen!

➤ *Siehe Kapitel „Wunschzettel für Freunde und Helfer"*

Geschwister brauchen mehr als Essen

Geschwister brauchen Sicherheit

In diesem Kapitel sind die Wurzeln meiner Sorgen und Bemühungen um *A*-ntworten, *B*-eistand und *C*-hancen verborgen, die zur Gründung des ABC-Clubs führten. Es ging damals - es geht heute - um die guten Beziehungen zwischen Eltern und Kindern - und der Geschwister untereinander. Es geht auch um Eifersucht und Aggressionen, die bei der Geburt eines neuen Geschwisters auftauchen.

Alles bringt große Veränderungen in das Leben einer Familie, besonders für das 'ehemalige' Einzelkind. Bei einer Mehrlingsgeburt gilt das doppelt und dreifach. Für Eltern ist es nicht einfach, immer richtig auf das merkwürdige Verhalten der verunsicherten älteren Kinder zu reagieren. Drillingseltern sind anfangs erst recht nicht in der Lage, den Bedürfnissen ihrer älteren Kinder gerecht zu werden. Trotzdem ist es möglich, den Kindern 'mehr als Essen' zu geben. Sie brauchen vor allem die Sicherheit. Dazu im Folgenden Erfahrungen und Tipps von Drillingsmüttern.

Keine Probleme mit der Eifersucht

Manche Mütter sagen, sie hätten keine - oder nur kurzzeitig - Probleme mit der Eifersucht ihres älteren Kindes nach der Geburt der Drillinge gehabt. Im jungen Alter der Kinder sei ihnen nichts Besonderes unter den Geschwistern aufgefallen. Das ist erfreulich und kann Schwangere im Blick auf ihre Zukunft sehr ermutigen. Trotzdem sollten alle 'drillingsschwangeren Eltern', die schon mindestens ein Kind haben, sich einmal mit den Berichten in diesem Kapitel befassen. *Vorbeugen ist leichter als Heilen!*

Signale der Unsicherheit

Die meisten Kinder - aber nicht alle - freuen sich auf Geschwister als zukünftige Spielkameraden. Doch mit der Ankunft von drei Babys bricht für die jahrelang sehr beachteten Einzelkinder die alte Welt zusammen. Alle Menschen interessieren sich plötzlich nur noch für die Drillinge! Einzelgeschwister werden kaum bemerkt. Erstgeborene sind tief enttäuscht von der Mutter, die sie früher ganz allein für sich hatten. Der Sturz aus dem Mittelpunkt des elterlichen Interesses ist fürchterlich. Die Kinder fühlen sich im Stich gelassen, ungeliebt und minderwertig. Ihre Unsicherheit, die Angst vor dem Liebesverlust der Eltern, besonders der Mutter, äußert sich in vielfältiger Weise. Bei manchen Kindern kommt es zu Störungen im Essverhalten, bei vielen zum Rückfall in die Kleinkinderzeit. Dazu gehören Daumen- und Schnullerlutschen, Bettnässen, der Wunsch nach Windel und Flasche. Nasse Höschen und Einkoten sind sogar bei Schulkindern nicht selten, von Schulschwierigkeiten ganz zu schweigen. Andere Kinder fangen an zu grimassieren oder entwickeln Tics wie Augenzwinkern usw. Natürlich spielen das Alter und die Persönlichkeit eines Kindes ebenfalls eine Rolle. Bei Großfamilien ist die Lage etwas anders: Die ältesten Kinder haben bereits Übung mit der 'Entthronung', die auch als Chance für die Entwicklung gesehen werden kann. Die Ankunft der drei Babys wirkt sich hier eher verunsichernd auf das 'Nesthäkchen', das jüngste Kind, aus.

Der Notruf Eifersucht - und die Aggressionen

Was ist Eifersucht? Im 'Brockhaus' steht: „Es ist das leidenschaftliche Streben nach Alleinbesitz der emotionalen Zuwendungen einer Bezugsperson - mit Angst vor jedem möglichen Konkurrenten." Manche Geschwisterkinder entwickelten die Eifersucht schon vor der Geburt der Drillinge. Selbst bei liebevoller Vorbereitung konnten sie sich nicht auf das große Ereignis freuen. Im Gegenteil. Es brodelte in manchem Kind und es entstand - Wut. Hatte die Mutter zu viel von den Babys geredet? Wie es auch sei: Nach der Geburt will manches Kleinkind die neuen Geschwister zurück in die Klinik tragen und verschenken - oder es wünscht ihnen gar den Tod. Es ist falsch, über solche Äußerungen zu lachen, wie es immer wieder geschieht. Die Eltern sollten die Gefühle ihres Kindes sehr ernst nehmen - und die Babys davor schützen. Aus Wut und Eifersucht hat schon manches Erstgeborene seinem neugeborenen Geschwister in einem unbewachten Augenblick etwas Schlimmes angetan. Eifersüchtige Kinder können unausstehlich sein. Wenn ein Zwei- oder Dreijähriger seine Mutter 'haut' und tritt, ist es für sie sehr schwer, nicht wütend zu werden, nicht auszurasten und ihr Kind lieb zu behalten. Sie sollte das Kind dennoch ruhig und streng zurechtweisen - und bei der nächsten Gelegenheit in den Arm nehmen. Es will spüren, dass es im Grunde bedingungslos geliebt wird.

Schlimm ist es auch, wenn Kinder die angestauten Aggressionen, ihre 'Wut im Bauch' nicht nach außen richten, sondern gegen sich selbst. Sie wollen Mutter und Vater nicht ärgern, sondern weiterhin gefallen. So fangen sie in ihrer Not an, sich selbst zu beschädigen. Die Eltern können sich die Zusammenhänge oft gar nicht erklären. Auf der Liste der Selbstbeschädigungen stehen: Fingernägel knabbern, Haare ausreißen, den Kopf an die Wand (das Bett) schlagen, Haut an den Fingern abreißen, Aufkratzen von Wunden, Zerbeißen der inneren Wangenhäute, Zähneknirschen u. a.

Erfahrungsberichte von Müttern
Eine sehr typische Situation

Eine Drillingsmutter mit dreijährigem Einzelkind schreibt: „Der wirkliche Verlierer bei unserer Situation war unsere ältere Tochter. Drei Jahre lang hatte sie unsere ungeteilte Aufmerksamkeit. Dann verschwand ihre Mutter in der Klinik - und als sie zurückkam, war die Welt anders. Alles drehte sich in den Gesprächen der Eltern, der Großeltern und der Nachbarn nur noch um die neuen Babys. Ich versuchte täglich - trotz einiger Stunden auf der Intensivstation bei meinen Babys - irgendwie Zeit für meine ältere Tochter zu finden. Doch dann kamen die Babys nach Hause: zunächst zwei, schließlich das dritte. Nun bemühten sich besonders mein Mann und die Großeltern sehr nett um unsere Tochter. Aber die wurde doch wieder Bettnässer, lutschte am Daumen, zog sich zurück und wollte kaum mit jemandem sprechen. Ich fühlte mich sehr hilflos und schuldig. Es dauerte etwa sechs Monate, bis sich unsere Tochter wieder sicher fühlte. Jetzt ist sie unser fröhliches kleines Mädchen wie zuvor und eine wirkliche Hilfe bei der Betreuung der Babys."

Eltern sind auch 'nur' Menschen

Eine andere Mutter schildert die Lage so: „Trotz Einbeziehung unseres Sohnes in meine Schwangerschaft gab und gibt es Schwierigkeiten, bei denen wir selbst oft Schuld hatten. Wir waren mit unseren Drillingen vollauf beschäftigt. Wir mussten Tag und Nacht alle drei Stunden füttern, und wie viele andere Arbeiten gab es noch! Da kam es schon bei Kleinigkeiten oft zu starken Wutausbrüchen unseres älteren Sohnes. Mein Mann und ich waren viel zu übermüdet, um uns noch intensiv mit unserem Jungen zu beschäftigen, wenn die Kleinen mal schliefen. Es kam auch vor, dass wir ihn unsere Aggressionen spüren ließen. Das tat uns im Nachhinein dann sehr leid. Ich möchte damit zum Ausdruck bringen, wie schwer es für ältere Geschwister ist, plötzlich drei Geschwister auf einmal zu bekommen. Die Eltern fallen praktisch wegen der vielen Arbeit für das ältere Kind ganz aus. Für unseren Sohn und besonders für mich war das sehr schmerzlich. Inzwischen hat es sich sehr gebessert."

Bei Überforderung Hilfe holen

„Nicht resignieren. Bei Überforderung Hilfe holen!", rät eine andere Mutter, und auch ihre Geschichte ist kein Einzelfall: „Unsere vierjährige Tochter Ines hatte gravierende Probleme nach der Geburt der Drillinge. Sie zog sich total von mir zurück. Ich durfte sie zeitweise nicht berühren, und sie wandte sich ganz meinem Mann zu. Dann versuchte sie, die Aufmerksamkeit sowohl positiv als auch negativ auf sich zu ziehen. Sie reagierte oft aggressiv, zerstörerisch. Die Aufnahme in den Kindergarten empfand ich als Entlastung, weil die Pflege der Drillinge mich total vereinnahmte. Aber unsere Tochter fühlte sich richtig abgeschoben und versuchte nun, die Gruppenleiterin als Ersatzmutter mit Beschlag zu belegen. Dadurch entstand Eifersucht bei den anderen Kindern und das soziale Verhalten der Gruppe wurde völlig durcheinander gewirbelt. Nachgeben, Unterordnen, andere Kinder neben sich respektieren, Freundschaften knüpfen - das fiel Ines schwer.

Da zogen wir einen Kinderarzt und Psychologen zu Rate, waren sogar in der Kinderpsychiatrie. Ihrer Meinung nach waren die Reaktionen unserer Tochter völlig 'normal'! Sie müsse alles erst verarbeiten... Nach zwei Jahren wurde das Mutter-Tochter-Verhältnis wieder besser. Ich ging mit den Drillingen streng und diszipliniert um, d.h. sie wurden zum Mittagsschlaf gelegt und ich unternahm währenddessen mit meiner Tochter alleine etwas: Radfahren, Malen, Herumstöbern in der Natur. Mit Beginn der Einschulung wurde unser Verhältnis noch besser. Aber dann gab es eine neue Entdeckung: Ines lernt allein freiwillig überhaupt nichts. Ich muss ständig hinterher sein. Sie ist ein sehr unruhiges Kind, kann nicht still sitzen und nicht ausdauernd spielen. Deshalb wurde eine Beschäftigungstherapie eingeleitet. Ihre Drillingsbrüder, die inzwischen auch in den Kindergarten gehen, empfindet sie als störend. Nur derjenige, der eine Lernverzögerung hat und nicht so kann wie er will, wird von ihr akzeptiert.

Es ist nicht einfach, mit der Drillingssituation umzugehen, besonders wenn eine Behinderung seitens der Kinder vorliegt. Ich fühle mich zeitweise überfordert, aber ich resigniere trotz mancher Rückschläge nicht. Ich engagiere mich für die Belange der Kinder, für die rechtzeitige, notwendige Aufklärung über den Umgang mit Geschwisterkindern. Dafür habe ich unsere Geschichte aufgeschrieben."

Spätfolgen

Manche Mütter sagen, das Verhältnis zwischen ihren Drillings- und Einzelkindern habe sich erst in der Pubertät verschlechtert. Da hätte sich die Konkurrenz zwischen ihnen deutlich gezeigt. Andere Mütter erzählen von Schwierigkeiten, großen Unsicherheiten und depressiven Phasen einzelner Kinder beim Erwachsenwerden. Die Ablösung von zu Hause würde bei manchen zum Problem. Psychologen führen solches Befinden und Verhalten der Jugendlichen sehr stark (aber nicht allein) auf emotionale Defizite in der frühen Kindheit zurück. Diese könnten auch durch lange Krankenhausaufenthalte entstanden sein.

Es gibt kein Patentrezept auf die Signale der Unsicherheit. Du solltest aber hinhören, hinschauen und versuchen, Antworten zu geben. Du musst den 'emotionalen Tank' deiner Kinder rechtzeitig auffüllen. Das ist die wichtigste Maßnahme - auch für später. Sie kann deine Kinder stabil gegen alle Arten von Suchten machen.

Versuche, deinen Kindern wieder Sicherheit und Selbstvertrauen zu geben!

Zuwendung gibt's auch in kleinen Dosen! Das Einfachste und Wichtigste ist: Zeige täglich deine Liebe - durch eine kurze Berührung, ein kleines Streicheln, ein liebevolles Wort. Vergiss es nicht vor lauter Stress. So wie du mit den Babys täglich schmust, solltest du deine älteren Kinder (und deinen Ehemann!) täglich mehr als einmal kurz in die Arme nehmen. Es kostet kaum Zeit, deine Kinder täglich (mindestens) einmal zu loben. Das Hauptproblem ist: daran zu denken!!! Der emotionale Tank muss immer gefüllt sein!

Ross Campbell behauptet in seinen Büchern*, jedes Kind brauche ein bestimmtes Maß an emotionaler Zuwendung für seinen emotionalen Tank. (Ein Erwachsener übrigens auch, ist meine Meinung.) Als Eltern haben wir die Aufgabe, den Tank bei unseren Kindern immer wieder aufzufüllen. Wenn er voll ist, ist das Kind glücklich und ausgeglichen. Es ist bereit, in jeder Hinsicht sein Bestes zu geben.

Ross Campbell beschreibt, wie wir die 'Tankfüllung' zusammen mischen sollten: Aus den 'Fünf Sprachen der Liebe'. Sie heißen:
1. „Ich streichle dich"; 2. „Ich lobe dich"; 3. „Ich bin für dich da"; 4. „Ich schenk' dir was"; 5. „Ich helfe dir".

Bei genauem Hinschauen können sich auch gestresste Mehrlingseltern daran halten.

■ *Nimm die 'Flucht zurück in die Kleinkindzeit' ernst!*

Für ein kleines Geschwisterkind ist es wichtig, während der Fütterungszeit der Babys dabei zu sein und auch etwas zu essen zu bekommen. Wenn dein Kind ein Fläschchen wie die Babys haben möchte - gib es ihm! Sogar an die Brust kannst du es nehmen! Es mag von Vorteil sein, mit einem Türgitter den Raum, in dem du fütterst, zu verschließen. Dann bist du sicher, dass sich dein Kleinkind in deiner Nähe befindet und nicht irgendwo allein in der Wohnung herumwuselt.

Vielleicht will dein Kindergartenkind wieder so klein sein wie die Babys und verlangt nach einer Windel. Auch das ist kein Unglück! Ziehe dem Kind die Windel ohne Murren an! Es kommt jetzt alles darauf an, dass sich dein älteres Kind so wichtig genommen und so sicher in deiner Liebe fühlt - wie die Babys!

> Je gelassener du mit der 'Flucht zurück' umgehen kannst, desto eher wird dein älteres Kind entdecken, dass es auch Vorteile hat, älter zu sein und größer zu werden.

■ *Versuche es mit der 'Gleichberechtigung' für alle Kinder!*

Wenn Verwandte zu Hause oder Fremde auf der Straße die Babys besichtigen: Achte darauf, dass die älteren Geschwister nicht ausgeschlossen werden! Stelle sie den Besuchern zuerst vor und lasse sie nacheinander etwas über die Babys erzählen. Umgekehrt solltest du aus Angst vor dem Zu-kurz-kommen deines Einzelkindes nicht in das Gegenteil verfallen: Dränge es nicht krampfhaft in eine neue Mittelpunktrolle, die ihm vielleicht nicht gut tut. Auf die ausgewogene Mischung der Beachtung aller Kinder kommt es an.

Wenn Besucher mit Geschenken für die Babys kommen, sollte auch eine Kleinigkeit für die älteren Geschwister dabei sein. Falls Fremde nicht daran denken - womit du rechnen musst, - lege dir einen kleinen Vorrat mit Winzigkeiten zum Ausgleich an. Eine dauerhafte 'mütterliche Schatzkiste', wie ich sie von meiner klugen Mutter her kannte, bewährt sich in vielen Lebenslagen. 'Klein, aber fein' sollte das Motto für die Geschenkauswahl sein. Wichtig ist, dass durch die kleine Aufmerksamkeit die Liebe vom Herzen für deine Kinder spürbar wird.

■ *'Ich bin für dich da', die dritte Sprache der Liebe.*

'Ich bin für dich da'. Das kann keine Mutter in der ersten Zeit nach der Geburt der Drillinge zu einem älteren Kind sagen. Alle sind traurig darüber. Erst, wenn sich das neue Leben eingespielt hat, wenn Helfer da sind oder dein Ehepartner auf die Babys aufpasst, kannst du es sagen. Dann gehe mit deinem Einzelkind oder mit deinen 'Großen' spazieren. Versuche ein- oder zweimal in der Woche, dich in ein Zimmer zurückzuziehen, um mit einem Kind allein zu spielen und zu erzählen. Zeige dem Geschwisterkind die Aufzeichnungen und Fotos, die du von ihm gemacht hast. Erzähle ihm von seiner Zeit als Baby und von der Arbeit, die du dir um sein Wohlergehen gemacht hast. Natürlich musst du dir einen Plan ausdenken, wann welches Einzelkind 'allein mit Mutti' dran kommt - oder wann du 'nur für die Großen' da sein wirst. Du könntest einmal mit ihnen in den Zoo zu gehen...

Ehrlich gesagt, ich habe mit meinen sechs Kindern solche Pläne in der Babyzeit der Drillinge nie geschafft. Sie blieben Utopie. Bei mir gab`s meistens nur 'Massenabfertigung'.

■ *Großeltern als Bezugspersonen*

Für die Einzelerlebnisse im Sinne 'Ich bin für dich da!' sorgten meine Eltern. Sie waren die Retter in schwieriger Situation. Einmal äußerte mein vierjähriges Kind: „Mit mir lernt keiner!" Das ließen sich die Großeltern nicht zweimal sagen. Sie holten abwechselnd die drei größeren Enkelkinder zu sich zum Spielen, Vorlesen, Singen und zum Lernen kleiner Verse. Das tun Kinder sehr gern, wenn nur ein Erwachsener darauf kommt. Kurz: Die Großeltern sorgten nicht nur für Essen, sondern für die lebensnotwendigen Gemütswerte. Dazu gehörte auch eine Grundlage in religiöser Erziehung, die sehr wichtig und hilfreich für Kinder ist. Omi und Opa halfen, den 'emotionalen Tank' bei den Enkelkindern aufzufüllen.

■ *Freunde des Vertrauens*

Was tun, wenn keine Großeltern in der Nähe sind? Das ist leider oft der Fall. Dann hast du während der Schwangerschaftszeit hoffentlich eine echte 'Ersatzmutter' für dein Erstgeborenes gefunden. Vielleicht gibt es auch eine junge oder ältere Freundin, die als 'Bezugsperson' für dein älteres Kind geeignet ist? Manche alleinstehende Frau will gern im Notfall 'Ersatzoma' sein. Aber nur, wenn dein Kind Vertrauen zu ihr hat, wird es sich nicht abgeschoben fühlen. Auf die gute und beständige Beziehung kommt alles an! Mehr als drei oder vier 'Bezugspersonen' (Eltern eingerechnet) sollte dein Kind nicht verkraften müssen. Der Wechsel tut einem kleinen Kind nicht gut.

▨ *Bitte keine 'Abschiebung'!*

Der Kindergarten oder die Kindertagesstätte können eine sehr große Unterstützung für dich sein. Doch nur, wenn deine Kinder vor der Geburt der Drillinge damit vertraut geworden sind. Sie sollten mit Selbstverständlichkeit und gern dorthin gehen, andernfalls fühlen sie sich abgeschoben. Ich habe das so mit meiner vierjährigen Tochter erlebt. Ich brachte sie täglich weinend in den Kindergarten, in dem ich erst nach der Geburt unserer Drillinge einen Platz ergattert hatte. Die Erzieherinnen sagten mir zum Trost, viele Kinder würden zuerst weinen. Das würde sich geben. Ich müsse nur durchhalten. Doch meine Tochter fühlte sich unverstanden und von mir verstoßen, während ich mich mit den Babys beschäftigte. Eines Tages konnte ich die tägliche Trauer nicht mehr mit ansehen und meldete das Kind vom Kindergarten wieder ab. Sofort wurde es wieder so fröhlich wie zuvor.

▨ *Patenschaften sind eine feine Sache*

Meine drei 'Großen' waren begeistert, als ich für jedes Kind ein Baby aus der Klinik mitgebracht hatte. Ich ernannte sie (sieben, sechs, vier Jahre alt) zu 'Paten' für die drei Kleinen. Sie einigten sich schnell und friedlich, wer welches Baby bekommt. Nach ein paar Tagen tauschten sie noch einmal um, aber dann blieb es während der gesamten Kinderzeit der Drillinge dabei. Die drei großen Geschwister fühlten sich geehrt, wenn jedes seinem 'eigenen' Baby unter Muttis Aufsicht die Flasche geben durfte. Später halfen sie auch beim Windeln und vor allem beim Spazierengehen. Ich hatte nur die Oberaufsicht. - Jeder Pate spielte gerne mit seinem Patenkind. Patenschaften stärken das Selbstvertrauen!

Eltern von Einzelkindern machen es oft entsprechend: Sie bringen aus der Klinik ein Baby für Mama, eines für Papa und eines für ihr 'großes' Kind mit. Das ist eine gute Lösung.

■ *Kinder helfen lassen!*

Schon sehr kleine Kinder können gute, zuverlässige Helfer sein. Selbst das Herbeibringen einer Windel oder das Abwaschen eines Babys, wenn du es in der Wanne hältst, ist echt hilfreich. Deinem älteren Kind vermittelt es das bestätigende Gefühl, nötig und mit in die Arbeit eingebunden zu sein. Dieses Gefühl ist sehr, sehr wichtig, auch für die Selbstsicherheit!

Die Gratwanderung
Zu viel Leistung ist gefährlich

Ein Erfahrungsbericht zum Thema 'Kinder helfen lassen': „Meine kleinste Tochter wollte so groß sein wie ihre älteren Geschwister und der Mutti ebenso bei der Versorgung der Drillinge helfen. Ich nahm jede Hilfe an, obwohl ich eine gewisse Überforderung meiner Kinder sah. Hätte ich den Eifer gebremst, wäre mein Bremsen nicht eine Kränkung gewesen?

Ein paar Jahre später wunderte ich mich über den enormen Ehrgeiz meiner Tochter in der Schule. Obwohl ich ihre Arbeiten super fand und die Lehrerin sehr zufrieden war, forderte sie sich selbst immer bessere Leistungen ab. Sie riss fertige Seiten aus den Schulheften wieder heraus, um alles noch schöner zu schreiben. Ich versuchte, dagegen zu steuern und betonte, wie toll ich ihre Hefte fand. Oft sagte ich: 'Das hast du schön gemacht!', 'Das ist wirklich schön genug!' Aber es nützte nichts. Es ging so weiter, wurde zur Selbstquälerei, die sich niemand so recht erklären konnte. Schließlich ließ ich alles laufen. Ich kümmerte mich nicht mehr um die Schularbeiten und die persönliche Förderung meiner älteren Kinder. Es war mir alles zu viel mit den zweijährigen Drillingen, mit der Wohnungssuche und was nicht alles außerdem... Viele Jahre später musste ich mich um so mehr darum kümmern!"

Kürzlich entdeckte ich ein wichtiges Buch von Dr. Jirina Prekop*: Es geht darin auch um das Wiederfinden von Sicherheit für sehr verunsicherte ältere Geschwister nach der Geburt eines Babys.

Dr. Prekop schreibt: *„Lernte das Kind bei der Geburt eines Geschwisterchens sich nur durch Helfen und Leisten sicher zu fühlen, kann es von einem solchen Verhalten abhängig werden und sich selbst unter Leistungsdruck stellen.*

Wir finden diese Problematik häufig bei Erstgeborenen. Die Eltern handeln in bester Absicht, wenn sie dem Erstgeborenen die Vorteile seiner Überlegenheit bewusst machen, etwa so: 'Das Baby muss noch gefüttert werden, aber du kannst ja schon alleine essen! Das Baby muss getragen und gewickelt werden, aber du kannst ja schon alleine laufen und gehst auf die Toilette!' Die zur Ersatzsicherheit gewordene Leistungsfähigkeit muss aufrecht erhalten werden. Ist sie einmal wegen einer Kleinigkeit in Frage gestellt, bricht die ganze Ersatzsicherheit wie ein Kartenhaus zusammen. ...Der gut gemeinte Rat der Eltern kehrt sich für das Kind in eine Qual um: in einen Leistungsdruck, unter den sich das Kind selber setzt, um auch geliebt zu werden."

Die drei 'großen' Kinder (acht, sieben, vier Jahre alt) dürfen der Mutter helfen, ihre Drillingsgeschwister zu füttern.

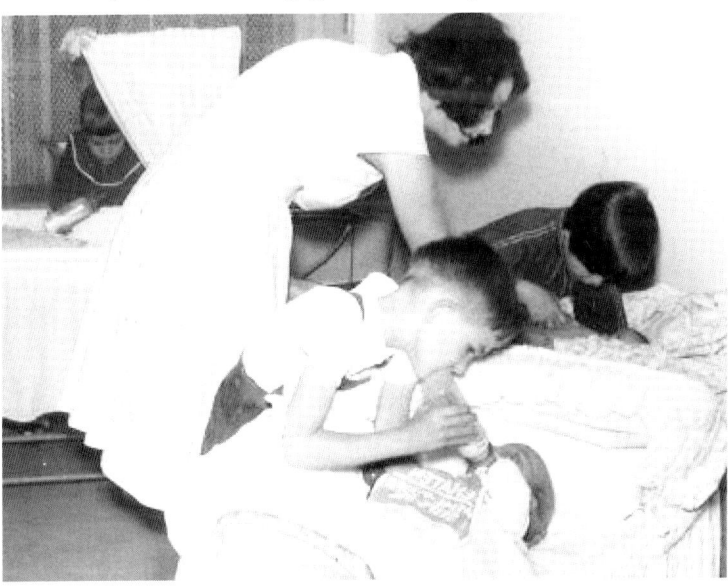

Pflegeleichte, Sorgen- und Förderkinder

Sie leben miteinander und nebeneinander in der Drillingsgruppe -
oder in einer noch größeren Kinderschar: die pflegeleichten, die
Sorgen- und die Förderkinder. Alle Eltern, vor allem die Mütter,
müssen mit den verschiedenen Bedürfnissen ihrer Kinder zurecht
kommen. Doch mehrere Frühgeborene, Krankheit und Behinderung in der Familie bringen eine Mutter sehr schnell an die
Grenzen ihrer Belastbarkeit. Ihre Kraft und ihre Aufmerksamkeit
reichen oft nicht mehr für die Bedürfnisse der gesunden, pflegeleichten Kinder aus. Notlösungen und kluges Handeln sind angesagt.
➤ *Siehe Kapitel „Geschwister brauchen mehr als Essen"*

Förderkinder

Genau genommen ist jedes Kind ein Förderkind. Unabhängig von
Krankheit, Gesundheit oder Behinderung möchten wir als Eltern,
Großeltern und andere Bezugspersonen die Entwicklung aller un-
serer Kinder fördern: durch miteinander Sprechen, Vorlesen, Ma-
len, Basteln, Singen, Turnen, Schwimmen und dergleichen.
Auch wenn die Frühgeburt keinen sichtbaren Schaden hinterlassen

hat, verordnet der Kinderarzt den meisten Frühchen nach der Entlassung aus der Klinik 'therapeutische Frühförderung'. Sie soll helfen, Entwicklungsverzögerungen oder -defizite unreif geborener Babys aufzuholen. Störungen in der Motorik und/oder Koordination sollen beseitigt, kognitive Fähigkeiten entwickelt und gefördert werden. Für die Mütter bedeutet das, zwei- bis dreimal täglich je ca. 20 Minuten pro Kind krankengymnastische Übungen durchzuführen. Sie lernen die Übungen und spezielle Pflegetricks von den Krankengymnastinnen.

Frühchen brauchen mehr Förderung als regelrecht geborene Kinder.

Die sanfte, aber anspruchsvolle Bobath-Therapie oder die aggressive Vojta-Gymnastik gehören sozusagen zum normalen Alltag einer Mutter von Frühgeborenen. Je früher und konsequenter sie die Übungen durchführt, desto besser kann der Erfolg sein. Manche frühgeborenen Drillingskinder unterscheiden sich bald nicht mehr von reif geborenen Einzelkindern. Welche Therapie über welchen Zeitraum mit den Kindern geübt werden soll, entscheidet der Kinderarzt. Er kann dir auch ein Rezept oder ein Attest schreiben, damit eine mobile Therapie, d. h. eine Krankengymnastin, zu dir ins Haus kommt.
Nicht immer lassen sich gesundheitliche Störungen und Defizite durch Frühförderung erfolgreich therapieren. Im Einzelfall ist nicht voraussagbar, ob die Folgen einer sehr frühen Geburt vollständig behoben werden können oder nicht. Diese Unsicherheit ist einerseits eine große seelische Belastung für die Eltern, andererseits bleibt die Hoffnung auf Besserung. Es ist immer wieder erstaunlich, wie Frühchen, die als 'eine Hand voll Leben' geboren wurden, ihre Entwicklungsdefizite aufholen. Ich weiß es von Erwachsenen, die trotz anfänglicher Startschwierigkeiten befriedigende Lebensziele erreichten.

Sorgenkinder
Manche Frühchen behalten infolge Sauerstoffmangels, Hirnblutungen, Infektionen und anderen Komplikationen vor oder nach der

Geburt gesundheitliche Beeinträchtigungen und Behinderungen zurück. Eine längere künstliche Beatmung mit der zum Überleben notwendigen höheren Sauerstoffkonzentration kann zu Augenschäden führen - bis hin zur Blindheit.

Die Betroffenen und ihre Familien lernen allmählich, das Leben trotzdem lebenswert zu gestalten. Keine leichte Aufgabe, mit der die Familien nicht allein stehen sollten! Aber eine allgemeine Scheu und Hilflosigkeit verhindern oft, dass Eltern mit gesunden Kindern auf Familien mit Behinderten zugehen - und umgekehrt. So kommt es, dass sich manche Familie isoliert fühlt. Der ABC-Club bemüht sich deshalb sehr, Kontakte anzuregen und spezielle Erholungsmaßnahmen für Familien mit behinderten Mehrlingskindern zu organisieren. Diese 'Freizeiten' werden sehr gern angenommen. Sie bieten Gelegenheiten zum Erfahrungsaustausch und zum gemeinsamen Bearbeiten wichtiger Themen, zum Beispiel die Integration behinderter Kinder in der Schule.

Eine Mutter von behinderten Mehrlingskindern schrieb uns: „Ich wünsche mir Kontakt zu Eltern mit mehreren behinderten Kindern, zu Eltern, die dadurch in eine Ehekrise gekommen sind. Der Gedankenaustausch gäbe mir Auftrieb in Stunden der Verzweiflung. Alle meine Kinder liebe ich, jedes für sich allein habe ich in mein Herz geschlossen. Aber ich merke oft: alle auf einmal - das steigt über meine Grenzen."

„Werde ich aus dem nie endenden Arbeits- und Sorgenkreis je wieder herauskommen?" fragte eine andere, junge Mutter eines behinderten Kindes. „Doch, ja", antworteten die älteren Mütter, die ihre Wege trotz allem gefunden haben.

Pflegeleichte Kinder
Pflegeleichte Kinder nenne ich diejenigen, mit denen die Eltern leicht zurecht kommen. Sie fallen weder durch körperliche noch durch Verhaltensschwierigkeiten auf. Sie können sich selbst gut beschäftigen. Sie fügen sich meist wie gewünscht in der Familie, später im Kindergarten und in der Schule ein. Innerhalb und außerhalb der Mehrlingsgruppe findest du die 'Pflegeleichten'. Ihre

überlasteten Eltern sind froh, dass bei diesen Kindern alles so gut läuft und sie sich nicht 'extra' darum kümmern müssen. Ihre knappe Zeit brauchen sie, um das kranke, behinderte Kind zu fördern. Die Gefahr ist groß, die emotionalen, speziellen Bedürfnisse des pflegeleichten Kindes ganz zu übersehen... bis zum Tage X. Das ist der Tag, an dem das kleine, pflegeleichte Drillingskind plötzlich anfängt, zu grimassieren oder mit einem anderen Tic die Aufmerksamkeit der Eltern einzufordert. Auch mit den Signalen der 'Selbstbeschädigung' können Eltern konfrontiert werden: Kopf anschlagen, Haare ausreißen usw. Größere Kinder fangen an, Fingernägel zu beißen, dauernd Hände zu waschen, übertriebenen Ehrgeiz zu entwickeln usw. Kurz: Im Endeffekt antworten pflegeleichte Kinder auf mangelnde Zuwendung mit den Verhaltensstörungen, wie ich sie im Kapitel „Geschwister brauchen mehr als Essen" beschrieben habe.

Oft werden die ersten Signale der Selbstbeschädigung von den Eltern kaum wahrgenommen und erst recht nicht gedeutet. Aber spätestens mit dem Einsetzen der Pubertät kommen die Defizite aus Kindertagen wieder zum Vorschein. Ich kenne Beispiele, in denen gerade die ehemals pflegeleichten Kinder aus belasteten Familien psychische oder schwere psychosomatische Erkrankungen in der Pubertätszeit entwickelten.

Die Mütter

Ihre Lage ist schwierig. Schon für die Grundversorgung einer Familie mit drei Babys brauchen Mehrlingsmütter sehr viel Zeit und Energie. Zusätzliche Zeit ist nötig für die tägliche Gymnastik-Therapie, um die Entwicklungsdefizite der Frühgeborenen auszugleichen. Noch viel mehr Zeit ist erforderlich für die Pflege eines behinderten oder sehr kranken Kindes. Auch eine chronische Erkrankung zählt dazu. Was kann unter solchen Umständen an mütterlicher Zuwendung für die gesunden, pflegeleichten Geschwister übrig bleiben? Der Ehepartner ist auch noch da! -

Einige Psychologen behaupten, Mehrlingsmütter würden sich emotional viel mehr den gesunden als den behinderten, kranken Kindern zuwenden. Der Grund sei: Sie bekämen von den gesunden

Kindern mehr 'Echo' zurück. Ich kenne das Umgekehrte: Mütter kümmern sich bewundernswert um ihre behinderten und kranken Kinder. Sie tun es so ausgiebig, dass sie kaum Zeit und Kraft für den Rest der Familie übrig haben - und schon gar nicht für sich selbst. Wie dem auch sei: Zwangsläufig kommt jemand zu kurz, nicht nur emotional.

> Zuwendung gibt's auch in kleinen Dosen! Das Einfachste und Wichtigste ist: Zeige täglich deine Liebe. Du kannst sie regelmäßig geben, um den 'emotionalen Tank' deines Kindes niemals leer werden zu lassen!

Was tun?

Jede Mutter muss selbst entscheiden, wie sie ihre Kräfte in der Familie (einschließlich sich selbst) aufteilen will. Dabei sollte sie darüber nachdenken, ob die Verteilung ihrer Kräfte ausgewogen ist. Ausgebrannte Mütter sind weder für sich selbst noch für andere begehrenswert.

Halte dich an alle Tipps der Drillingsmütter im Kapitel „Geschwister brauchen mehr als Essen" und setze sie um!

Außerdem müssen Hilfen aller Art für Mütter und Kinder praktisch und politisch mobilisiert werden. Auch das Müttergenesungswerk sollte stärker für Mehrlingsmütter herangezogen werden.

➤ *Siehe auch Kapitel „Hilfen im Haushalt und überall"*

Du selbst. Baby-Blues.

Die Euphorie

Erinnerst du dich an die große Euphorie direkt nach der Geburt, die so richtig beschwingte? Oder konnte der hormonell bedingte Zustand nicht so recht zur Auswirkung kommen durch die Sorgen und Ängste um deine Frühchen? Ich erinnere mich genau an die Hochstimmung und meine 'Aufgedrehtheit', die nach der Drillingsgeburt dreimal so heftig ausfiel wie nach jeder Einzelgeburt. Dadurch ging ich meiner Umgebung sicherlich auf die Nerven. Aber für mich war es eine schöne Zeit.

Baby-Blues, Heultage, Wochenbettdepression

Nach einigen Tagen weicht die Euphorie dem Gefühl der Ernüchterung. Manche Frauen brauchen etwas mehr Zeit, um wieder Boden unter den Füßen zu bekommen. Bei vielen Müttern - nicht bei allen! - folgt dann der Baby-Blues, auch Heultage genannt, eine mehr oder weniger starke depressive Verstimmung. Ihre Zeichen sind Weinerlichkeit, Reizbarkeit, Schwarzseherei, Hoffnungslosigkeit, Konzentrationsschwäche - und eine seelisch-körperliche Leistungsschwäche. Nach einigen Tagen ist der Zustand vorüber. Bei Mehrlingsmüttern käme er häufiger vor, behaupten kanadische

Drillingsmütter, aber ich kann es nicht bestätigen. Früher nannte man den Zustand 'Wochenbettdepression'. Doch bei den meisten Frauen handelt es sich nicht um echte Depressionen. Es sind 'nur' die Folgen der hormonellen Umstellung, die sich in den Berg- und Tal-Stimmungen auswirkt. Nach kurzer Zeit sollten sich die Hormone wieder eingependelt und die Stimmung normalisiert haben.

> Wenn die 'schlechten Gefühle' und die seelisch-körperliche Leistungsschwäche über längere Zeit anhalten, frage unbedingt deinen Arzt! Eine echte Wochenbettdepression (Wochenbettpsychose) muss behandelt werden!

Fängt der Zustand der schlechten Gefühle erst Monate nach der Geburt der Babys an, könnte er weniger mit Hormonen als mit allgemeiner Erschöpfung zu tun haben. Frage deinen Arzt!
Hab` kein schlechtes Gewissen wegen deiner 'miesen Stimmungen', sondern gestehe dir ein bisschen Traurigkeit und ein paar Tränen zu. Gönne sie dir, denn schließlich nimmst du ja tatsächlich Abschied von deinem bisherigen Leben ohne Drillinge, in dem alles ganz anders war. Mach' dir nichts vor: Es ist so!

Ambivalente Gefühle sind normal
Ambivalente Gefühle sind in der neuen, ungewohnten Situation ganz normal. Du trauerst einerseits noch um deinen zuvor leidenschaftlich ausgeübten Beruf, der vorläufig in weite Ferne gerückt ist. In ihm war alles so berechenbar - er ließ dir viel Spielraum für eigene Unternehmungen. Andererseits bist du glücklich, dass du überhaupt Kinder bekommen hast, was heute nicht mehr selbstverständlich ist. Außerdem ist die Geschwisterfrage gleich mit gelöst! Du liebst deine Kinder und findest sie süß. Was macht es da, dass jetzt deine alten Maßstäbe nicht mehr gelten? Du wirst dich an die neuen gewöhnen.

Ein Ort für dich - für Kinder tabu
Bald wird es frustrierend sein, ständig in Unordnung zu leben. Wie ordentlich du im Grunde auch sein magst: Eine muntere Kinderschar - nicht drei liegende Babys - wird ihre Spielsachen unaufhörlich in der ganzen Wohnung verteilen. Sie wird sich keineswegs auf

ein Spielzimmer beschränken. Sieh dann zu, dass ein Raum in Ordnung - und im Allgemeinen tabu für die Kinder bleibt. Dorthin ziehe dich kurz zurück, ehe du mit den Nerven am Ende bist, um dich wieder zu beruhigen. Nutze den Ort auch, wenn du dich einem von deinen Kleinen besonders zuwenden willst! Trotzdem ist es schwer, zuerst das Schreien der anderen Kinder (beim Babysitter in der Ferne), ihre Sehnsucht nach dir, zu ertragen. Du spürst ständig, dass du nie genug Zeit für jedes einzelne Kind hast, obwohl du alle Kinder vorbehaltlos liebst.

Suche Gleichgesinnte zur Aussprache
Viele Umstände, - die chronische Müdigkeit, die Enttäuschungen und Schwierigkeiten in der Beziehung zu deinem Partner, zu den Babys und zu den älteren Kindern können dich zur Verzweiflung bringen. Eine Aussprache mit anderen Eltern wird dir sehr hilfreich sein. Eltern von Zwillingen, Drillingen, Vierlingen werden deine Gefühle sofort verstehen, auch Eltern von drei Einzelkindern in geringem Abstand. Rufe sie an!!!

Du musst mal raus
Du kannst nicht zu Hause festgebunden bleiben, bis deine Drillinge laufen gelernt haben. Das würde sich sehr negativ auf deine Stimmung und auf das Familienklima auswirken. Du brauchst ein paar Stunden in der Woche für dich zum Auftanken - und wenn es zunächst nur der Gang zum Friseur oder ein sehr begrenzter Einkaufsbummel ist. Ebenso nötig ist eine gemeinsame Zeit für dich mit deinem Partner zusammen. Aber dazu musst du eine zuverlässige Vertretung für dich suchen.

Eine Vertretung für dich
Versuche, ein oder zwei zuverlässige Frauen bzw. Babysitter zu finden über folgende Möglichkeiten: Mütterbüro, Notmütterdienst, Tagesmüttervermittlung, Hausfrauenbund, Nachbarschaft, Freiwillige eurer Kirche oder Gemeinde, Oma-Vermittlung, Arbeitsamt, Studentenvermittlung, Gymnasium - und Zeitungsinserate. Du solltest die Frauen rechtzeitig einführen und öfter in der Familie haben. Eure Kinder brauchen Zeit, um sich an neue, aber beständige, immer gleiche Betreuer zu gewöhnen.

Der gemeinsame Abendspaziergang

Halte mit deinem Partner zusammen einen Abend in der Woche für eine kleine Unternehmung frei, die euch beiden Spaß macht. Die einfachste Sache der Welt ist ein gemeinsamer Abend-Spaziergang. Er ist so empfehlenswert, weil er ein ungestörtes Gespräch ermöglicht und erholsam ist. Das komfortable Essengehen ist nicht immer die beste Lösung. Es verläuft leider oft so, wie es eine Mutter treffend schildert: „Bereits hundemüde wurden wir vom langen Warten noch müder und ich schielte auf die Uhr wegen der teuren Babysitter. Auch durch die Mithörenden am Nachbartisch konnte sich das Gespräch zwischen meinem Mann und mir nicht so persönlich entwickeln, wie ich es erhofft hatte. Schließlich stopfte ich das Essen nur noch in mich hinein, ohne zu genießen. Es war so spät geworden und ich musste dauernd an die Babys und die Babysitter denken. Am Ende konnte ich den Aufbruch kaum erwarten."

Zeit für dich allein

Eine Drillingsmutter erzählt: „Als unsere Babys fünf Monate alt waren, wurde mir bewusst, dass ich unter den Mengen von Windeln und Flaschen meine Persönlichkeit verlor. Mein Ehemann verstand meine Verzweiflung, sobald ich sie ausgesprochen hatte. Er half mir, einen Babysitter zu finden, der an einem Abend in der Woche kam, um ihm beizustehen, während ich an einem Malkurs teilnahm, der mir einige neue Bekanntschaften und echte Befriedigung brachte: Ich konnte meine Talente weiter entwickeln und Neues dazu lernen."

Nimm dir anfangs gelegentlich, später regelmäßig Zeit für dich allein! Es muss ja nicht für`s Malen sein - Hauptsache, du hast immer ein Ziel, auf das du dich in allem Stress freust. Vielleicht sind es Sportstunden - oder Chor-, Kino-, Schwimmbadbesuche, eine Verabredung mit der Freundin...

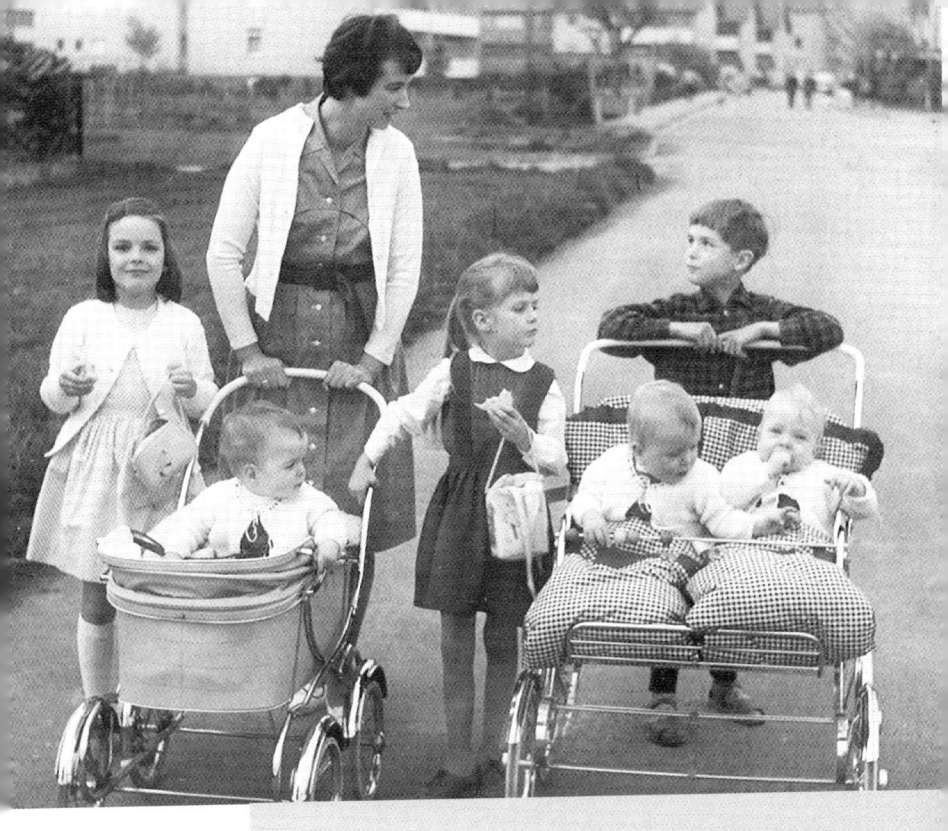

Ein Jahr
geschafft

Das erste Jahr mit drei Babys

Entspannung am Ende des ersten Jahres

Das erste Jahr ist geschafft! Die Routine hat sich eingespielt und die meisten Babys schlafen nachts durch. Du selbst bekommst auch wieder mehr Ruhe. Die schlimmen Tage werden seltener. An den guten Tagen gibt es eine Menge Spaß beim Beobachten der Babys, wie sie wachsen, spielen und miteinander umgehen. Von Zeit zu Zeit musst du dich zurück erinnern, um die erfreulichen Fortschritte jedes einzelnen Babys wieder bewusst zu erkennen! Besonders friedlich war bei den meisten Familien die Zeit, als die Drillinge zwischen sechs und acht Monate alt waren. Mit dem Krabbelalter hat wieder eine neue spannende Zeit begonnen. Wann das einzelne Drillingskind mit dem Krabbeln, Hochziehen und Stehen anfängt, ist natürlich individuell verschieden. Es hat viel mit dem Zeitpunkt seiner Geburt zu tun.

Mehrlingskinder nicht mit Einzelkindern vergleichen!

Erspare dir das ständige Vergleichen der früh und unreif geborenen mit reif geborenen Drillings- und Einzelkindern! Du musst einfach wissen: Frühgeborene Kinder verhalten sich nicht wie voll ausgetragene Babys. Sie sind zum Beispiel reizbarer - und das kann

durch Überforderung noch schlimmer werden. Es ist dann enttäu-
schend, wenn du versuchst, ein unruhiges Baby zu liebkosen, und
du entdeckst, dass diese Liebkosung bei ihm die Unruhe nur verschlimmert. Du bekommst das Gefühl, nichts recht zu machen. Das
bringt dich unter Spannung, worauf die Babys entsprechend reagieren. So kann sich ein Teufelskreis aufbauen. Diese Babys werden oft ruhig, wenn sie alle nahe beieinander liegen. Dazu eine
Mutter: „Unsere Babys haben in der ersten Zeit zu Hause in einem
großen Gitterbett quer geschlafen. Sie berührten und wärmten sich
gegenseitig und waren dadurch viel zufriedener." Eine andere
Mutter bestätigt es: „Ich hatte beim Ausfahren nur einen
Zwillingswagen, in den ich alle Drei legen musste. Die Kinder
lagen eng, zum Schluss sogar sehr eng darin. Aber gerade dann
waren sie ruhig und zufrieden. Ich rate allen zukünftigen
Mehrlingsmüttern, ihre Kleinen in ein Bettchen zu legen, damit sie
'sich selbst' haben."

Das 'wirkliche' Alter ist zunächst maßgebend
Du solltest bei Frühgeborenen immer deren 'wirkliches' Alter
berücksichtigen: Wenn sie acht Wochen zu früh geboren wurden,
dann verhalten sie sich erst im Alter von zwei Monaten wie reife
Neugeborene. Das bedeutet: Bestimmte motorische, kognitive und
soziale Fähigkeiten entwickeln sich entsprechend später als bei
einem termingerecht geborenen Baby. Das muss nicht unbedingt
ein Alarmzeichen sein, sondern hat mit dem Grad der Reife zu tun,
mit dem deine Drillinge geboren wurden. Lass dich auf keinen Fall
dadurch entmutigen! Die berühmte ungarische Kinderärztin Dr.
Emmi Pikler würde oft im Namen der Frühgeborenen sagen: „Lasst
mir Zeit!" * (Titel ihres Buches). Die meisten Frühgeborenen holen
ihre motorische Geschicklichkeit auf, bis sie drei Jahre alt sind.
Trotzdem werden sie während mehrerer Jahre zarter sein als gleichaltrige Einzelkinder.

Dein Kinderarzt überwacht die Entwicklung
Wichtig ist, dass dein Arzt die Gesamtentwicklung deiner Kinder
im Auge behält. Wenn er es für nötig hielt, verordnete er längst die
Frühförderung durch Therapie-Stunden nach Bobath oder Vojta.
Dein aktives Mitmachen dabei ist von großer Bedeutung. Der

Kinderarzt hat dir sicherlich die engen Zusammenhänge zwischen motorischen und kognitiven (geistig-seelisch, sprachlichen) Entwicklungen des Menschen erklärt. Deshalb weißt du, warum das Turnen und Üben so wichtig für deine Kinder ist. Eines Tages wirst du staunen, was aus deinen 'Frühchen' geworden ist!

Alle Drillinge sind Individuen

Vergiss nicht, dass alle Drillinge Individuen sind: Auch eineiige (identische) entwickeln, lernen und tun nicht alles zur gleichen Zeit! Größere Entwicklungsunterschiede gibt es allerdings bei den nichtidentischen Kindern.

Aufzeichnungen, Dokumentationen

Du wirst noch lange keine Zeit haben, über deine Drillinge ein Buch zu schreiben. Vielleicht willst du es auch gar nicht. Aber du solltest für jedes deiner Kinder ein Heft oder einen kleinen Kalender mit Notizen führen. Kurze Eintragungen über das Wachstum und die Entwicklung eurer Sprösslinge sind bestimmt möglich. Wenn sie erst einmal sprechen, gibt es die herrlichsten Gespräche aus Kindermund zu notieren. Viele Frauen, die nichts darüber aufgeschrieben haben, bedauern dies später sehr, weil es nicht nachzuholen ist. Jeder Mensch vergisst viel mehr, als er sich im aktuellen Lebensabschnitt vorstellen kann!

Vielleicht kannst du deinen Ehepartner zum Anlegen und Führen einer Dokumentation mit Hilfe der neuen Möglichkeiten im PC begeistern? Mit Bildern auf einer CD? Wenn die Familienmitglieder 'in die Jahre' gekommen sind, werden sich alle sehr über die Dokumentation freuen!

Drillingsmütter blicken zurück

■ „Das erste Jahr mit den Kindern war anstrengend, aber ich hatte es mir noch stressiger vorgestellt."

■ „Ich finde, das erste halbe Jahr war im Verhältnis zu der Zeit danach relativ einfach."

■ „Drillinge zu bekommen und zu haben ist etwas ganz Besonderes. Für mich ist es eine Auszeichnung."

■ „Mir wurde bewusst, wie viel ich von der schweren Anfangszeit verdrängt habe, weil wir solche Angst um unsere Kinder hatten.

Daran denke ich wirklich nicht gern zurück."

▨ „Es ist wunderschön, drei Kinder auf einmal geschenkt zu bekommen. Es nervt, ständig deshalb von anderen Leuten bedauert zu werden, zumal öffentlich und vor den Kindern!"

▨ „Für mich war die Versorgung und die Arbeit, die die Kinder machen, nie ein Problem. Sorgen bereitet mir immer noch die gesundheitliche Entwicklung der Kinder. Diese psychische Belastung ist enorm..."

▨ „Ich bin stolz, eine Mutter von Drillingen zu sein!"

▨ „Unsere Drillinge haben in der ersten Zeit zu Hause monatlich ca. 12 Kilogramm Milchpulver und ca. 450 Einmalwindeln verbraucht. Eine ganz schöne Leistung."

▨ „Ab und zu kommt mir der Gedanke noch hoch: Was wäre, wenn ich meine Kinder zwei Wochen länger im Bauch gehabt hätte? Wären dann meine Drillinge heute alle gesund? Niemand hatte mir etwas von den möglichen Folgen einer Frühgeburt erzählt. Wenn ich es als Schwangere gewusst hätte, wäre ich viel vorsichtiger gewesen mit dem vielen Tragen und Heben meiner kleinen Tochter. Ich hätte nicht so viel gearbeitet und mich mehr hingelegt. Jetzt habe ich behinderte Kinder. Ich komme inzwischen mit der Situation zurecht. Es wird viel Frühförderung mit meinen Kindern gemacht. Sie sind trotz allem fröhliche, gut aussehende Kinder zum Liebhaben. Aber manchmal..."

▨ „Die Geburt unserer Drillinge hat unser Leben total verändert. Sie fordern unsere ganze Kraft. Ich fühle mich als Mutter oft überfordert."

▨ „Durch die Drillinge sind viele Dinge ganz unwichtig geworden, die mir früher wichtig waren, z.B. Wäsche bügeln, immer saubere Fenster haben usw. Diese Veränderung finde ich sehr positiv."

▨ „Manchmal genieße ich es - ganz ehrlich - mit den Drillingen etwas Besonderes zu sein. Das gibt mir auch immer wieder Kraft."

Ausblick

Freue dich am Leben und den Fortschritten deiner Kinder - egal, ob sie winzigklein oder groß sind! Genieße sie an jedem Tag! Das Laufenlernen, das Weglauf- und Entdeckungsalter, das Klettern und die Stürze könnten dich bald sehr in Atem halten. Es wird trotzdem eine Menge Spaß mit den Dreien geben!

Du und deine Partnerschaft

Ein Riesenschritt
Die Umstellung vom Paar auf Familie gehört zu den größten Schritten im Leben überhaupt. (Später, wenn die Kinder ausgeflogen sind, ist der Schritt zurück zur Zweisamkeit ebenfalls groß.) Was konnte man alles unternehmen zu Zweit - und nun?? Kein kinderloses Paar konnte sich vor einem Jahr vorstellen, wie viel Arbeit und Stress bei Tag und bei Nacht ihre niedlichen Drillinge mit sich bringen würden. Auch für gestandene Eltern war die Zeit von der Diagnose der Mehrlingsschwangerschaft an bis jetzt eine riesige Herausforderung. Für die Pflege der Paarbeziehung blieb praktisch 'nichts' mehr übrig.

Kinder sind kein Kitt
Manche Paare versuchen, eine kriselnde, instabile Beziehung durch gemeinsame Kinder und Elternaufgaben zu kitten. Doch leider erweisen sich solche Versuche als aussichtslos. Kinder sind kein Kitt. Allein erziehende Drillingsmütter bestätigen: die strapaziöse Mehrlingssituation kann zum Auslöser einer endgültigen Trennung werden.
Es wird gesagt, an Drillingen würden Ehen und Beziehungen

wachsen - oder scheitern. Drei Babys wären eine Ursache für Scheidungen. Ursache? Nein, ganz bestimmt nicht! Aber sie können das Fass zum Überlaufen bringen. Jede andere schwierige Lebenssituation hätte die gleiche Wirkung, zum Beispiel: Krankheit, Tod, Arbeitslosigkeit, wirtschaftliche Not, Langzeitpflege - und vieles mehr. Instabile Beziehungen können an der Belastung, an der Aufgabenverteilung, am Chaos, an der Verständnislosigkeit füreinander, an Wortlosigkeit und Mangel an Liebe zerbrechen. Aber weit mehr Paare wachsen durch die gemeinsame Bewältigung der großen Herausforderung fester zusammen. Die Drillingssituation ist eine Generalprobe, ein Test für die Beziehung.

Herzlichen Glückwunsch allen, die das erste Jahr überstanden und bewältigt haben!!! Ihr habt eine neue Art von Geduld und viele andere neue Fähigkeiten entwickelt. Ihr könnt stolz sein auf euch und eure Kinder!!!

Mütter sagen es

„Trotz Sorgen und manchmal nervenaufreibender Strapazen sind wir stolz auf unsere Kinder - und auch auf uns, weil wir uns als Ehepartner immer wieder aufbauen und gegenseitig entlasten. Mein Mann hat von Anfang an die Kinder mitversorgt, wenn er von der Arbeit kam, auch nachts...“
Eine andere Drillingsmutter: „Die Beziehung zu meinem Mann war im ersten Jahr nach der Geburt sehr gespannt. Er war mir trotzdem eine große Hilfe, und wir haben die Krise gut überstanden.“
Für längere Gemeinsamkeiten zu Zweit sind beide Partner im ersten Jahr ständig zu erschöpft. Eine Mutter bemerkt dazu bissig: „Es ist ganz gut, dass Abstinenz das Herz zärtlicher macht!“

Wie soll es weitergehen?

Eine Möglichkeit, die Beziehung trotz der Durststrecken und der vielen Arbeit intakt zu halten ist, auf die Freundschaft zurückzugreifen, die eurer Liebe und dem gemeinsamen Weg zugrunde liegt. Schon vergessen? Erinnert euch! Macht euch auch immer wieder bewusst, wie sehr ihr euch Kinder gewünscht habt, wie süß und liebenswert sie sind - und wie glücklich ihr mit ihnen sein wollt!

Ärgerliche Stimmungen auf beiden Seiten wird es trotzdem immer wieder geben. Dein Partner als Alleinverdiener sieht zum Beispiel die finanzielle Verantwortlichkeit, die für einige Jahre bei ihm allein liegen wird. Müde von der Tagesarbeit, vom Stress am Arbeitsplatz mit vielen Leuten kommt er nach Hause. Er stürzt in die Unruhe und Unordnung mit den Kindern hinein - und es geht sofort weiter: Er muss helfen und arbeiten, statt wie früher sich vom Tag zu erholen. Wehe, wenn er es jetzt wagt, sich bequem vor dem Fernseher niederzulassen. Oder wenn er oft sehr spät nach Hause kommt... Du aber siehst, wie gut er es hat, dass er morgens in die Welt hinausgehen kann in einen interessanten Beruf mit viel Abwechslung und netten Kollegen. Du beneidest ihn, wie er alle häuslichen Schwierigkeiten, die nervende Routinearbeit mit Kindern, Küche und immer neuem Chaos - fern von geistigen Höhenflügen - einfach hinter sich lässt. Du fühlst dich außerordentlich benachteiligt. Du findest, dass es dein Partner viel, viel besser hat als du. Du träumst dich oft in deinen Beruf zurück.

Ihr solltet diese Gefühle austauschen. Gebt euch die Genehmigung, ärgerlich, frustriert, wütend zu sein, sprecht das offen aus. Billigt euch zu, immer wieder einmal euren Herzen Luft zu machen - trotzdem aber einander zu respektieren. Arbeitet einen Kompromiss aus, die Lasten gleichmäßiger zu verteilen.

Zum Kuckuck mit der Gleichberechtigung!

Durch die 'Gleichberechtigung' von Frau und Mann kommt es häufig zu Streitigkeiten zwischen den Eltern um banale und wichtige Dinge bei der Babyaufzucht. Es passiert deshalb, weil beide Eltern das Beste für ihre Kinder wollen, aber die Ansichten über 'das Beste' oft weit auseinander liegen. Nicht selten haben Mutter und Vater irgendwie beide recht. Was dann? Während unsere Mütter und Großmütter die unangefochtene Alleinherrschaft im Kinderzimmer hatten, müssen jetzt die emanzipierten Frauen mit ihren helfenden Partnern unentwegt Kompromisse schließen. Das ist sehr anstrengend und zeitraubend. Da geht es darum, ob die Babys Penaten- oder besser Weleda-Creme auf den Po kriegen. Ob Fieber gemessen und ein Zäpfchen gegeben wird - oder lieber nicht, weil das Fieber 'richtig raus kommen' soll. Ob das Aufnehmen und Herumtragen eines Schrei-Babys für die Seele wichtig ist - oder ob man sich dadurch einen Tyrannen heranzieht... Wer bestimmt, wann und was die größeren Babys am Tisch mitessen dürfen? Vater? Mutter? Sie sind doch gleichberechtigt! Aber ein Elternteil sagt, das Gemüse bewirke Blähungen, der andere Elternteil behauptet, Sauerkohl putze den Darm. Und so geht es weiter. Die Wochenenden sind am schlimmsten. Wenn die Diskussionen und das Tauziehen um die richtige Lösung zu nervig werden, bewährt sich folgender Kompromiss: Bei Kleinigkeiten, welche Creme- oder Ölsorte zu bevorzugen ist, nimmt der Vater 'seine' Sorte - und die Mutter 'ihre'. Im Übrigen aber sollte derjenige Elternteil die letzte Entscheidung für die Kinderpflege treffen, der die meiste Zeit zu Hause die Babys betreut! Das ist in den meisten Fällen die Mutter. Es muss aber einmal klar abgesprochen werden!!!

Ich finde es gerecht und wichtig, dass jedes Elternteil in einem bestimmten Bereich an erster Stelle das Sagen hat. Ob dieser Bereich draußen im Beruf oder in der Wohnung bei den Kindern liegt, sollte gleichwertig sein. Jeder Partner hat die Befugnisse des anderen zu respektieren. Durch Einhaltung der selbst getroffenen Abmachungen lassen sich Streitigkeiten zwischen den Partnern tatsächlich vermeiden. Die Zusammenarbeit klappt dann viel besser.

Ausblick auf das nächste Jahr

Genießt den augenblicklichen, entspannten Zustand und sammelt Kraft für die nächste Zeit. Es wäre schön, wenn am ersten Geburtstag eurer Drillinge die meisten Anstrengungen hinter euch liegen würden! Aber das ist leider nicht so. Wer schon ein Kind hat - oder mehrere - der weiß, was alles noch kommt. Die Arbeit wird vorläufig nicht weniger, sondern nur anders. Wenn die Kinder im Krabbelalter sind, wenn sie laufen lernen - es warten viele schöne Erlebnisse auf euch - und es bleibt spannend...

Kummer mit dem Bauch - der Preis?

„Wann kann ich wieder einen Bikini tragen?" Dies ist die Sorge vieler Frauen nach einer Drillingsschwangerschaft. Es hat keinen Zweck, einen Bogen um das Thema zu machen. Das Aussehen nach einer Drillingsgeburt hängt von vielen Faktoren ab. Die Schönheit ist dann unter andem geprägt von der Dauer deiner Schwangerschaft, genauer gesagt, wie groß dein Bauchumfang dabei wurde. Und wie dein Kaiserschnitt aussieht... Ganz entscheidend ist dein Haut- und Gewebetyp. Natürlich hängt auch viel davon ab, wie viel Gymnastik und Sport du treibst.

Was man nicht sieht, ist genau so wichtig, nämlich die Rückbildung und Kräftigung der inneren Organe, des Beckenbodens und der Verschlüsse von Blase und Darm. Dafür solltest du etwa acht Wochen nach der Geburt mit der Rückbildungs-Gymnastik beginnen. (Verwechsele sie nicht mit der sanften Wochenbettgymnastik!)
Es gibt Kliniken, Familienbildungsstätten und Mütterzentren, die solche Kurse anbieten. Die Kosten müssen von der Krankenkasse

übernommen werden. Frage eine Hebamme, Krankengymnastin oder Ärztin.

Schiebe die Rückbildungs-Gymnastik nicht auf die lange Bank und führe die Beckenbodenübungen auch später allein zu Hause durch. Es ist sehr wichtig!

Andernfalls bleibt möglicherweise deine Blase beim Husten, Niesen, Rennen oder ungeschicktem Heben und Tragen der Babys undicht (siehe dritten Erfahrungsbericht). Auch bei vorübergehender Besserung können sich derartige Beschwerden samt einer Gebärmuttersenkung im späteren Alter erneut einstellen.
➤ *Vorbeugen ist einfacher als Heilen!*

Erfahrungen von Drillingsmüttern

■ „Trotz eines Bauchumfangs von ca. 1.2O m - 1.25 m vor der Geburt glänzt mein Bauch, abgesehen von einigen Striae, wieder in alter Schönheit. Direkt nach der Geburt (ich habe normal geboren, also ohne Kaiserschnitt) wurde ich um den Bauch fest gewickelt. Das habe ich gegen den Rat des Arztes ca. zwei Wochen so gehalten, weil ich das Gefühl hatte, ich verliere meine inneren Organe. Dazu habe ich täglich etwas Wochenbett-Gymnastik gemacht und nach ca. drei Monaten war mein Bauch wie oben beschrieben. Ich wünsche das Gleiche allen Mehrlingsmüttern!"

■ „Ich selber habe meine gute Figur und den Bauch zurück trainiert. (Ich bin von Beruf Krankengymnastin.) Bis zur Geburt hatte ich täglich Bürstenmassagen und Wechselgüsse gemacht und zwei- bis dreimal täglich geölt mit normalem Kinderöl. Nach der Geburt (Kaiserschnitt) habe ich nach ca. vier bis fünf Tagen begonnen, Übungen zu machen. Ich empfehle anderen Frauen die kleine Anleitung der Firma Humana - die mir gerade in die Hände fiel - als kleine Anregung. Man sollte nicht nur mit der Absicht eines schönen Bauches die Übungen machen, sondern auch, um eine spätere Gebärmuttersenkung zu verhindern."

■ „Nach meinen Drillingen gab`s einen Puddingbauch mit Falten, auseinanderklaffende Muskeln und ein richtiges Loch dazwischen, in das ich meine beiden Hände legen konnte. Lachen und Hüpfen ohne Wasser zu verlieren war nicht möglich. Ich musste mich immer gut verpacken. Allerdings hatten meine drei Buben zusammen knapp acht Kilo bei der Entbindung gewogen, waren fünf Tage übertragen und es war eine natürliche (meine vierte) Geburt. Ein Jahr danach gab es trotz Gymnastik nur sehr wenig Besserung meiner Beschwerden. Erst als die Kleinen zwei Jahre alt waren, spürte ich einen gewissen Erfolg. Und nach weiteren Jahren waren alle Beschwerden verschwunden - nur durch ein bisschen Gymnastik, nichts weiter. Aber einen 'Bikini-Bauch' bekam ich nie wieder, die Haut fällt weiterhin in Falten...“

■ „Nach der Geburt (Kaiserschnitt) begann ich im Krankenhaus mit der Wochenbettgymnastik. Zu Hause hatte ich keine Zeit mehr dafür. Aber da ich früher viel Sport getrieben hatte und heute als Ausgleich Kinder, Haus, Garten und eine Landwirtschaft habe, hat sich bei mir der Bauch gut zurückgebildet. Die Narbe fällt auch nicht mehr so auf. Mein einziges Problem sind die Streifen (Striae). Sie sind erst kurz vor der Geburt aufgetreten, ziehen sich aber hoch bis über den Nabel und runter bis zu den Oberschenkeln. Diese Streifen sind immer noch sehr auffallend und ich weiß nicht, ob sie sich noch besser zurückbilden. Vielleicht werden sie heller? Ich habe auch das alte Gewicht wieder wie vor der Schwangerschaft, 52 kg bei 162 cm Größe. Wenigstens etwas!“

„Das Phänomen der Striae ist anlagebedingt
und nur teilweise beeinflussbar“
Das schreibt Dr. Albrecht in seinem Buch 'Schwangerschaft und Geburt'*. Aber zum Trost sei dir gesagt: Die hässlichen blau-roten Schwangerschaftsstreifen verblassen schon bald nach der Geburt. Sie werden silbrig-weiß und verschwinden - je nach Veranlagung rascher oder langsamer mit der Zeit. Dazu aus einem weiteren Mütter-Bericht:

■ „Mein Kugelbauch und Teile der Oberschenkel waren am Ende der Drillingsschwangerschaft dicht bedeckt von blauroten Schwangerschaftsstreifen. Seltsamerweise musste ich meine Striae nach ein paar Jahren suchen, ohne dass ich etwas dagegen unternommen hatte. Nur ein paar einzelne weiße Streifen an der Hüfte blieben als Andenken."

Die Bauchdeckenplastik

▨ „Warum keine Bauchdeckenplastik? Ich habe mir eine machen lassen und vorher gefragt, was wäre, wenn ich wieder schwanger würde. Denn ich wollte so gern noch ein Einzelkind zum Genießen haben. Kein Problem, hieß es. Also habe ich mich operieren lassen - mit Nabelverpflanzung. Mit dem Ergebnis bin ich wirklich sehr zufrieden. Ein paar Jahre später habe ich mein Einzelkind ohne Probleme bekommen, es ist einfach toll!"

▨ „Ich ließ mir eine Bauchdeckenplastik machen. Zuvor hatte ich statt Bauch oder Bauchdecke ein Riesenloch, in das ich bequem alle übrige Haut einpacken konnte. Auch litt ich durch Gewichtsverlagerung unter heftigen Kreuzschmerzen. Heute habe ich eine feste, etwas taube Bauchdecke und bin sonst absolut beschwerdefrei. Schön kann ich meinen Bauch mit der großen Naht und dem verpflanzten Nabel aber nicht finden."

▨ „Die Bauchdeckenplastik war eine schlimme Sache.... Danach waren insgesamt drei Monate Haushaltshilfe für die schweren Arbeiten in meinem Haushalt nötig. Vorher dachte ich so: Schwabbelbauch - kein Problem, dann eben eine Bauchdeckenplastik und alles ist wieder o. k.! Aber jetzt kann ich keine Frau mehr verstehen, die diese Tortur freiwillig auf sich nehmen will. Meine Narbe ist wieder breiter und knotig geworden und eigentlich soll ich in ca. einem Jahr noch mal eine Plastik bekommen. Doch soll ich wieder Komplikationen in Kauf nehmen, nur um einen 'schönen' Bauch zu bekommen?! Nein, bestimmt nicht - und außerdem: Ich bin auch stolz auf meinen Schwabbelbauch, aus dem ja schließlich drei wunderschöne Mädchen gekommen sind!"

Zum Schluss die Stimme eines Ehemannes

▨ „Ich liebe meine Frau genau so wie sie ist und weiß auch eines ganz genau: dass ich einer Operation aus kosmetischen Gründen nie zustimmen würde. Sind sich Frauen, die sich wegen des Schwabbelbauches operieren lassen, eigentlich bewusst, dass jede

Operation auch ein Risiko ist? Ist es das wirklich wert? Wenn alle herkömmlichen Methoden wie Gymnastik, Diät etc. nicht helfen, sollte man doch selbstbewusst genug sein und mit dem 'Schwabbelbauch' leben. Er ist der Preis für unsere Drillinge - und das kleinste Übel. Auch wir Männer haben doch unsere kleinen Schönheitsfehler. Ob uns unsere Frauen weniger lieben, wenn der Bauch wächst und die Haare lichter werden?"

Ein glücklicher Tag: Der 1. Geburtstag von Christian, Bernd und Arnt (v.li.)

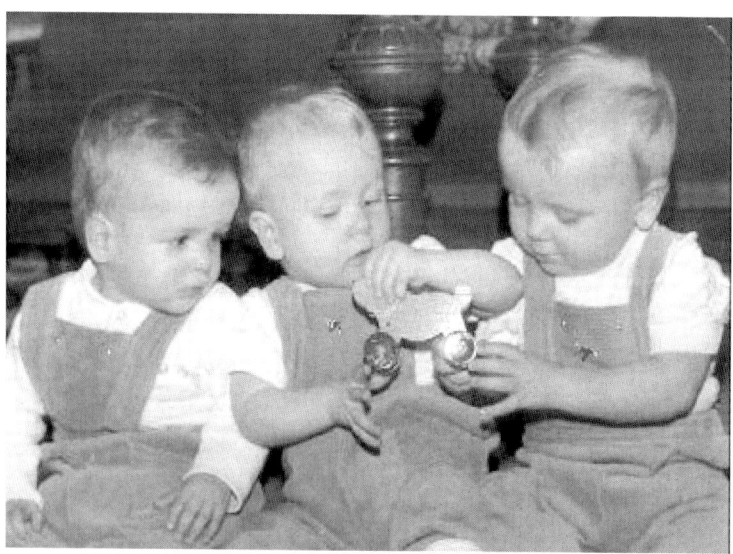

Medien, Werbung,
öffentliche Neugierde

Viele Eltern - viele Meinungen
Hinsichtlich des öffentlichen Interesses haben Eltern von Mehrlingen äußerst unterschiedliche Meinungen. Einige empfinden es als eine sehr lästige Beeinträchtigung. Sie möchten unauffällig mit ihren Familien leben um der normalen Erziehung und Entwicklung ihrer Kinder willen. Die soll nicht durch Publicity, durch die Beachtung jeden Schrittes, gestört werden. Zu viel Aufsehen und ständiges Rampenlicht können tatsächlich sehr schädliche Folgen haben. Ich denke dabei nur an die Lebensgeschichten der Dionne-Fünflinge*. Sie wurden 1934 in Kanada geboren und überlebten alle. Die fünf Schwestern mussten einen unvorstellbaren Medienrummel über sich ergehen lassen. Die Verbitterung der erwachsenen Frauen, ihre späten Vorwürfe gegenüber ihren Eltern sind erschütternd. So etwas wollen Eltern von heute sich und ihren Kindern ersparen.
Anderen Familien macht es Riesenspaß, ihre Kinder in Illustrierten, im Fernsehen oder auf Werbeplakaten zu sehen. Es kommt einfach auf das Maß der Dinge an. Ich kenne viele erwachsene Drillinge

und Vierlinge (meine Söhne eingeschlossen), die manche Fernsehsendung und Pressetermine mit Vergnügen mitgemacht haben. Das
ging so lange, bis sie die ewig wiederkehrenden dummen Fragen
satt hatten. Unangenehm oder eingebildet wurden sie dadurch
nicht. Im Gegenteil. Wer gründlich hinter die Kulissen des Fern-
sehens und anderer Medien geschaut hat, verliert den Respekt
davor.

Wieder andere Eltern träumen von fünfstelligen Summen Geldes
für den Verkauf der Lebensgeschichte ihrer Kinder mit allen Rechten (bis ins Erwachsenenalter) an eine Illustrierte oder eine Film-
gesellschaft. Davor möchte ich dringend warnen! Stellt euch vor,
was eure Kinder später über den Verkauf ihrer Lebensgeschichte
sagen werden! Denkt an die Dionne-Fünflings-Mädchen und ihre
Eltern... Auch ein 'lockerer' Vertrag schützt nicht vor ungeahnten
Überraschungen. Wenn aber ein Vertrag ganz im Sinn und zu
Gunsten der Familie vorgelegt wird, dann beißt keine Medien-
gesellschaft mehr an. Das haben wir ausprobiert!

Was wollen die Medien - und was du?

Fernsehsender und andere Medien suchen Mehrlinge als 'einmali-
ge' Sensation zur Unterhaltung für`s Publikum. Sie haben kein
Interesse, die echten Anliegen der Mehrlingsfamilien solide darzu-
stellen. Drillinge, die heute nicht mehr so selten sind, interessieren
nur noch als eineiige, verwechselbare Jugendliche oder Erwachsene. Nach Fünflingen wird häufiger, nach Vierlingen gelegentlich
gefragt.

Entscheide dich vor der Geburt deiner Babys, wie viel Publizität du
zulassen willst. Bitte das Krankenhaus darum, deine Wünsche hinsichtlich der Freigabe von Informationen zu berücksichtigen. Wenn
du einem Interview zu Hause zustimmst, dann überlege vorher, was
du in keinem Fall veröffentlicht haben willst. Dazu gehören zum
Beispiel Einzelheiten über deine Kinderwunschbehandlung oder
deine genaue Adresse. Pass´ auf, welche Fragen dir gestellt werden!

Wie kommt man in die Medien?

Im Allgemeinen erkundigen sich Fernsehsender, Journalisten und
Werbeagenturen direkt beim ABC-Club (oder anderen Selbsthilfe-

gruppen), ob eine Familie mit Mehrlingen Interesse an der Mit-
wirkung hat. Beim ABC-Club gibt es eine Medien-Kartei, in die
sich interessierte Familien - oder erwachsene Drillinge, Vierlinge -
bereits eintragen ließen, um im Bedarfsfall gefragt zu werden. Das
bedeutet auch, dass der ABC-Club sich erkundigt, ob es sich um
eine seriöse Sache handelt oder ob davor gewarnt werden muss.
Kommt es zu einer Vermittlung in eine Fernsehsendung, dann ist
damit zu rechnen, dass die Reiseunkosten, Spesen und eine
Hotelübernachtung bezahlt werden. Weiteren 'Verdienst' gibt es
nicht. Zeitschriften und Zeitungen schicken ein bis zwei
Belegexemplare als Honorar für die Teilnahme. Das ist alles.

Vorsicht vor Casting- und Werbe- Agenturen

Eineiige erwachsene Drillinge sind sehr bei Casting-Firmen gefragt. Das heißt, die Drei werden fotografiert und bekommen einen
einmaligen, nicht sehr hohen Betrag bezahlt. Ihre Bilder
verschwinden in der Casting-Kartei. Von da ab verkauft die
Casting-Firma selbst die Drillings-Fotos für horrende Preise weiter
an Werbe-Agenturen. Diese machen wiederum ihre Geschäfte
damit. Die Drillinge bekommen nie mehr etwas davon zu sehen.
Ein Kommentar ist überflüssig.

Mehrlinge in der Öffentlichkeit

Das Spießrutenlaufen beginnt draußen, wenn du mit dem Ungetüm
von Kinderwagen und drei Babys darin in der Öffentlichkeit auf-
tauchst. „Ach, sind das Drillinge?" geht es los. „Guck mal, so sehen
Drillinge aus!", geht es weiter. Wenn du irgendwo stehen bleibst,
gibt es Menschen, die ungefragt deine Kinder anfassen und streicheln wie im Zoo: „Ach wie niedlich!" Du kannst nur flüchten.
Schließlich wagt jemand: „Ist das alles ein Wurf?" Oder: „Wie
macht man denn Drillinge? Sind die von dreimal...?" - „Ist ja wie
bei Ferkeln!" - „Oh Gott, Drillinge!" - „Heute muss doch niemand
mehr Drillinge haben - da kann man doch was machen!" - „Was
haben Sie denn genommen - welche Pille war das?" Und dann
leise: „Oder sind die von künstlicher Befruchtung?" Dies ist nur ein
Auszug aus meiner Sammlung von Zitaten, über die sich
Drillingsmütter ärgern - wenn sie ihre Ohren nicht genügend auf
Durchzug gestellt haben. Aber es gibt auch nette Unterhaltungen,

Bewunderung, Entzücken, das dich ganz stolz macht. Genieße es!
Wenn aber die Bewunderung für die drei Kleinen allzu groß ist und
ein Kind von vier Jahren unbeachtet daneben steht, - wenn das zum
Normalzustand wird, dann ist das für ein Vierjähriges - zu viel!
Es gibt Mütter, die gehen aus den beschriebenen Gründen fast gar
nicht mehr hinaus, zumindest nicht mit dem auffallenden Kinderwagen. Ich löste das Problem anders: Ich ging mit einem Zwillings-
und einem Einlings-Kinderwagen nach draußen und nahm meine
drei älteren Kinder immer mit. Dann wurde ich gefragt: „Kommen
sie aus einem Kinderheim?" Ehrlich gesagt, ich war stolz, wenn ich
erklärte, dass diese netten Kinder alle meine waren!

31 Jahre später passierte folgende Geschichte: Meine ganze, große
Familie ist in der Vorhalle des Standesamtes versammelt, wo das
'kleine Mädchen' von damals, das vierjährige Schwesterchen der
Drillinge, heute Hochzeit hat. Gleich wird das junge Paar zur stan-
desamtlichen Trauung aufgerufen werden. Alle sind gespannt.
Endlich öffnet sich die Tür. Die Standesbeamtin tritt heraus und
ruft laut und deutlich in die Menge: „Wo sind denn nun die
Drillinge???" Typisch!

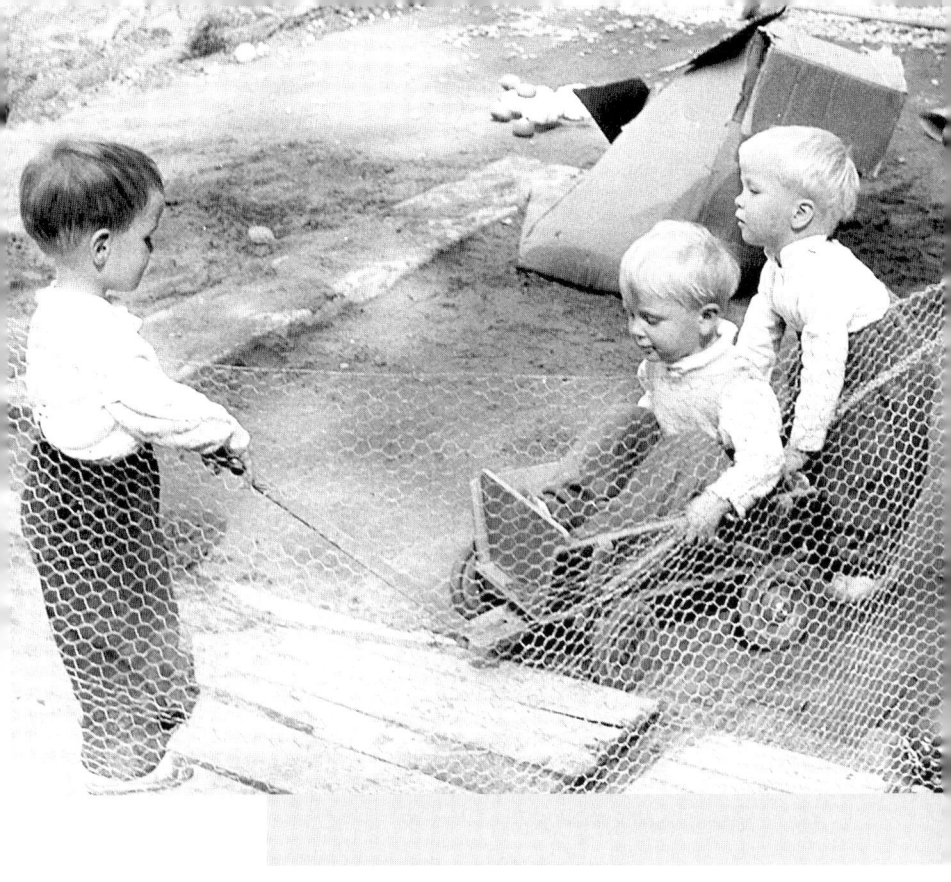

Leben mit Ein-
bis Dreijährigen

Das aufregendste Alter

Die ein- und zweijährigen Drillinge werden dir unglaublich viel Spaß, Freude und Arbeit machen. Täglich wirst du staunen, was sie alles verstehen, obwohl sie noch nicht sprechen und kaum laufen können. Du wirst es bezaubernd finden, wie sie miteinander umgehen - und du wirst zornig über sie sein. Schon ein Ein- bis Zweijähriger ist ein Wirbelwind an Aktivität. Drei davon können die ganze Wohnung verunsichern. Ihre Kletterkünste - obwohl sie noch nicht sicher auf den Beinen stehen! - verursachen laufend Unfälle, wenn du nicht rechtzeitig Vorsorge triffst.

➤ *Siehe Kapitel "Unfälle verhüten"*

Ihre kleinen Persönlichkeiten formen sich jetzt täglich deutlicher. Sie werden selbständiger und sich ihrer selbst bewusst. Langsam entwickeln sie ihr 'Ich'. Du merkst es an ihren Trotzreaktionen, durch die sie dir Widerstand leisten und ihren eigenen Willen durchzusetzen versuchen. Es ist eine 'anders' anstrengende Zeit für dich als die Babyphase. Jungen, die früh Interesse am Balgen und Rangeln zeigen, sind noch aufregender als Mädchen. Du brauchst jedenfalls alle Kraft für diesen Job mit deinen Kleinkindern. Manchmal wirst du fragen:

Muss ich Drillingskinder anders erziehen als Einlingskinder?
Grundsätzlich: Nein! Das bestätigen nicht nur meine eigenen
Erfahrungen mit Drillingen und anderen Gruppen von drei im Alter
nahen Kleinkindern. Das Verhalten dieser Kinder ist - je nach
Altersstufe - oft sehr ähnlich. Doch die Mehrlingskinder reagieren
anders als Einzelkinder auf die Erziehungsbemühungen der Eltern
und Erzieher. Das ist sehr spannend, hängt auch von den Persönlichkeiten der Kinder, der Eltern und der Erzieher ab.
➤ *Siehe Abschnitt „Kleine Drillinge bestrafen?"*

Der Kampf um Sachen und um die Mutter kann bei Drillingen -
wie bei drei kleinen Einzelgeschwistern - äußerst heftig toben.
Doch schon fünf Minuten später sind die Streithähne wieder die
dicksten Freunde. Durch die 'wechselnden Koalitionen' innerhalb
der Dreiergruppe scheint die Rivalität, die Konkurrenz zwischen
diesen Kindern nicht ganz so unerbittlich zu sein wie häufig zwischen Zwillingen oder zwei dicht hintereinander geborenen Einzelkindern. Wechselnde Koalitionen bei ungerader Kinderzahl ermöglichen sogar eher die Unabhängigkeit des einzelnen Kindes als jede
enge Zweierbeziehung - zum Beispiel bei Zwillingen. Trotzdem
bleiben die Streitereien aller konkurrierenden Kleinkinder aufregend. Ihre Eltern brauchen in jedem Fall Nerven wie Drahtseile,
Einfühlungsvermögen, Berge von Ideen, Fantasie, unendliche
Geduld und Liebe.

Besondere Herausforderungen bei Krabbel- und Lauflerndrillingen

Zanken und Beißen
Bei einer Befragung sollten Drillingseltern ihre Erziehungs-
probleme mit Krabbel- und Lauflernkindern beschreiben. Überein-
stimmend nannten die Eltern als schwierigste Probleme in diesem
Alter das Zanken und Beißen - und das Teilen von Spielsachen. Das
häufige Beißen fällt bei Mehrlingskindern wirklich auf. Es verschwindet aber im Allgemeinen, sobald die Kinder miteinander
reden können und andere Methoden entwickeln, um sich zu
behaupten. Dr. Spock* schreibt dazu: „Das Beißen ist ein ganz

natürlicher Reflex, wenn ein Baby um das erste Jahr herum Mutter oder Vater in die Wangen zu beißen versucht, besonders, wenn es müde ist. Auch, wenn ein etwa einjähriges Kind ein gleichaltriges Kind beißt - ob aus freundlichen oder feindlichen Gefühlen - hat das in diesem Alter nichts zu sagen. Es ist normal. Nur wenn ein Kind im Alter von zweieinhalb Jahren immer noch sehr oft beißt und sich nicht fröhlich entwickelt, dann solltest du dir mit deinem Kinderarzt zusammen Gedanken darüber machen". Dr. Spock meint ganz allgemein, nicht speziell zu Mehrlingen: „Vielleicht ist das beißende Kind eifersüchtig und hat Angst, zu kurz zu kommen? Vielleicht fühlt es sich dauernd in der Defensive und glaubt, sich mit seinen Zähnchen wehren zu müssen. Oder wird es zu streng gehalten? Wird vielleicht ständig an ihm herum erzogen, so dass sich das Kind in einem Dauerzustand der Erregung und Abwehr befindet? Wenn die Eltern den wahren Grund nicht erkennen und beseitigen können, sollten sie das Gespräch mit einem erfahrenen Kinderpsychologen suchen."

Vom Umgang mit zankenden, beißenden Drillingen
Wenn eines der Kinder beißt, dann ist es keine gute Idee, das Kind zurück zu beißen, um ihm dadurch den Schmerz des Gebissenwerdens zu erklären. Das Ein- bis Zweijährige kann solche Zusammenhänge noch nicht verstehen. Im Gegenteil: Das demonstrative Beißen der Mutter oder des Vaters würde nur den Gedanken verstärken, das Beispiel des Erwachsenen nachzumachen. Bleibe bessser ruhig, überlegen und freundlich, aber zeige gleichzeitig, dass du das Beißen gar nicht magst - und dass es nicht wieder vorkommen darf. Die meisten der befragten Mehrlingsmütter empfehlen, schon am Anfang aufzupassen, wenn sich der Streit entwickelt. Bringe die Kinder auseinander, bevor sie mit dem Beißen anfangen. Wenn die Kampfstimmung trotzdem anhält, sollten die Kampfhähne für ein paar Minuten in getrennten Räumen untergebracht werden. Das hilft meistens.

Ich hatte drei Laufställe für alle Fälle aufgestellt. Wenn es im Streit um ein Spielzeug mit dem Beißen losging - oder wenn ein Kind dem anderen mit einem Bauklotz mitten ins Gesicht schlug, dann setzte ich die Streithähne sofort in die einzelnen Ställchen hinein.

Natürlich dauerte die Ruhe nicht lange, dann standen alle drei heulend an den Gittern und wollten wieder heraus bzw. zueinander. Es war eine schwierige Zeit, die ich einfach abwarten und mit dem dauernden Hin und Her überstehen musste.

Teilen von Spielsachen

Für kleine Kinder ist es nicht leicht, die Regeln des Teilens und Abwechselns zu lernen. Sie haben noch keine Zeitvorstellung und leben ganz in der Gegenwart. Sie wollen gerade jetzt dieses oder jenes Spielzeug haben und können 'Mein' und 'Dein' noch nicht unterscheiden. Es hilft kaum, wenn drei ähnliche oder gleiche Spielzeuge vorhanden sind. Das Stück, das der Bruder eben in die Hand nimmt, wird in der gleichen Sekunde vom räumlich nächsten Geschwister heiß begehrt. Genau das gleiche Spielzeug, das ohne Verwendung ein paar Meter entfernt liegt, interessiert niemanden! Dieses Verhalten findest du ausgeprägt bei den kleinen Mehrlingskindern, aber ebenso bei ein- und zweijährigen Einzelgeschwistern. Sieger im Kampf ist im Allgemeinen das fixeste, wendigste Kind. Dr. Spock erklärt es so: „Wenn Ein- bis Zweijährige anderen Kindern die Spielsachen entreißen und um alles in der Welt nicht wieder herausrücken wollen, verhalten sie sich altersgemäß 'normal'. Sie haben noch kein Gefühl für andere. Erst langsam nach und nach - jenseits von zwei Jahren - erwacht das Verständnis für gemeinsames Spielen und Teilen von Sachen."

Die Zankereien um die Spielsachen sind Teil eines Lernprozesses, in dem die Kinder das Zusammenleben mit anderen probieren und üben. Du solltest dich da heraushalten, es sei denn, dass Verletzungsgefahr durch Beißen und Herumwerfen mit harten Gegenständen ins Gesicht des Geschwisters besteht. Diese Gefahr besteht im kleinen Alter der Drillinge sehr oft!

Lenke die Kinder schnellstens mit einer anderen Aktivität ab, bis sich die ganze Aufregung gelegt hat. Versuche, trotzdem ruhig zu bleiben. Herumschreien verschlimmert nur die Lage! Oder: Du nimmst das umstrittene Spielzeug weg und drückst dein Missfallen deutlich durch Worte aus.

Letzte Möglichkeit: Du trennst die Kinder

Kleine Drillinge bestrafen?

Früher hätten Mütter ihr beißendes und mit Bauklötzen das Brüderchen ins Gesicht hauende Kleinkind spontan mit Klapsen auf das Händchen 'bestraft', weil sie es so für richtig hielten. Diese Zeiten sind vorbei, alle Arten von Schlägen sind verboten. Dank psychologischer Erkenntnisse ersetzen wir heute die früheren 'Strafen' durch 'logische Konsequenzen', die - sofort und richtig angewandt - viel wirkungsvoller sind. Das heißt, Kinder sollen die Konsequenzen ihres Fehlverhaltens spüren, was sie dann als Strafe empfinden. Im Fall unserer Kleinkinder, die sich um Spielzeug schlagen und beißen, heißt das konkret: Das umstrittene Spielzeug verschwindet sofort für eine Weile oder/und - die Kinder werden getrennt (siehe oben). Wichtig dabei ist:

Die Reaktion des Erwachsenen auf Fehlverhalten eines Kindes muss sofort erfolgen, damit der Zusammenhang mit der Tat vom Kind erkannt werden kann. Der Erwachsene muss immer konsequent bleiben: Nein bleibt Nein - und Ja bleibt Ja!

Eine 'Bestrafung' von Drillingen hat sehr belustigende und ergreifende Augenblicke. Zunächst musst du herausfinden, wer der Schuldige ist, aber das ist fast unmöglich. Die Kinder geben dir dann ein Beispiel für den Begriff 'Einheitsfront'. Wenn du Glück hast, den Täter wirklich erwischst und ihn 'bestrafst', dann werden auch die Geschwister in Tränen ausbrechen und den Bestraften schnell zu trösten versuchen. Oft rücken die Kleinen dann gemeinsam auf die Mutter los und versuchen, sie zu verhauen. Letzten Endes ist sie der schlechte Mensch, der all dieses Unglück verursacht hat. Es entsteht die Frage, ob sie überhaupt etwas erreicht hat. Multipliziere ein solches Ereignis mit mehreren ähnlichen Vorkommnissen täglich. Kein Wunder, wenn Mütter von Drillingen am Ende des Kleinkind-Alters psychisch und körperlich fertig sind...

Für jedes Kind das gleiche Spielzeug anschaffen?

Das hilft auch bei 'größeren'(zwei-, drei-, vierjährigen) Kindern nur manchmal. Wehe, wenn drei völlig gleich gebaute, gleich funktionierende Spielzeuge in drei verschiedenen Farben angeschafft werden! Wenn du erklärst, welche Farbe zu welchem Kind gehören soll, entbrennen trotzdem die heftigsten Kämpfe - mit Sicherheit! Jedes Kind wird wild um das Spielzeug mit der anderen Farbe kämpfen, die ihm gerade nicht gehört. Wenn schon die gleiche Form, dann auch die gleiche Farbe - um keine neuen Begehrlichkeiten unter den Geschwistern zu wecken...

Trainiere die Verschiedenheit!

Ich habe sehr gute Erfahrungen mit verschiedenem Spielzeug gemacht. Von unseren drei größeren Kindern war von Anfang an viel unterschiedliches Spielzeug für die Drillingsbrüder vorhanden. Es war viel mehr, als sie je an gleichen Gegenständen hinzu geschenkt bekamen. Dadurch lernten die drei Kleinen von frühester Kindheit an, dass die Welt nur selten das Gleiche für alle Menschen bereithält. Bewusst kaufte ich zu Geburtstagen und zu Weihnachten kein gleiches Spielzeug, achtete aber darauf, dass in Art und Größe Gleichwertigkeit bestand.

Das gleiche Prinzip wandte ich bei der Bekleidung unserer Drillinge an. Es funktionierte. Nur selten wurden unsere Drei gleich gekleidet, aber dann hatten wir auch alle unseren Spaß daran. Wenn Mütter von größeren Drillingen behaupten, ihre Kinder 'wollen immer gleich angezogen sein', dann haben sie mit Sicherheit diese Richtung von Babyzeiten an geübt. Ich empfehle eine flexible Einstellung der Eltern.

Kinder verstehen sehr bald, dass die Tatsache, ein Drilling zu sein, nicht heißt, bei allen Vorkommnissen des Lebens genau das Gleiche zu erhalten. Es liegt an dir, wie du diese Erkenntnis trainierst - und doch dabei gerecht bleibst.

Unsere Drillinge werden selbständig

Essenlernen

Viele Kinder fangen im Alter zwischen 15 und 20 Monaten an, allein zu essen und aus der Tasse zu trinken. Wenn aber drei kleine Kerlchen gleichzeitig das selbständige Essen mit Löffel und

Kuchengabel lernen - dann können die Mahlzeiten zu einer Art 'Kriegserklärung' gegen die Eltern werden. Du möchtest, dass deine Kinder früh selbständig werden, musst aber den Preis der Arbeit dafür bezahlen - durch viel Saubermachen. Nach jeder Mahlzeit klebt das Essen an Kindern und Kleidern, Tisch und Stühlen, und auf dem Fußboden kannst du die ganze Speisekarte ablesen. Da nützen auch Gästehandtücher nicht viel, wie ich sie meinen Dreien als Lätzchen umband. Immerhin - sie lernten relativ früh den Umgang mit Löffel und Gabel.

Wenn allerdings das selbständige Essen mit Wutanfällen und Umherwerfen von Speisen richtig daneben geht, ist der Zeitpunkt zum Lernen wahrscheinlich zu früh gewählt. Dann ist sicherlich ein Kompromiss vorzuziehen, wie ich ihn in einer Familie mit Vierlingen erlebte: Die Mutter setzte ihre Zweidreivierteljährigen samt ihrem älteren Kindergartenkind im Halbrund um sich herum. Dann fütterte sie in strenger Reihenfolge aus einer Riesenschüssel mit einem einzigen Löffel Müsli. Die Mündchen gingen alle von selbst sehr schnell auf, wobei Futterneid eine Rolle spielte. Die Schüssel war im Handumdrehen leer. Fünf Kinder und die ganze Umgebung waren sauber geblieben und die Nerven der Mutter geschont. Ich konnte nur staunen! Meine Drillinge hatte ich nicht so lange gefüttert. Was würden Kinderärzte und Psychologen dazu sagen? Es gibt Meinungen, dass zu langes Füttern zu Unselbständigkeit, Abhängigkeit und Essstörungen führen kann. In diesem Fall war ein Kompromiss zugunsten der überlasteten Mutter geschlossen worden. Sicherlich war er notwendig. Ich sah, wie die gefütterten Kinder trotzdem in vieler Hinsicht sehr konsequent zur Selbständigkeit erzogen wurden. Vermutlich durften sie zu anderen Tageszeiten - ohne Termindruck der Mutter - selbständig essen. Warum nicht ein solcher Kompromiss?

Dreijährige Kinder lernen dann selbständiges Essen sehr schnell. In diesem Alter kannst du sogar leicht einige Tischsitten lehren. Die Kinder sehen dies als Spiel an und sind stolz auf das, was sie schon können. Erste Regeln sind: Nicht mit dem Essen herum manschen, keine Getränke hin- und herschütten, kein Konzert mit den Essbestecken veranstalten usw.

Ausziehen und Anziehen

Im Alter von etwa zwei Jahren versuchen Kinder, sich irgendwie auszuziehen. Bis es richtig klappt, vergeht eine Weile. Für das Lernen des Anziehens brauchen die Kinder ein weiteres Jahr, dann sind sie etwa drei Jahre alt. Bis die Kleinen den Umgang mit Reißverschlüssen, Knöpfen und Bändern allein beherrschen, sind sie mindestens vier oder fünf Jahre alt. Die Mädchen sind dabei schneller als die Jungen. Und Drillinge? Natürlich spielt für sie die Zeitfrage ihrer Mütter eine riesengroße Rolle. Damit alles schneller geht, werden die meisten sehr lange von ihren Eltern oder Betreuerinnen aus- und angezogen. Ich habe es auch so gemacht. Meine Drillingskinder bekamen viel später als meine Einzelkinder die Gelegenheit zum selbständigen Aus- und Anziehen. Dafür lernten sie es dann rascher. Sie wurden trotzdem zum richtigen Zeitpunkt selbständig.

→ *Fazit: Lass' dich nicht irritieren durch die Erfolgsmeldungen anderer stolzer Mütter!!! Und wenn deine Kinder mit dem Aus- und Anziehen beginnen, wappne dich mit Engelsgeduld. Ziehe bitte keine Vergleiche zwischen deinen Drillingen! Ein Kind schafft's eher, das andere später. Taktgefühl ist gefragt. Gib dem Einzelnen ermunternden Zuspruch!*

Aufräumen

Es ist ein Irrtum zu glauben, dass Drillinge mit zwei oder drei Jahren lernen, selbständig aufzuräumen. Du kannst nur mit ihnen zusammen die Spielsachen dorthin tragen, wo sie hingehören: in Kästen und Behälter. Die Kinder werden dir dabei helfen, nicht umgekehrt. Mache ein Spiel daraus: „Da ist die Garage - und jetzt fahren alle Autos hinein zum Schlafen". Auf diese Weise gewöhnen sich die Kinder an Ordnung. Frühestens im Alter von vier, eher mit fünf Jahren werden sie die Gewohnheit des Aufräumens angenommen haben.

Schlafen

Die Schlafenszeit kann auch eine Quelle für Streitereien mit deinen Drillingen werden, wenn die Kinder unterschiedliche Schlafgewohnheiten entwickeln. Manches Kind braucht einen längeren Nachtschlaf als die anderen. Wenn du mehrere Zimmer und

Bettchen auf Rollen hast, kannst du deine Drillinge zum 'individuellen' Schlafen verteilen. Mittagsschläfchen werden bei einigen Kindern eher wegfallen als bei anderen. Sie sollten ganz aufhören, wenn du nicht willst, dass die Kleinen bis spät in der Nacht herumturnen; wenn du mit quengeligen, müden Kindern am späten Nachmittag leben kannst und selbst früh zu Bett gehst. Wenn du aber selbst am Nachmittag eine Pause brauchst und dir Kinder bis 22 Uhr abends nichts ausmachen, dann setze alles daran, die Mittagsschläfchen der Drillinge so lange wie möglich zu retten. Es klappt meistens, wenn du ernsthaft darauf zuarbeitest. Der Schlaf der Drei ist deine Chance!

Wenn Drillinge ihren dritten Geburtstag hinter sich haben...
Trotz der Zänkereien und vieler Plagen ist es eine Freude zu beobachten, wie die Drillinge unabhängige kleine Leute werden, die letztendlich eine wunderbare Beziehung zueinander haben. Nach ihrem dritten Geburtstag wird wieder eine friedlichere Zeit in eure Familie einkehren. Die Kinder können dann ihre Wünsche in Worten ausdrücken, sie weinen selten, spielen besser miteinander, sitzen eine Zeit lang ruhig beim Malen und Basteln oder Spielen draußen. Wenn sie in den Kindergarten kommen, wirst du sogar wieder Zeit für dich selbst finden.

Die 17 Monate alten Drillinge
beim Spiel mit Mutter und den Geschwistern

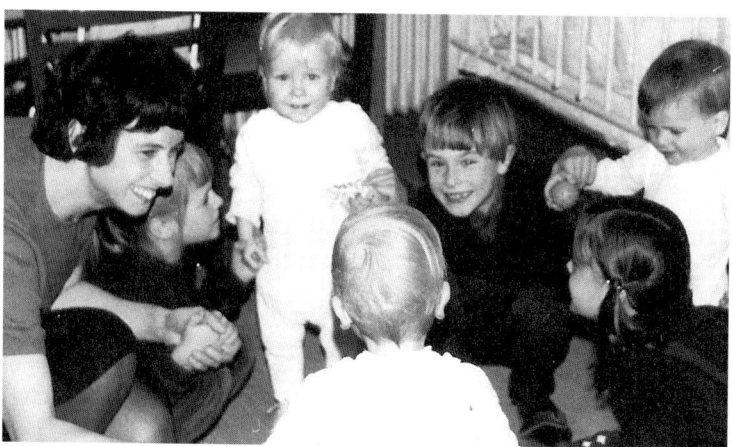

Die Sprachentwicklung

Die Sorge der Eltern

Eine große Sorge für viele Eltern ist die verzögerte Sprachentwicklung ihrer Mehrlingskinder. Verschiedene Untersuchungen (Pomba*) ergaben, dass Mehrlinge im Vorschulalter einen geringeren Wortschatz und größere Schwierigkeiten mit der Hochsprache haben als Einzelkinder. Die wichtigsten Gründe dafür sind die Unreife, mit der viele Babys geboren werden - und die Tatsache, dass sich die Eltern zu wenig Zeit für jedes einzelne Kind nehmen können.

Die verzögerte Sprachentwicklung ist bei Zweijährigen oft noch sehr ausgeprägt. Sie wird aber danach geringer und verschwindet bei den meisten Mehrlingen spätestens im Schulalter. Sie ist kein Grund zur Panik, sondern eine Aufforderung zur Geduld. Hast du je erwachsene Drillinge oder Zwillinge getroffen, mit denen du nicht sprechen konntest? Inzwischen ist bekannt, dass unter allen Kindern einschließlich Einzelkindern die Sprachverzögerungen, Sprachschwierigkeiten und Sprachfehler in den letzten Jahren auffallend zugenommen haben. Das ist nicht mehr eine Spezialität von Mehrlingskindern. Es muss Ursachen geben, die für viele Kinder und Familien zutreffen.

299

Die angebliche Geheimsprache

Es wurde schon viel geschrieben und gerätselt über die 'Geheimsprache' der Zwillinge und Drillinge. In Wirklichkeit gibt es die nur in Ausnahmefällen. Eine wissenschaftliche Untersuchung (Pomba*) kam zu folgendem Ergebnis: Bei der so genannten Geheimsprache handelte es sich um ein Sammelsurium von ungenauen Tönen, Wortfetzen und einer Mischung aus den Sprachen bzw. Dialekten, die Zuhause gesprochen wurden. Oft ging es mehr um schnelles Sprechen als um eine besondere Sprache. Dem Bericht der kanadischen Drillingsmütter kann ich nur zustimmen. Ich bin heute der Meinung, dass die Idee der Geheimsprache viel eher ein Hinweis auf die Probleme der Mehrlingseltern als auf Probleme von Mehrlingskindern ist.

Verstehen kommt lange vor dem Sprechen

Alle Babys, ob einzeln oder zu mehreren geboren, können schon sehr früh eine Menge verstehen, viel früher, als wir Erwachsene das glauben. Was kann man alles einem Einjährigen sagen - und das Kind reagiert wortlos richtig. Wenn du ein 18 Monate altes Baby bittest, einen Gegenstand zu holen, wird es das tun, auch wenn es noch nicht sprechen kann. Im Gegensatz zum Wortverständnis dauert es 'ewig', bis ein Kleinkind die ersten Silben oder Wörter sprechen lernt. Mehrlingskinder sind sich längst vertraut, bevor sich ihre Sprache überhaupt entwickelt: Sie sind füreinander Bezugspersonen und ein eingeschworenes Team. Sie brauchen unter sich die Kommunikation durch Worte nicht so nötig wie Einzelkinder. Sie kommen mit Körpersprache und den ersten gelernten Silben untereinander sehr weit. Sie verstehen sich - und sie verstehen ihre Eltern.

Einflüsse auf das Tempo der Sprachentwicklung

Das Tempo der Sprachentwicklung wird zuerst von der individuellen Persönlichkeit, von der Genetik, von der Reife bei der Geburt und vom Geschlecht bestimmt. Erst danach folgen die besonderen 'Umweltbedingungen' wie zum Beispiel die Mehrlingssituation. Die Möglichkeiten des sozialen Lernens sind dabei für die Kinder sehr unterschiedlich. Manche Eltern wissen gar nicht, wie wichtig ihr alltägliches gutes Sprechen für die Sprachentwicklung ihrer

Kinder ist. Alles zusammen verursacht eine enorme Vielfalt der kindlichen Entwicklung einschließlich des Spracherwerbs.

In einer Familie begann das älteste Kind, ein (sicherlich reif geborenes) Mädchen, mit zwölf Monaten, seine ersten Wörter zu bilden. Das nächste Kind, wieder ein Mädchen, fing mit 18 Monaten zu sprechen an, aber die Zwillingsbuben starteten erst mit 27 Monaten. Nach Largo (in 'Kinderjahre'*) erwerben die meisten Kinder die ersten drei Wörter im Alter zwischen zwölf und 18 Monaten. Spätentwickler, meist Jungen, schaffen es erst mit 21 bis 33 Monaten. Frage einmal deine Mutter, wann du mit dem Sprechen begonnen hast. Vielleicht war es sehr spät? Gehörst du - oder dein Partner - zu den Stillen, oder ist einer von euch ein begeisterter Erzähler? Auch viele reif geborene Einzelkinder fangen erst jenseits des zweiten Geburtstages mit dem Sprechen an. Dafür bewältigen sie dann rasch einen großen Wortschatz. Warum sollten sich Drillinge mehr beeilen? Jungen benötigen sehr häufig mehr sprachliche Förderung als Mädchen. Manche Kinder - hauptsächlich die Buben (keineswegs nur Mehrlingskinder!) - bilden Zwei-Wort-Sätze erst nach dem dritten Lebensjahr. Das ist immer noch normal!

Die Stärken und Schwächen bei beiden Geschlechtern weisen in fast allen Bereichen erhebliche Unterschiede auf. Eltern im Zeitalter der Gleichberechtigung und ‚Gleichstellung' sollten sie bei ihren Kindern berücksichtigen, jedoch nicht überbewerten.

Ungünstige Bedingungen für die Sprachentwicklung
Durch die große Arbeitsbelastung, die mit der Betreuung von drei und mehr Kindern verbunden ist, können viele Eltern keine Zeit für Wortspiele und schon gar nicht zum gemütlichen Erzählen finden. Ungünstig ist es auch, wenn berufstätige Mütter ihre Kinder wechselnden BetreuerInnen mit mangelhaften Deutschkenntnissen überlassen müssen. Später in der Schule wird es einige Mühen geben, um die Sprach-Defizite auszugleichen. Wenn schon Berufstätigkeit mit Karriere, dann sollte das Gehalt für eine hoch qualifizierte Betreuerin mit guten Sprachfähigkeiten ausgegeben werden. Ungünstig für die Entwicklung sprachlicher und kreativer Fähigkeiten ist auch der Fernseher als 'Babysitter'. Natürlich ist es

verführerisch (wer kennt die Verführung nicht?), die kleine Rasselbande für eine Weile dadurch ruhig zu bekommen. Doch das Fernsehen, das die Kinder bald zu passiven 'Konsumenten' macht, sollte nur in kleinsten Dosen eingesetzt werden. Außerdem musst du
die Inhalte der Programme kennen. Auch gegenüber Fernseh-
zeitschriften, die Kinderfilme als 'gut' anpreisen, ist Misstrauen
angebracht.

Es ist am wahrscheinlichsten, dass die Sprachschwierigkeiten
und andere Entwicklungsverzögerungen das Ergebnis der gesamten Mehrlingssituation sind - und nicht eine spezielle körperliche oder intellektuelle Ursache vorliegt.

Wie kann man die Sprachentwicklung der Drillinge fördern?

■ *Sprich mit den Kindern in der Hochsprache!*
Eltern, Geschwister, Großeltern, Helfer, Freunde sollten so viel wie
möglich mit den Drillingen gutes Hochdeutsch reden.
■ *Nimm jede kleine Gelegenheit wahr - oder mache sie möglich -
um mit e i n e m Kind zu sprechen!*
Dabei stelle Fragen, die das Kind nicht nur mit ‚ja', mit ‚nein' oder
mit Nicken und Kopfschütteln beantworten kann! Fordere es heraus, in Sätzen zu antworten, aber korrigiere es nicht, um es nicht zu
entmutigen! Gelegentlich kannst du fehlerfrei wiederholen, was
das Kind gesagt hat. Wenn es nach einem Wort sucht, gib es ihm
sofort, damit der Zusammenhang im Gedächtnis bleibt.
■ *Lies viel vor, erzähle und spiele mit den Drillingen!*
Wenn größere Geschwister den Kleinen oft vorlesen, mit ihnen
erzählen und spielen, ist das eine unschätzbare Sprachförderung.
Auch Großeltern, Freunde und Helfer können dir und deinen
Kindern diesen Dienst erweisen. Es ist ein Geschenk, worüber du
deine Freude ausdrücken solltest. Tue es vor allem den großen
Geschwistern gegenüber. Sie müssen immer wieder wissen, wie
wichtig sie im Familiengefüge sind!
■ *Wähle Überprüftes aus der 'Konserve' - statt Fernsehen!*
Wenn der Kampf um das Fernsehen entbrennt - Ja oder Nein! - gibt
es den Ausweg, eine für gut befundene 'Konserve' gezielt einzu-

302

setzen. Bitte deinen Partner, Freunde oder Großeltern, dir für alle Fälle überprüfte Kinder- oder Tierfilme, Geschichtenerzähler usw. mit guter Sprache aufzunehmen (Video, Kassette, CD-Rom, DVD usw.)

■ *Sprich mit deinem Kinderarzt!*
Er wird beurteilen, ob du mit deinen ehemals Frühgeborenen weiterhin (nach Bobath oder Vojta) trainieren sollst. Die Entwicklung der motorischen Fähigkeiten bedeutet gleichzeitig Förderung des Sprachvermögens. Frage deine Kinderärztin, deinen Arzt, ob zusätzliche Logopädiestunden nötig sind. Das würde bedeuten, die verordneten, spielerisch angewandten Übungen auch zu Hause durchführen zu müssen. Es wäre wieder mehr Arbeit für dich. Doch bedenke: Flüssiges Lesen und Schreiben hängen von der Sprachfähigkeit ab. Deshalb ist es wichtig, vor dem Schulalter Schwierigkeiten möglichst zu beheben.

Persönliches ausgeplaudert

„Seit heute - dem 2. 9. 65 - läuft Arnt frei, mit genau 15 Monaten. Aber er macht nur selten Sprechversuche. Bestenfalls sagt er 'Daa!'" Das lese ich in alten Original-Aufzeichnungen über unsere Drillingskinder. Bernd und Christian folgen in den gewohnten Abständen (nicht genau verzeichnet) mit dem freien Laufen. Es sind Tage oder Wochen später. Beim Sprechen ist die Reihenfolge genau umgekehrt. Mein Mann trägt in den gleichen Septembertagen 1965 in die Wiegekarte unseres zierlichsten Drillings ein: „Christian spricht mit 15 Monaten am meisten von den Dreien: 'Wuwu, dada' usw. Er versucht, nachzusprechen. Aber er läuft noch nicht frei." Und Bernd? Er hält die Mitte! Irgendwann sind alle Drei wieder auf dem gleichen Stand.

Anzumerken ist, dass die Kinder keine Frühgeborenen waren. Trotzdem gehören alle meine Buben, auch der einzeln Geborene, zu den liebenswerten 'Spätentwicklern'. Wir Eltern waren auch welche. Das liegt in der Familie. Deshalb gefällt mir das afrikanische Sprichwort: „*Das Gras wächst nicht schneller, wenn man daran zieht!*"
Ich füge hinzu: „*Wenn es aber Regen und Dünger bekommt, wächst es besser! Und wenn du es schneidest und pflegst, wird es ein wunderbarer Teppich!*"

Besuch im Chaos

Eine wichtige Erfahrung

„Ein schöner Sonntagmorgen. Im Haus rumort es, unsere Sechs sind wach. Wir Eltern genießen noch das wieder gewonnene Schlafzimmer für uns zu zweit. Es war das Erste, was wir nach der Geburt unserer Drillinge in der vorigen dreieinhalb-Zimmer-Wohnung tun mussten: Die Möbel des Schlafzimmers zusammenschlagen und auf den Dachboden tragen. - Erst kurze Zeit leben wir hier im neuen Reihenhaus mit fünfeinhalb Zimmern, das wir für uns acht Personen irgendwie passend gemacht haben. Heute Morgen spielen unsere Kinder - mehr oder weniger angezogen - friedlich im Haus herum. Die Drillinge sind jetzt zweidreiviertel Jahre, die größeren sieben, neun und zehn Jahre alt. Sie stören uns nicht, denn Sechsen fällt immer etwas Interessantes ein, wozu sie die Eltern nicht brauchen. Wir lassen sie gewähren und freuen uns an der Zeit für uns allein. Bei Gefahr für die Kleinen würden die ‘Großen’ schon rufen... Irgendwann sind wir doch alle angezogen. Die drei Kleinen haben frische Windeln an, und endlich sitzt die ganze Familie am Frühstückstisch. Kaum sind wir mit dem Frühstück fertig, sehe ich draußen am Hang unserer Wohnsiedlung eine uns gut bekannte Familie spazieren gehen. Winken, freundlicher Wortwechsel, großes Interesse an unserem Reihenhaus, in das wir vor einem halben Jahr gezogen sind. Einige Häuser stehen noch leer. Ich wünsche mir sehnlichst nette Nachbarn mit Kindern und ähnlichen Interessen, wie ich sie habe. Ob das hier nicht die passenden Leute wären? Mit denen könnte man zum Beispiel herrlich musizieren. Was für Aussichten! In Gedanken mache ich einen begeisterten Luftsprung.

Spontan lade ich die Familie zum Besuch in unsere Wohnung ein und denke nicht an das Chaos im ganzen Haus: Spielzeug fast überall, dazwischen Decken, Bettzeug aus sechs ungemachten Kinderbetten, die zum Nestbau verwendet wurden; aufgerissene Schränke, davor Herausgefallenes, aufgezogene Schubladen. Im Zimmer der drei Kleinen halbnackte Wände, denen vorgestern in stiller Stunde die neue Tapete quadratmeterweise abgerissen wurde; auf dem Fußboden herumliegende Anziehsachen, in der Ecke überfließende Körbe mit ungelegter frischer Wäsche und Windeln, aus denen ich jeweils hervorzerre, was ich brauche. Im Bad der duftende, volle Windeleimer, denn Wegwerfwindeln gibt es noch nicht; rund ums ungeputzte Waschbecken liegen gelassene Zahnbürsten, in der Badewanne Wasserspielzeug, am Boden schmutzige Wäsche, Schlafanzüge. Im Wohnzimmer der hoffnungslose Berg Bekleidung, wo Knöpfe fehlen oder Löcher zu stopfen wären, was ich niemals schaffe. Daneben der kleine Geigenkasten unseres Zehnjährigen, sein Notenständer und aufgeschlagene Noten auf dem Klavier. Blockflöten, die an unsere musikalischen Bemühungen allem Gewühle zum Trotz erinnern; auf dem Sofa die Kinderbücher, aus denen der Vater am Samstagabend seinen Kindern vorgelesen hat. In der Küche der abgegessene Frühstückstisch, mitten darauf ein liebevoll von Kinderhand gepflücktes Blumensträußchen vom gestrigen Spaziergang; in und um die Spüle eingeweichte Kochtöpfe und schmutziges Geschirr vom Samstagabend. Im Flur die große Wand mit den vielen Kinderzeichnungen - hier hänge ich die mir verehrten Werke meiner sechs Kinder auf. Darunter sind kunterbunt, statt reihenweise, ungeputzte Schuhe von acht Personen, Gummistiefel, Regenmäntel, - und in einem Kinderzimmer zwei Meerschweinchen in einer Kiste, munter und gepflegt wie unsere Kinder - allem Chaos zum Trotz.

Das freundlich eingeladene Ehepaar bemüht sich, mit sachlichen Blicken höflich über die riesige Unordnung hinwegzusehen, und die fremden Kinder fühlen sich sofort bei uns wohl. Wir zeigen den Grundriss des Hauses, gehen in jeden Raum, auch in den vollgestopften Keller, erklären die Installation, lassen nichts aus. Erst nach Beendigung des Besuches wird mir wirklich bewusst, was gelaufen ist. Jetzt möchte ich mich am liebsten im Erdboden verkriechen. Mir ist fast übel vor Peinlichkeit und Scham. Was werden diese Bekannten im Kollegenkreis über mich, meine Familie und unser Chaos erzählen? Schrecklich. Der Gedanke ist kaum auszuhalten.

Doch dann kommt mir die rettende Idee: Ich habe den Besuchern das erhebende Gefühl vermittelt, dass bei ihnen zu Hause alles wunderbar, alles viel, viel besser organisiert ist als bei mir. Ich habe das Selbstwertgefühl anderer Leute gestärkt! Ist das etwa nichts??? Über ein Jahrzehnt später treffe ich die Besucherin vom 'Schönen Sonntagmorgen' wieder. Jetzt habe ich den Mut, sie nach ihren Eindrücken von damals zu fragen. Wir lachen. Sie gibt zu, dass sie ein solches Chaos, wie damals bei uns, noch nie erlebt hatte. Sie berichtet, dass man wie ein Storch durch den Salat steigen musste, und dass sie vor allem meine Gelassenheit in dem Trubel bewunderte. Ich erzähle, dass ihr Besuch ein sehr wertvolles Schlüsselerlebnis für mich geworden war. Denn an jenem Sonntagmorgen begriff ich endlich bis in mein Innerstes: Es geht auch so! Lieber Kontakte in einer nicht aufgeräumten Wohnung erhalten, als sie verlieren! Ich kann nicht perfekt sein, wie ich es bis zur Geburt unserer drei Kleinen sein wollte. Ich brauche mich wegen des Chaos' nicht schuldig zu fühlen! Die Maßstäbe anderer Leute gelten nicht für mich.

> *Mir muss es gleichgültig sein, was andere über mich reden. Ich brauche 'nur' Mut, um zu meiner jeweiligen Lage zu stehen, wohlgemerkt zur jeweiligen Lage! Dazu müssen nicht erst Drillinge geboren werden!*

Sehr langsam ist mein Mut gewachsen. Aber mit dieser Einstellung bin ich viel ruhiger und geduldiger mit meinen Kindern, mit meinem Mann, mit mir selbst geworden. Es geht mir besser."

Sauberkeit

Es gibt keine Norm für den Zeitpunkt des Sauberwerdens, denn die Steuerung der Ausscheidungsfunktionen reift bei jedem Kind verschieden. Die für einen nachhaltigen Erfolg notwendige Eigeninitiative tritt frühestens im Alter von zwölf bis 18 Monaten, bei den meisten Kindern erst zwischen 18 und 36 Monaten ein. Mädchen sind dabei in jedem Alter den Jungen voraus. Mehrlingskinder brauchen eine der Frühgeburt entsprechend längere Zeit bis zur Eigeninitiative bzw. Reife.

Die meisten Mütter der Welt überlassen es ihren Kindern, die Sauberkeitsentwicklung selbst zu steuern. In Mittel- und Westeuropa sowie Nordamerika werden dagegen Hygiene und Ordnung übermäßig wichtig genommen. Infolgedessen betreiben manche Mütter in bester Absicht eine zu frühe Sauberkeitserziehung (Töpfchentraining). Der Druck, die Kinder so früh sauber zu bekommen, lastet besonders auf Frauen, die ihre Kleinen aus Berufsgründen zeitig in Fremdbetreuung geben wollen - oder müssen. Doch von einer 'Sauberkeitsdressur', wie sie in manchen Ländern noch üblich ist, muss dringend abgeraten werden. Sie kann bei Kindern Neurosen hervorrufen, die unter anderem mit übertriebenem Ordnungszwang und Nichthergebenkönnen einhergehen. Dr. Jirina

Prekop und Dr. Christel Schweizer warnen davor und raten: „Warte ruhig ab, das kommt von alleine!" (in ihrem Buch „Kinder sind Gäste, die nach dem Weg fragen"*).

Die Reife ist entscheidend

Zwei Züricher Studien zur Sauberkeitserziehung sollten herausfinden, ob Eigeninitiative, Blasen- und Darmkontrolle durch Training schneller bei Kindern erreicht werden als ohne Training. Es stellte sich heraus, dass weder ein eindeutig positiver noch ein eindeutig negativer Trainingseffekt nachzuweisen war. In beiden Studien wurden viele Kinder im vierten Lebensjahr in der Nacht trocken (Prof. R. Largo: „Kinderjahre").

Wie schon gesagt, wird das Alter, in dem Kinder bereit sind, trocken und sauber zu werden, durch ihre individuelle Reifung bestimmt. Das ist der Fall, wenn der Drang zum Wasserlassen oder zur Stuhlentleerung bewusst wahrgenommen wird, *bevor* es passiert. Das Kind muss erst die Fähigkeit haben, diesen Akt aufzuschieben, bis es an dem dazugehörigen Ort angekommen ist. Jetzt entwickelt es gerne aus eigenem Antrieb die Steuerung seiner Ausscheidungsfunktionen. Es will so sein wie der Papa oder die Mama. Es möchte ein 'Häufchen' machen wie die Großen, es möchte selbst Toilettenpapier benutzen und im hohen Bogen pinkeln wie... Dieses Bedürfnis entwickelt sich von allein in dem Moment, wenn das 'Ich' des kleinen Menschen erwacht und wie das ‚Du' sein will. Erst auf dieser Stufe kann das Kind willentlich etwas von sich abgeben. Seine Ausscheidung ist sein erstes eigenes Produkt: Ein Geschenk für die Mutter. Das Kind ist stolz darauf und wünscht, den Erfolg zu wiederholen. Nachts kann es länger dauern. Zu unser aller Beruhigung berichten Prekop und Schweizer:

> „Bis ins vierte/fünfte Lebensjahr hinein haben viele Kinder noch keine Kontrolle über ihre Blasenfunktion in der Nacht. Manche haben sie auch mit sechs noch nicht, und es ist auch kein Malheur, wenn das Kind bis ins achte oder neunte Lebensjahr hinein gelegentlich nachts einnässt.
> Tagsüber erwirbt es schon früher die Kontrolle."

Mehrlingskinder und Frühgeborene

Bei Mehrlingskindern bzw. Frühgeborenen sind im Allgemeinen die notwendigen Fähigkeiten zur Sauberkeit kaum vor dem vollendeten zweiten Lebensjahr zu erwarten - eher später. Dann erst können die meisten Kinder verstehen, was du von ihnen bezüglich des Töpfchens willst. Jetzt fangen sie auch an, mit einfacher Kleidung selbst zurecht zu kommen.

Die Entwicklungsstufen werden von den Kindern einer Gruppe meist nicht gleichzeitig, sondern nacheinander in Abständen erreicht. Und wenn sie extrem früh geboren wurden, noch später. Sieh' dem Geschehen mit Gelassenheit entgegen! Lass' dich auf keinen Fall aus der Fassung bringen, hab' keine Komplexe, wenn andere Mütter dir von ihren tollen frühen Sauberkeitserfolgen erzählen. Es gibt so viele Möglichkeiten zum Sauberwerden wie es Mütter und Kinder gibt. Frauen, die noch weit weg von Erfolgsmeldungen sind, hängen das Thema nicht an die große Glocke. So war es auch bei mir. Meine Drillingskinder brauchten - obwohl reif geboren - durch den 'Gruppeneffekt' viel mehr Zeit zum Sauberwerden als ihre drei Einzelgeschwister zuvor.

Der Gruppeneffekt

Damit meine ich die besondere Wirkung, die durch unterschiedliche Reife der Kinder - und durch die Konkurrenz der Gleichaltrigen wie bei 'nahen' Einzelgeschwistern entsteht. Dazu unser Beispiel: Wie froh war ich, als mein erster Drilling A mit etwa zwei Jahren auf dem Töpfchen wirklich erfolgreich war und Verständnis dafür zeigte. Natürlich wurde er gelobt und belohnt. Ich hoffte auf die schnelle Nachahmung der beiden Brüder B und C. Weit gefehlt! Die zwei 'Kleinen' waren in ihrer Entwicklung für eigene Sauberkeitskontrolle nicht so weit wie A, der bis zum Alter von etwa zwei Jahren jede Entwicklungsstufe *vor* den anderen als Erster erreichte. (Später wechselte manches). Die zweijährigen Drillinge B und C saßen meist vergeblich auf dem Töpfchen und wunderten sich, wenn ich mich über Zufallstreffer so freute. Bald war mir das Manöver zu mühsam, immer alle auf den Topf zu setzen und trotzdem weiter windeln zu müssen. Ich setzte nur noch A auf den Topf. Die beiden 'Kleinen' trug ich gleich mit voller Windel ins Bad, wo sie ihre warme Dusche wie gewohnt bekamen. Das gefiel ihnen.

Der Windelwechsel bedeutete eine extra Zuwendung, die ja ohnehin knapp bemessen war. Das verstand der kleine A, dem durch seine Töpfchen-Erfolge die extra Zuwendung entging. Also: Rückfall in die gehabten Zeiten. A dachte nicht mehr im Traum daran, etwas in das Töpfchen zu machen. Ich resignierte. Also duschten und windelten wir wieder alle drei Buben, bis der Dritte auch bereit zur Eigeninitiative war. Das war jenseits von drei Jahren... Mit vier Jahren war alles tagsüber geschafft. Nur nachts waren die Kinder auch mit fünf noch nicht ganz sicher trocken. Das liegt nach Prekop/Schweizer im Bereich des Normalen und hat nichts mit behandlungsbedürftigem Bettnässen zu tun.

Unsere Geschichte habe ich so ausführlich erzählt, um andere Mehrlingsmütter damit zu trösten. Es geht ihnen nicht allein so! Auch Zwillingsmütter und Einzelkindmütter erleben den 'Gruppeneffekt' ähnlich: Wie oft fällt das erste Kind hartnäckig zurück in Windelzeiten, sogar mit Einkoten, wenn ein Geschwisterchen geboren ist.

Wie du deinen Kindern helfen kannst

Wie bei allem Lernen kannst du die Kinder beim Sauberwerden unterstützen. Manche Mütter mit vielen Ideen und Fantasie kommen auch mit der unterschiedlichen Reife ihrer Kinder ganz gut klar. Sie warten nicht - wie ich früher - bis alle drei Kinder auf einem Stand sind. Trotzdem wird ihr erstes 'sauberes' Kind nicht wieder rückfällig. Das hängt natürlich auch von der Persönlichkeit des Kindes, von seinem Geschlecht und dem Reifegrad bei seiner Geburt ab.

Die Jahreszeit

Die beste Zeit, mit dem Sauberkeitstraining zu beginnen, ist das warme Frühjahr oder der Sommer. Dann kannst du die Kinder stundenweise ohne Windeln in kurzen Höschen, nur leicht bekleidet, herumlaufen lassen. Die Zeiten ohne Windeln werden allmählich immer länger und den Kindern gefällt das. Schließlich brauchst du Windeln nur noch eine Weile nachts zur Sicherheit. Achte dann auf Hosen, die deine Kinder selbst herunter und hochziehen können. So wirst du vielleicht weniger gebraucht.

Vorbilder

Manchmal lernt das erste Kind das Sauberwerden nur wenige Tage vor den anderen. Es ist dann für die Drillingsgeschwister das große Vorbild. Es erhält eine Auszeichnung. Die anderen Drillinge folgen rasch nach, sofern sie die nötige Reife haben. Sie werden ebenso belohnt. Kleine Auszeichnungen für gute Verrichtung sind sehr hilfreich, zum Beispiel etwas Leckeres - oder für jede 'Tat' einen glitzernden Aufkleber. Der wird sichtbar für alle an den Kühlschrank geklebt.

Auch ältere Geschwister und Eltern sind wichtige Vorbilder für die Drillinge beim Selbständigwerden. Es ist erwiesen: Kleine Kinder, die *nicht* weggeschickt werden, wenn sie ernsthaft wissen wollen, was Mama oder Papa auf der Toilette machen, die haben es leichter mit dem Sauberwerden als die anderen, deren Mama und Papa sich hinter der Klotür geheimnisvoll einschließen. Normalerweise sind die Kleinen zufrieden, wenn sie ein paar Mal erkundet haben, was die Großen hinter der Tür machen. Das Beispiel reizt dann zur Nachahmung. Wenn die Neugier der Kinder befriedigt ist, kannst du umso besser ein anderes Mal sagen: „Jetzt möchte ich allein auf das Klo gehen!"

Kinder lernen es leicht, elterliche Wünsche und das Schamgefühl von Menschen aus anderen Kulturkreisen oder mit anderer Erziehung zu respektieren. Du musst es ihnen nur vormachen. Zu Hause fängt alles an.

Töpfchen und Toilettensitz

Viele Eltern helfen ihren Kindern beim Sauberwerden durch eine Kombination von Kindertöpfchen und Toilettensitzen mit Treppenstufen. Die Kindertöpfchen stellen sie an verschiedenen Stellen in der Wohnung/im Haus auf, bis die Kleinen gern auf den Toilettensitz klettern - oder sich hinauf heben lassen. Die Treppenstufen geben den Kindern ein angenehmes Sicherheits- und Selbständigkeitsgefühl. Das haben sie nicht, wenn die Füßchen ohne Stufen in der Luft baumeln. Die Stufen nehmen die Angst vor dem hilflosen 'Schweben' auf dem Klositz.

Geduld ist notwendig

Du brauchst mehr Geduld für deine Kinder bei ihren selbständigen Sauberkeitsbemühungen als zuvor beim Lernen des Trinkens aus einer Tasse oder der Benutzung eines Löffels. Die Geduld der ganzen Familie ist jetzt gefragt! Wenn zwischendurch einmal ein kleines Missgeschick passiert, eine Pfütze - oder Schmiererei oder wieder nasse oder volle Höschen - mache kein Theater darum. Hänge nichts 'an die große Glocke'! Auch Schimpfen oder Bestrafen (was immer du unter 'Strafe' verstehst) hat keinen Sinn. Es nützt überhaupt nichts, entmutigt nur. Hilf dem Kind mit ein paar Mut machenden Worten und Beseitigen des Unglücks über das Missgeschick hinweg. Verhalte dich so positiv wie möglich.

Ungeklärte Fragen zu Wegwerfwindeln

Die heute üblichen Wegwerfwindeln sind viel gemütlicher als Stoffwindeln, weil sie die Babys so gleichmäßig warm halten. Die Kleinkinder der 'Wegwerf-Generation' sind deshalb auffallend spät daran interessiert, sie los zu werden. Es gibt bereits Diskussionen, aber keine Beweise dafür, dass die gleichmäßige Windelwärme vielleicht ungünstig für die Reifung der Hoden kleiner Jungen ist. Bis heute kann niemand die Frage beantworten. Die Windelindustrie wird sich derartigen Überlegungen widersetzen. Aber man sollte sie wachsam im Kopf behalten - angesichts zunehmender Spermaprobleme bei Männern in den Industriestaaten.

Zur Sicherheit

Ein letzter Tipp: Auch wenn die Drillinge eigentlich trocken sind, sollten ihre Matratzen noch längere Zeit vor Nässe geschützt werden. 'Liegelind' oder ein anderes wasserdichtes Tuch unter den Bettlaken sind empfehlenswert. Dann kann dich ein gelegentliches Malheur nicht aus der Fassung bringen!

Der dritte Geburtstag

Ein neues Experiment

Aus meinen persönlichen Aufzeichnungen: „Morgen ist der dritte Geburtstag von ABC. Es ist spät am Abend und alle Kinder schlafen. Nur ich hocke ratlos vor einem Berg uneingewickelter Geschenke. Meinem Vorsatz getreu habe ich sie verschieden, aber gleichwertig für die Drillinge eingekauft. Mit 'gleichwertig' meine ich nicht den Geldwert, sondern Art, Größe, Material und Farbgebung der Geschenke. Arnt, Bernd und Christian besitzen bereits viele gebrauchte Spielsachen, die sie von den größeren Geschwistern übernommen haben. Nun weiß ich nicht, wie ich die neuen Sachen verteilen und 'an den Mann bringen soll'. Wer soll was bekommen? Ich bin wirklich ratlos.

Da kommt mir eine Idee: Ich werde die Drillinge selbst wählen lassen. Dreijährige??? Bin ich verrückt? Wir werden ja sehen! Ich ordne alle Geschenke uneingewickelt - hübsch übersichtlich - unter dem großen runden Esstisch an. Dann decke ich alles mit einem Laken zu, wie es meine Mutter für uns drei Kinder zu Weihnachten tat. (Mutter war Meisterin im Überraschungen erfinden. Einige ihrer Ideen übernahmen sogar Enkel und Urenkel. Ein Beispiel dafür ist das festliche Wunschzettelschreiben oder -malen der ganzen Familie am ersten Advent).

4. Juni 1967: Das Glöckchen klingelt. Aufgeregt stürzen unsere Drillinge mit ihren älteren Geschwistern in das Wohnzimmer. Nanu? Kerzen und Blumen, aber keine Geschenke auf dem Tisch! Nur ein zugedeckter Berg unter dem Tisch. Wir singen die kurzen, bekannten Geburtstagslieder und machen mit allen Kindern einen Ringelreihen um den Tisch herum. Dann der spannende Augenblick: Ich ziehe das Tuch von den Geschenken ab. Wir Eltern und die Geschwister erwarten, dass sich ABC auf die Spielsachen stürzen und vielleicht auch um ein Stück kämpfen werden. Aber - nichts dergleichen passiert. Wie angewurzelt stehen die drei Buben da und staunen. Wir erklären, dass sich jeder ein Stück nehmen darf und vermuten, dass sie nun zu dritt den Spielsachen zu Leibe rükken. Aber nur Bernd marschiert los und nimmt sich einen Gegenstand, während ihm die Drillingsbrüder zugucken. Dann läuft Christian rasch vor - nimmt sich ein Spielzeug - und zuletzt Arnt. Auswahl gibt es ja genug.

In der gleichen Reihenfolge geht es ein paar Runden weiter. Die älteren Geschwister passen unaufgefordert auf, dass die Regeln (die sie von Weihnachten her kennen) eingehalten werden. Irgendwann kommt es dann doch nicht mehr darauf an. Die Kleinen eignen sich rasch die letzten Spielsachen an, bis nichts mehr zu verteilen ist. Sie fangen an zu spielen, mischen alles wieder durcheinander, und es ist gar nicht wichtig, wem was gehört. Jeder spielt sowieso mit allen Spielsachen - und gezankt wird auch mal. Aber ernsthafte Komplikationen gibt es nicht. - So blieb 'Der dritte Geburtstag' als schönes Erlebnis und als positive Bestärkung für uns alle in meiner Erinnerung."

Die selbst gewählte Reihenfolge der Drillinge an ihrem dritten Geburtstag wurde im Wesentlichen in den Kinderjahren beibehalten: Bernd führte die Truppe an, Christian folgte sogleich und Arnt, körperlich der Stärkste, wartete bescheiden ab. Ich versuchte manchmal, die Reihenfolge zu ändern, weil ich mich von Meldungen aus der Zwillingsforschung beeinflussen ließ („Wenn stets ein bestimmter Zwilling führt, kann der andere 'ewig' im Schlepptau hängen bleiben"). Aber meine diesbezüglichen Bemühungen waren 'Krampf' und führten zu neuen Fehlern. Später änderten die Drillinge sowieso alles in Eigenregie.

Das Erfolgsgeheimnis

Aus zwei Gründen glückte der dritte Geburtstag unserer Drillinge. Der erste Grund: Die kleinen Buben selbst machten den Tag für alle angenehm, denn es gab keine erbitterten Kämpfe um die Geschenke, kein Drängeln und Raffen. Der zweite Grund: Die Anwesenheit der drei älteren Geschwister, sieben, neun und zehn Jahre alt. Sie schalteten sich in kritischen Situationen für ihre 'Patenkinder' ein. Sie waren für mich als Mutter - wie immer - eine große Hilfe (psychologisch gesehen) in der Drillingssituation.

Mehrlings- und Einzelkinder orientieren sich in ihren frühen Jahren sehr an ihren älteren Geschwistern, sofern sich eine gute Beziehung zwischen ihnen entwickeln konnte.

Wenn Drillinge keine älteren Geschwister haben,

dann kämpfen die Kleinen noch unerbittlicher, noch 'härter' um die Zuwendung der Mutter. Es ist für alle Beteiligten nicht einfach. Dafür hast du als Mutter andere Vorteile: Du brauchst dich nur um eine Altersgruppe mit ganz bestimmten Interessen zu kümmern, anstatt dich ständig zwischen sehr unterschiedlichen Bedürfnissen von Kindern zu zerreißen. Du kannst vieles 'in einem Aufwasch' erledigen, zum Beispiel die Windelwirtschaft, die Spielplatzphase, das Sauberwerden usw. Rechne einmal aus, wie viele Jahre, wie viele Windeln zusammen kommen, wenn du jedes Mal wieder von vorne anfängst. Das ist auch nicht so lustig...

Regeln für Geschenk-Feste ohne Raffen

So macht es Kindern und Erwachsenen Spaß: Nach der Eröffnung des (Geburtstags- oder Weihnachts-) Festes durch Glöckchen-Bimmeln, Kerzenanzünden und Gesang wird die Reihenfolge der Teilnehmer festgelegt. Die Geschenke auf dem Tisch - oder irgendwo versteckt - sind meistens eingewickelt und mit Namen bezeichnet.

Gewöhnlich fängt das Geschenkesuchen bei den Jüngsten an, weil ihnen das Warten schwerer fällt als den älteren Kindern. Doch die Reihenfolge wechselt. Alle Teilnehmer des Festes dürfen nur nacheinander ein Geschenk nehmen. Bis die Teilnehmer 'dran' sind, genießen sie mit den anderen Wartenden die kribbelnde Spannung und freuen sich mit demjenigen, der gerade sein Geschenk auswickelt.

Uns Erwachsenen macht das Beobachten der Kinder besonderen Spaß. Schon die Art des Auswickelns ist von Kind zu Kind außerordentlich verschieden. Sie hat viel mit dem Vorbild der Eltern und mit der Persönlichkeit des Kindes zu tun. Eines will das Überrraschtwerden möglichst lange hinausziehen. Es stört sich nicht im Geringsten am umständlichen Aufpiddeln von Bändchen und Papier und stellt alle Zuschauer auf eine Geduldsprobe. Wahrscheinlich genießt dieses Kind dadurch auch die lange Zuwendung der ganzen Familie. Ein anderes Kind kann die Geschenkverpackung gar nicht schnell genug aufreißen. In jedem Fall ist der geregelte Geschenkempfang nebenbei und zufällig eine angenehme 'Übung' zum Wartenlernen.

> Das 'Aufschieben der sofortigen Wunscherfüllung' ist ein positiver Lerneffekt für's spätere Leben. ... Je besser ein Mensch das kann, desto besser ist er zum Zusammenleben mit anderen fähig. Doch nicht zu früh mit solcher Erziehung beginnen! Erst im zweiten Lebenjahr, wenn das Sprachverständnis wächst, fange ganz allmählich an - am besten durch Vorbild!
>
> *(B. Hassenstein: 'Verhaltensbiologie des Kindes'*)*

Die Geburtstagstorte

Manche Mütter backen für jedes Kind aus Prinzip eine 'eigene' Geburtstagstorte, andere raten bei Drillingen davon ab. Denn drei Torten an einem Tag, die Bauchschmerzen und verdorbenen Mägen der Kinder - wer kann sich das nicht vorstellen? Hat man erst einmal mit der 'eigenen' Torte angefangen, wird sie weiterhin von jedem Kind erwartet. Unsere sechs Kinder bekamen nie eigene Torten. Sie haben sich bis heute nicht darüber beklagt. Es gab ein-

fach eine Menge Kuchen für die ganze große Geburtstags-
gesellschaft zusammen. Meine Empfehlung: Wer 'nur' Drillinge
hat, sollte bei Dreijährigen gar nicht erst mit drei 'eigenen' Torten
anfangen. Die Kleinen verstehen sehr gut, dass *eine* Torte zum
Teilen *für alle* da ist!!!

Es ist toll, Geburtstag zusammen zu feiern

Es gibt keinen Grund, kleine und große Drillinge zu bemitleiden,
weil sie ihren Geburtstag samt Torte 'teilen' müssen. Es stimmt
nicht, dass Mehrlingskinder nie allein, sondern nur zusammen im
Mittelpunkt stehen! In Wirklichkeit bekommen sie - auch einzeln -
in ihrem Leben so viel öffentliche Beachtung wie keines ihrer
Einzelgeschwister. Du kannst auch die Geburtstage deiner
Drillinge zu verschiedenen Zeiten feiern. Vermutlich werden die
Kinder eines Tages selbst herausfinden, wie toll ein großes gemeinsames Fest ist. Ein Beispiel: Unsere ABC-Söhne organisierten mit
Vergnügen sogar ihren '60.' und ihren '100.' Geburtstag zusamm-
men: Da wurden sie 20 bzw. 33,3 Jahre alt. Das Sprichwort sagt es
treffend: *„Geteilte Freude ist doppelte - und mehrfache Freude."*

Kindergartengeschichten

Verständlich, dass viele Mütter große Hoffnungen in die Kinder-
gartenzeit ihrer Sprösslinge setzen. Zu Hause sind jetzt die Arbeits-
belastungen geringer - und neue Chancen für eigene Ziele eröffnen
sich. Für die meisten Drillinge dagegen sind die ersten selbständigen Schritte von Mama weg sehr schwer. Besonders, wenn sie in
einen Kindergarten mit hoher Kinderzahl und enormem Geräusch-
pegel gehen sollen, brauchen die Kleinen zum Einleben viel
Einfühlung, Geduld und Hilfe von Seiten der Eltern und ErzieherInnen. Die Kinder sollten dabei nicht gedrängt werden.
Es wird gesagt, der Kindergartenbesuch sei wichtig für die 'Sozialisierung' der Kinder (ihre Sozialisation, ihr Sozialverhalten), ehe
sie in die Schule kommen. Was heißt das? Mein Wörterbuch erklärt
Sozialisierung mit dem Wort 'Verstaatlichung', ein anderes Buch
sagt: 'Eingliederung des Individuums in die Gemeinschaft'. Im
Lehrbuch der Psychologie (Ruch, Zimbardo*) finde ich: „Es ist der
Vorgang, bei dem ein Kind lernt, sein Verhalten dem allgemeinen
Wertsystem seiner Kultur anzupassen... Ein egozentrisches kleines
Wesen wird zu einem zivilisierten Menschen, der mit anderen
Menschen zurechtkommt und zu deren Wohlbefinden beiträgt".
Dazu gehören auch die Regeln des Gebens und Nehmens, des

318

Gewinnens und Verlierens - und alle Verhaltensweisen, deren Grundlagen in den Familien gelegt werden. Die Ergänzung sollte der Kindergarten übernehmen, später die Schule.

Drillinge in eine - oder in verschiedene Gruppen gehen lassen?
Eine deiner ersten Fragen wird sein, ob deine Drillinge am Anfang zusammen bleiben - oder besser gleich drei verschiedene Gruppen im Kindergarten besuchen sollen. Die Antwort musst du selbst finden - gemeinsam mit deinen Kindern und ihren ErzieherInnen - denn ein Patentrezept gibt es nicht! Wichtig ist, dass ihr darüber offen, geduldig und flexibel für spätere Korrekturen im Gespräch bleibt.
Häufig wird in Kindergärten und Schulen versucht, die Mehrlingsgemeinschaft möglichst schnell aufzulösen, um Zwillinge und Drillinge mit den 'Einlingen' gleich zu schalten. ErzieherInnen und Pädagogen lernen immer noch in ihrer Ausbildung, Mehrlings- und Geschwisterkinder müssten grundsätzlich getrennt werden, weil es besser für die Entfaltung des einzelnen Kindes sei. Wissenschaftliche Untersuchungen haben diese starre Ansicht längst widerlegt. Das hat sich aber noch nicht bis in alle Kindergärten und Schulen herumgesprochen. Außerdem kann es für Erzieherinnen und Lehrer tatsächlich ein Problem sein, mit einer Mehrlingsgruppe innerhalb einer Kindergesellschaft klar zu kommen: Drillinge können als 'Gruppe in der Gruppe' sowohl im Kindergarten als auch in Schule und Großfamilie eine 'Macht' für die anderen Kinder darstellen. Das ist für manche Erzieherinnen und Lehrer durchaus ein Problem. Trotzdem:

Kein Elternpaar sollte sich unter Druck setzen lassen! Das Wohl deiner Kinder steht an erster Stelle! Das Wohl der anderen muss aber auch berücksichtigt werden.
Gemeinsam werdet ihr die beste Lösung für alle finden.

Christine S. schreibt als erwachsener Drilling (geb. 1962) zum Thema: „Kinder, sind sie auch noch so klein, wissen oft sehr gut, was das Beste für sie ist. Ich selbst würde als Mutter von Drillingen den Wunsch meiner Kinder nach Trennung bzw. Nichttrennung immer akzeptieren und ihn zum Maß aller Dinge machen. Den Eltern, die sich mit dem Problem quälen, ihre Mehrlingskinder im Kindergarten oder später in der Schule zu trennen - bzw. nicht zu trennen, - würde ich als Drilling immer empfehlen, einfach die eigenen Kinder nach ihren Wünschen zu fragen und keine Antworten in schlauen, theoretischen Büchern zu suchen. Das Herz weiß oft mehr als der Verstand!"

➤ *Mehr im Kapitel „Die Einschulung - zusammen oder getrennt?"*

Wichtiger als die Trennungsfrage ist die Qualität des Kindergartens!

Das sagt auch eine Vierlingsmutter: „Mit dem Kindergarten beginnt ein neuer, wichtiger Lebensabschnitt für deine Kleinen. Schau dir deshalb die verschiedenen Kindergärten und Gruppen gründlich an, sprich mit den Leiterinnen und lass dich nicht abwimmeln! Versuche, herauszufinden, ob und was gebastelt, gesungen, gespielt wird; ob Geschichten erzählt und vorgelesen werden - oder ob es bei der Aufbewahrung bleibt mit Unmengen von Spielzeug (weniger ist besser!) und freiem Spiel." Je größer ein Kindergarten ist, desto weniger können sich die wenigen, bis an ihre Grenzen ausgelasteten ErzieherInnen um die einzelnen Kinder so kümmern, wie sie es gern täten.

Thema der Zeit: Aggressionen
Überall in großen Kindergärten gibt es aggressive Kinder, die - von ErzieherInnen unbemerkt - beim freien Spiel draußen mutwillig andere Kinder stoßen, treten, ihnen Sachen wegreißen und zerstören. Besonders an zarten, schüchternen Kindern und Außenseitern lassen die kleinen Angreifer ihre Aggressionen wiederholt aus. Kein Wunder, wenn manche Kinder plötzlich Angst vor dem Kindergartenbesuch entwickeln, sich still zurück ziehen, über Bauchschmerzen klagen, viel weinen und wieder einnässen.

Es reicht nicht, dass die bedrängten Kinder derlei Vorfälle bei einer Erzieherin melden ('petzen') und die Mütter sagen: „Mein Kind muss lernen, sich zu behaupten und durchzusetzen!" *Wie* lernt ein Kind, sich Stärkeren gegenüber zu behaupten und durchzusetzen? *Wer* macht es vor? Eltern? Erzieher? Mit Worten können sich angegriffene, kleine Kinder noch nicht wehren. Sollen sie zurück schlagen nach dem Motto: Wie du mir, so ich dir - Aggression mit Aggression beantworten? Nein! Was dann?

Ehe du dich für einen Kindergarten entscheidest, frage die ErzieherInnen, wie mit aggressivem Verhalten von Kindern in ihrem Haus umgegangen wird!

Du wirst bemerken, wie unterschiedlich die Antworten ausfallen. In vielen Kindergärten bleibt es allein bei Ermahnungen der aggressiven Kinder, was aber keine wirkliche Problemlösung ist. Denn „häufiges aggressives Verhalten sollte immer als Notruf und als Symptom von Lebensproblemen eines Kindes verstanden werden, zu deren Lösung es der Hilfe seiner Mitmenschen bedarf. Es wäre pädagogisch bedenklich, ein Kind, das oft andere Kinder tätlich angreift, nur zurechtzuweisen und zu bestrafen". *(B. Hassenstein in 'Verhaltensbiologie des Kindes'*)*

Echte Lösungen können also nur durch Einzelbetreuung der 'schwierigen' Kinder gefunden werden - oder durch konstruktive Gesprächsrunden. In manchen Schulen und Kindergärten gibt es so etwas inzwischen - zusammen mit Kindern, Eltern, ErzieherInnen und möglichst einem Psychologen. Die meisten großen Kindergärten sind aber aus Personalnot total überfordert, solche extra Aufgaben zu übernehmen.

Dies ist mit ein Grund, warum ich Drillinge, die im frühen Alter meistens kleiner und zarter als Gleichaltrige sind, zuerst in einer Kindergartengruppe zusammen lassen würde: Zusammen fühlen sie sich stärker. Auch von dieser Basis aus werden sie sich sehr wohl eigenständig entwickeln, wie die Erfahrung zeigt. Man muss ihnen nur Zeit lassen.

Wenn die Kinder gemeinsam in eine Gruppe gehen
Eine Mutter beschreibt ihre Situation: „Zuerst waren meine drei in einer Gruppe, wo sie die meiste Zeit zusammen spielten und wenig Kontakt zu anderen suchten. Nach einem Jahr überredete ich einen

der Jungen, in eine andere Gruppe zu gehen. Dieser Junge stand immer zu sehr unter dem Druck seines Bruders. Die Trennung verkraftete er von Anfang an sehr gut, denn er kannte ja inzwischen auch die anderen Kinder und Erzieherinnen des Kindergartens. Er entwickelte sich zu einem selbständigen Jungen, der auch Freunde fand. Nach zwei gemeinsamen Jahren wollte auch unsere Drillingstochter ganz freiwillig in eine andere Gruppe gehen. So waren meine Drei alle getrennt und es bewährte sich bestens. Jeder hatte eigene Freunde gefunden. Ich denke, dass es ganz wichtig ist, die Entwicklung der Kinder abzuwarten, auch wenn vieles mit etwas Verspätung kommt."

Auch andere Eltern berichten, dass sie das Dreiergespann so lange zusammen in einer Gruppe ließen, wie die Kinder es selbst wollten. Fast alle Drillinge spielten lange Zeit nur miteinander und nahmen erst nach Wochen, manchmal erst nach einem halben Jahr, Spielkontakte zu anderen Kindern auf. Dabei war ihnen stets sehr wichtig, die Drillingsgeschwister im Hintergrund zu wissen. Das ist für Drillinge ganz normal.

➤ *Siehe Kapitel „Besonderheiten der Dreiergruppen"*

Wenn die Kinder von Anfang an getrennte Gruppen besuchen
Es gibt natürlich auch Drillings- oder Vierlings-Sets, die aus irgendwelchen Gründen von Anfang an - im Einverständnis mit den Eltern - in drei bzw. vier verschiedene Gruppen gehen. In solchem Fall solltest du darauf bestehen, dass sich die Kinder gegenseitig besuchen dürfen und dass nicht zu streng auf der Trennung bestanden wird. Behutsamkeit beim Eingewöhnen, Flexibilität der Betreuer und Eltern sind wichtig!

Wenn der Kindergartenbesuch zum Stress für die Mutter wird
Manche Mütter sind sehr gestresst, wenn sie ihre Kinder täglich fein angezogen zu bestimmter Zeit in einen weit entfernten Kindergarten schaffen - und - ständig mit dem Blick auf die Uhr - pünktlich wieder abholen müssen. Sie sollten kein schlechtes Gewissen haben, wenn sie ihre Drillinge vom Kindergarten bald wieder abmelden. Ganz bestimmt werden diese Kinder eines Tages auch ohne Kindergarten ihren Weg in die Schule finden!!!

Nein, in den Kindergarten woll'n wir nicht!
Den Müttern zum Trost gebe ich folgende Geschichte aus meinen persönlichen Aufzeichnungen wieder: „Warum wollen sie eigentlich bezahlen, wenn ihre drei Buben den Kindergarten doch nicht mehr besuchen?", fragt Schwester Käthe erstaunt, als ich die Gebühren entrichten will. Sie, die Leiterin des Kindergartens, steht vor mir in ihrem langen schwarzen Diakonissengewand, das freundliche Gesicht umrahmt von der eng anliegenden, weißen Haube, die aus einer anderen Welt zu stammen scheint. „Wieso??" Jetzt staune ich. „Die drei gehen doch jeden Morgen von zu Hause los! Und sie holen sich beim Bäcker, wie vereinbart, ihre Brezeln für die Frühstückspause!" Der Bäcker bestätigt, dass meine Drei täglich mit umgehängten Kindergartentäschchen erscheinen und jeder seine Brezel mitnimmt.

Als meine Buben irgendwann zu Hause eintrudeln, stelle ich sie ernsthaft zur Rede. Bis dahin glaubte ich, dass sie sich einfach ein bisschen viel Zeit für den Heimweg nehmen. Warum sollten sie es eigentlich nicht tun? Die Schulkinder kommen ja auch erst später. „Ja," meint Bernd, der derzeitige Wortführer ganz gelassen, „es ist soo langweilig im Kindergarten! Da müssen wir immer spielen, was die Schwester sagt, Lieder singen und so.." „Und alleine vorsingen, der Reihe nach, das ist schrecklich." ergänzt sein Bruder, „Dann lachen die Kinder über uns!" „Über unsere Lieder!" korrigiert der dritte Bruder. „Da gehen wir lieber in den Wald und spielen, was wir wollen." finden alle Drei. Mir verschlägt's zuerst die Sprache. Aber ich verstehe. Der Wald fängt direkt hinter unserem Reihenhaus an. Dort gibt es keinen Autoverkehr, und die Buben sind ein eingeschworenes Team, dem es nie an Spiel-Ideen fehlt. Langeweile ist unseren Kindern unbekannt. Am nächsten Tag melde ich meine drei Söhne vom Kindergarten ab. Warum hatte ich sie überhaupt angemeldet?

Es ist mir mehr als lästig, für sechs Kinder ständig auf die Uhr und auf Stundenpläne zu schauen, wer wann wohin gehen, fahren, gebracht oder geholt werden muss. Schule, Sport, Klavier-, Geigen-, Blockflötenunterricht, Üben, Hausaufgaben, Einkaufen, Kochen, - die Termine jagen mich - und nicht nur das: Alle Kinder

sollen für ihre Aktivitäten 'schön' gekleidet sein, zumindest ordentlich. Sie sollen ihre Sachen in den Taschen haben. Und dann lade
ich mir zusätzliche Kindergartentermine auf? Nein, jetzt nicht
mehr... Ehrlich gesagt: Ich bin froh, wenn meine drei Knaben noch
eine Weile vor der Schule in Ruhe spielen können - ohne Uhr und
irgendwie lässig angezogen. So ist es viel weniger Stress für mich.

Wozu Kindergarten?
■ Weil ich wieder etwas Freiraum für mich erobern will.
■ Weil ich meinen Jungen die Chance einer Art Vorbereitungszeit
für die Schule geben möchte, wie sie andere Kinder auch
bekommen. Sie sollen Kontaktaufnahme, Spielen und 'Arbeiten',
Einordnen und Sich behaupten in einer fremden, nicht selbst
gewählten Kinder-Gemeinschaft üben können.
■ Weil ich das Basteln, Singen und die Gemeinschaftsspiele im
Kindergarten schätze...

Bald gibt es neue Aufregung. Ein Nachbar meldet: „Wissen Sie,
dass ihre drei Buben mit Dreirad, Roller und Ruderrenner oft die
ganze lange Bergstraße herunterrasen bis an die stark befahrene
Querstraße am Bahndamm? Das ist doch unglaublich gefährlich!"
Natürlich ist es das. Ich habe die Jungen nicht für derartig waghal-
sig gehalten, und von keinem Fenster aus kann ich die Straße über-
blicken. Mehrere Leute bestätigen mir, dass sie die Drei beim Herunterrasen beobachtet haben. Wieder muss ich ein ernstes Wört-
chen mit ihnen reden - wegen der Gefährlichkeit. Fortan kommen
keine diesbezüglichen Warnungen mehr bei mir an, jedenfalls
zwölf Jahre lang nicht... .

Eines Tages erscheint eine Dame mittleren Alters aus dem Haus
von schräg gegenüber. Sie fühlt sich wiederholt von meinen Dreien
belästigt, wenn sie mit ihrem Hund spazieren geht. Die Vierjährigen würden mit Stöcken auf sie losgehen - und sich gegenseitig überbieten mit frechen Bemerkungen über ihren kräftigen
Busen. „Da bleiben ja die Krümel drauf liegen!", hätte einer gesagt.
Ich bin entsetzt - und sehr böse. So etwas hatten mir meine drei
älteren Kinder nicht geboten. Die 'kleinen Sondermeldungen' aus

unserer Umgebung nehmen kein Ende. Immer wieder probieren ABC etwas Neues aus. Es geht stets nach dem Motto: Einigkeit macht stark! Mal sehen, wie weit man gehen kann!

Ich finde das Kapitel 'Erziehung einer gleichaltrigen Gruppe' sehr schwierig, jedenfalls in diesem Alter. Ich bin total genervt. Ob Kindergärtnerinnen das alles nicht besser schaffen als ich? Die haben doch 'Erziehung' gelernt!!! Also auf zur neuen Kindergarten-Suche. Wir finden einen. Aber - der Preis für das ganze Unternehmen ist hoch. Mehrere Kilometer tägliche Autofahrt hin und zurück mit häufigem Verkehrsstau nehme ich dafür auf mich. Wie lange werde ich das durchhalten? Ich halte es nur kurz aus. Nun rechne ich hin und her, lege alles auf die Goldwaage. Ergebnis: Der tatsächliche Zeitaufwand, der ständige Druck und Stress durch Auf-die-Uhr-Gucken und Autofahren sind für mich viel, viel größer als der soziale Gewinn für alle Beteiligten.

Außerdem ist die Situation einer Familie mit sechs Kindern gemischten Alters nicht vergleichbar mit einer Familie, in der es 'nur' Gleichaltrige gibt. Unsere Drillinge erleben zu Hause oft die Freunde ihrer älteren Geschwister, mit denen sie sich arrangieren müssen. Sie gucken sich unentwegt Spiel- und Bastelanregungen von den Größeren ab. Und für alle gelten zu Hause die gleichen festen Regeln. Es wird auch viel bei uns vorgelesen und gesungen, dafür sorgen die Großeltern und die große Schwester. Also kann ich den Kindergarten wohl doch entbehren? Was die Buben-Streiche anbetrifft: Da muss ich eben selbst aufpassen...

Kurzum: Ich melde Arnt, Bernd und Christian auch von diesem Kindergarten wieder ab, und damit ist der Kindergarten-Versuch in Deutschland beendet. Als Fünfjährige erleben meine Drei dann einen ganz anderen 'Kindergarten' in USA, eine Art Vorschule, und sie machen sehr gut mit! Noch heute halte ich meine damaligen Kindergartenentscheidungen für richtig, die zu meinen Gunsten gefällt wurden. Das hatte ich damals nötig. Arnt, Bernd und Christian fanden trotzdem ihre eigenständigen Wege!"

Besonderheiten der Dreiergruppen

Die liebenswürdigsten, zutreffendsten Beschreibungen von Drillingsgruppen ('Sets') fand ich in den Drillingsstudien von Degenhardt, Harnack und Weyers (Thieme-Verlag 1961*). Die Studien sind einmalig. In deutscher Sprache ist bis heute nirgendwo etwas Vergleichbares erschienen. Das Buch ist zwar vergriffen, aber man bekommt es noch in größeren Kinderkliniken oder über Fernleihe in Hochschulbibliotheken.

An den 'Studien' beteiligten sich 22 Familien mit Drillingen von sieben Eiigkeitskombinationen. Die 66 Kinder waren ca. zwei bis neun Jahre alt. Sie alle wurden in den fünfziger Jahren geboren und hatten Patenschaften vom Babynahrungshersteller HUMANA erhalten. Diese Firma finanzierte 1959 das große Studientreffen in Herford für alle Paten-Drillinge samt Eltern, Kinder- und Zahnärzten sowie Kinderpflegerinnen. Eine Sensation! Kein Mensch hatte bis dahin 66 Drillingskinder zusammen erlebt. Neben Spiel, Spaß und guter Betreuung wurden sie alle in Herford untersucht und beobachtet. Mütter gaben Auskünfte und Kinderpflegerinnen verfassten Berichte über ihre psychologischen Beobachtungen. Alles zusammen - mit Unterlagen, Geburts- und Aufzuchtberichten aus Entbindungs- und Kinderkliniken oder von Hausgeburten - wurde die Grundlage der weltweit ersten wissenschaftlichen Drillingsstudie.

Die folgenden Auszüge über das Gruppenverhalten der 22 Drillings-Sets in sieben Kombinationen gelten 2004 genauso wie im Jahr 1959. Drei Kombinationen konnten damals nicht beschrieben werden, weil sie in Herford fehlten: drei trizygote (dreieiige) Knaben, drei trizygote Mädchen - beide Kombinationen besonders selten - und drei dizygote (zweieiige) Mädchen, d.h. eineiige weibliche Zwillinge mit einer àndern' Schwester. Ich ergänze daher die Herforder Aussagen durch meine eigenen Beobachtungen.

Der Zusammenhalt untereinander

Am Beispiel von sieben eineiigen Drillingsgruppen (21 Drillingen) wird beschrieben: „Der Zusammenhalt untereinander ist fast immer eng. Die Kinder helfen sich gegenseitig, wo sie können. Jeder macht den anderen auf Neues aufmerksam. Sie sind so aufeinander eingestellt, dass sie nicht ohne die anderen sein wollen. Wenn eines weint, weinen die anderen mit. - Wenn bei der Gruppe x der eine Partner den zweiten in den Arm nahm, kam sofort der dritte gelaufen und sie hielten sich gegenseitig so fest, dass sie schließlich alle umfielen. - Dem Zusammenhalt nach innen entspricht eine soziale Selbstgenügsamkeit nach außen. Immer wieder konnten wir beobachten, dass die eineiigen Drillingsgruppen sich selbst genug sind, am liebsten nur untereinander spielen und kaum Kontakt zu anderen suchen. Sie schließen sich schwer an. Sogar den Eltern gegenüber scheinen sich eineiige Drillinge mitunter unbewusst abzuschließen. Sie lernen es rasch, sich mit Gesten zu verständigen. Oder sie gebrauchen untereinander relativ lange eine Babysprache, die selbst den Eltern nicht voll verständlich ist. Vielleicht ist dies der Grund, welcher die gelegentliche Verspätung des Sprechenlernens mit erklärt. - Wenn ein Partner aus irgendeinem Grunde vorübergehend abwesend ist, fragen die beiden anderen gleich nach ihm und fahren in ihrem Spiel erst fort, wenn er wieder da ist."

Auch für meine dreieiigen Drillingssöhne und viele andere mehreiige Drillingsgruppen in ähnlichem Alter passte diese Beschreibung haargenau. Auf den großen Treffen der Drillingsfamilien in den achtziger und neunziger Jahren fiel mir ebenfalls auf, wie sehr jede Kindergruppe zusammenhält. Beim Spiel mit Anderen lassen sich die Geschwister eines jungen Drillings-Sets gegenseitig meist nicht aus den Augen. Das geschieht unabhängig von ihrer Eiigkeit. Erst später - im Kindergarten- und Schulalter - zeigen sich deutliche Verhaltensunterschiede zwischen ein- und mehreiigen Drillingen. Auch drei dicht nacheinander geborene, junge Einzelgeschwister achten in der Öffentlichkeit unaufgefordert auf die Vollzähligkeit ihrer Gruppe.

Die Rolle des Wortführers

Aus der Herforder Beschreibung der eineiigen (monozygoten) Drillingsgruppen zitiere ich weiter: „Innerhalb der Gruppe übernimmt meist ein Drilling die Rolle des Wortführers. Trotz aller Ähnlichkeit im Körperlichen und Seelischen sind doch Unterschiede zwischen den Charakteren feststellbar. Meist ist es der lebhafteste, temperamentvollste, unternehmendste, antriebsreichste Drilling, der die Führerrolle übernimmt. Er braucht nicht unbedingt der Intelligenteste zu sein (obwohl das oft zusammenzufallen scheint), sicher nicht unbedingt der Kräftigste. Meist ist der Wortführer auch der Selbständigste. Wie er nach außen hin die Gruppe vertritt, so lenkt er auch nach innen den Willen der Gruppe; nicht unbedingt im Sinne des Kommandierens, eher als Vorbild wirkend und die anderen mitreißend. Je größer die Temperamentsunterschiede sind, desto deutlicher hebt sich die Stellung des Wortführers heraus, die sich meist schon sehr früh herausbildet."

Auch diese Beschreibung trifft meiner Beobachtung und Überzeugung nach für die allermeisten Drillingsgruppen zu. Die Rolle des Wortführers hat wenig mit der Eiigkeit, dafür mehr mit dem Geschlecht der Drillinge zu tun. In einer gemischten Gruppe z. B. sind die Mädchen in den ersten Jahren oft weiter entwickelt als ihre Brüder - und mit einem flinkeren Mundwerk ausgestattet. Das wirkt sich hemmend auf die Jungen aus. Diese brauchen dann umso mehr Geduld, Stärkung ihres Selbstvertrauens und Förderung von Seiten der Eltern - ohne das Mädchen zu bremsen!!! Wenn sich nichts ändert und alles bleibt, wie es ist, werden die kleinen Jungen so sehr von dieser Mehrlingskonstellation geprägt, dass sie später als Heranwachsende oder Erwachsene leicht in das Schlepptau von starken Frauen geraten...

Von zweieiigen (dizygoten) Drillingsgruppen
In diesen Gruppen kann die psychologische Situation sehr unterschiedlich sein. Die Herforder Studie berichtet Folgendes:
▪ *Von Zwillingsjungen + ein Mädchen:* „In einer dieser Gruppen wendet sich das Mädchen einem älteren Einlingsbruder zu, während die eineiigen Brüder ('Drillings-Zwillinge') gern zu zweit allein spielen. In den beiden anderen Gruppen ist das Mädchen eindeutig die Anführerin der Gruppe. Jedes dieser selbständigen, lebhaften, geistig überlegenen Mädchen fühlt sich verantwortlich für die beiden Brüder und hat die Beschützerrolle übernommen. Sollen sich die Drillinge anfassen, so stellt sich das Mädchen stets in die Mitte, nimmt an jede Hand einen Bruder und zieht dann selbstbewusst los. Das Mädchen bestimmt den Gruppenwillen und versteht es, beim Widerstreit auch den Willen der Brüder umzulenken."
▪ *Von Zwillingsmädchen und einem Jungen:* „Stehen zwei eineiige Mädchen einem Bruder gegenüber, so kann es sein, dass sie den Bruder gemeinsam bemuttern - oder dass sie in Rivalität um die Gunst des Bruders stehen. Es kann auch sein, dass die Zwillingsmädchen so aufeinander eingestellt sind, dass sich der Bruder als Außenseiter lieber an einen älteren Bruder hält."
▪ *Von Zwillingsjungen + einem anderen Jungen:* „In zwei Gruppen der dizygoten Jungengruppe übernahm der 'Einzeldrilling' das Kommando über die eineiigen Partner. Wiederum ist es der unternehmendere, mutigere, selbständigere, der die Rolle des Wortführers übernimmt."

Nicht immer sind die eineiigen Zwillinge sehr fest aneinander gebunden. Manchmal schließt sich einer dieser Partner besonders gern mit dem einzelnen Drillingskind zusammen. Andere 'Einzeldrillinge' grenzen sich wiederum verhältnismäßig früh von ihren 'Zwillingsdrillingen' ab - um vielleicht notgedrungen eigene Wege zu gehen. Fazit: Es gibt alles unter Drillingen! Die Vielfalt ist verwirrend.

Kombinationen von dreieiigen (trizygoten) Drillingen
Dazu berichtet die Studie: „Hier finden sich beliebige Gruppie-
rungen. In einer Gruppe helfen der gesunde Junge und das gesunde
Mädchen der geistig zurückgebliebenen Schwester. In einer ande-
ren Gruppe tun sich die Brüder unter Anführung des stärkeren
Partners zusammen, um die Schwester zu verhauen."

Das Wir-Bewusstsein
„Das Selbstgefühl weicht... teilweise einem 'Wir-Gefühl'. Es
herrscht eine selbstverständliche instinktive Solidarität. Zum
Beispiel sagte ein kleiner Drilling: 'Ich kann unseren vierten Schuh
nicht finden!'Das Für-einander-Eintreten hat hier nicht im eigent-
lichen Sinne einen moralischen Wert. Es ist den Partnern von klein
auf selbstverständlich, für die anderen zu bitten, wenn sie selbst
etwas bekommen. Sie können einfach nicht eine Süßigkeit allein
aufessen, wenn sie nicht vorher geteilt haben. Wenn einer bestraft
werden soll, so bitten die anderen für ihn und weinen mit, wenn er
weint. . Beim gleichzeitigen Füttern gibt es kein Vordrängen... Wir
haben es bei der Gemeinschaft der Drillinge mit einer Sozial-
struktur besonderer Prägung zu tun. An die Stelle des Einzel-
Individuums tritt bis zu einem gewissen Grade das Gruppen-
Individuum. Eine Trennung würde einen schweren Einbruch
bedeuten, würde das Vitalgefühl untergraben." Diese Einschätzung
gilt nach meiner Erfahrung nicht nur für eineiige Drillinge, sondern
für die meisten - unabhängig von der Eiigkeit.

Die Rangordnung bleibt lange bestehen
Hier ein Beispiel von der 'Rangordnung' meiner dreieiigen Drillingssöhne: Bei der Geburt waren sie alle reif, aber in Länge,
Gewicht, Statur unterschiedlich. Die geringen Abstände in ihrer
körperlichen Entwicklung blieben während der ersten Jahre erhalten, wie es bei den meisten Drillingen der Fall ist. Der größte und
schwerste Junge A lernte zuerst das Sitzen, Stehen, Laufen,
Klettern. In bestimmtem Abstand folgte der mittelschwere Junge B,
und zuletzt erreichte der Leichteste C die gleichen Fertigkeiten.
Wie viele Wochen regelmäßig dazwischen lagen, habe ich vergessen. In der Praxis sah das so aus: In unserem riesigen Laufstall
spielte das kleinste Baby C mehr oder weniger liegend, das etwas

größere B schon krabbelnd, während der Erstgeborene A sich am Gitter festhaltend herum tappelte. Dabei konnte es passieren, dass er mit seinen weichen Füßchen dem Bruder C, der auf dem Rücken am Gitter lag, mitten ins Gesicht trat. Ein Riesengeschrei rief mich dann schnell zu Hilfe.

Später, als alle drei im Kinderzimmer frei spielten, begannen die beiden größeren Drillinge A und B auf das Doppelstockbett der großen Geschwister zu klettern: Ein gefährliches Unternehmen, das ich nicht so früh erwartet hatte. Der 'kleinste' Drillingsbruder C schaute dem Treiben sehnsüchtig und traurig zu. Er traute sich das Klettern noch nicht zu. So interpretierten es jedenfalls die älteren Geschwister. Sie animierten den Kleinen energisch zum Klettern, halfen ihm unauffällig und freuten sich riesig, als er es schaffte. Waren die Drillinge nun auf dem gleichen Stand?

Langfristige Folgen

Erst später wurde mir bewusst, was es für ein Kind bedeutet, innerhalb der gleichaltrigen Gruppe immer der Kleinste und Letzte zu sein. Das Kind denkt und fühlt über Jahre: „Ich kann das (noch) nicht, was die anderen können!" Aber - ist das ein Grund für Selbstzweifel? Nein. Es ist nicht anders als bei nacheinander geborenen Geschwistern: Das zweite Kind schaut nach dem ersten, kann nicht - aber will genau so groß und tüchtig sein. Das dritte Kind schaut nach dem ersten *und* nach dem zweiten, eilt ständig (verzweifelt) hinterher. So ist das Leben. Du kannst nur versuchen, das Selbstwertgefühl des Einzelnen zu stärken - unabhängig vom jeweiligen großen Vorbild. - Auch bei uns änderten sich die Zeiten: Als Erwachsener erhebt sich unser einstmals kleinster Drilling oft über alle anderen Geschwister in die Lüfte - als tollkühner Gleitschirmflieger.

Dominanz oder wechselnde Koalitionen?

Immer wieder werden Rivalitätsfragen dadurch hervorgerufen, dass ein oder zwei Kinder innerhalb des Drillings-Sets dominieren. Fremde nehmen oft an, ein Drilling sei der Boss, der die Aktivitäten der anderen ständig beeinflusst. Aber nur manchmal ist das tatsächlich so. Üblicherweise wechselt die Position von einem oder zwei Anführern innerhalb der Gruppe zu verschiedenen Zeiten. Das bestätigen die meisten Drillingsmütter.

Wechselnde Koalitionen sind ein großer Vorteil für die Geschwisterbeziehungen bei Drillingen und anderen Dreiergruppen

Deshalb sind Kindergruppen mit ungerader Zahl auf eine Art leichter zu erziehen als Zwillinge oder zwei Kinder, die ständig als Konkurrenten aufeinander blicken. Wenn aber in einer Drillingsgruppe ständig dasselbe Kind der Anführer ist, wenn dieser Zustand den anderen schadet, dann solltest du etwas unternehmen: Versuche, das Selbstbewusstsein der beiden anderen Kinder zu stärken durch einzelne, eigene Unternehmungen!

Konkurrenzkampf, Rivalität
Im Alter von drei Jahren kann der Konkurrenzkampf sehr erheblich sein. Die Drillinge werben unermüdlich um deine Aufmerksamkeit. Sie ringen um den gleichen Anteil an Fruchtsaft, es wird wichtig, wer zuerst durch eine Tür geht, wer mit dem 'besten' Spielzeug spielen darf, und wer eine bestimmte Farbe auf dem T-Shirt trägt. Dies alles gehört zur Suche nach persönlicher Identität. Meistens ist es ein gesunder und konstruktiver Prozess.
Vermeide Anmerkungen, die irgendeinen ungünstigen Vergleich beinhalten. Kinder greifen schnell Anzeichen der Über- oder Unterordnung im Verhalten oder bei Aktivitäten auf. Ein Etikett, ein Urteil über ein Kind kann eine sich selbst erfüllende Prophezeiung werden, deshalb hüte dich vor Vergleichen!

Bei manchen Geschwistern, nicht nur bei Mehrlingen, verschwindet die Rivalität nicht völlig, sondern bleibt für den Rest des Lebens bestehen. Bei rivalisierenden Einzelgeschwistern kommt dies viel häufiger vor als bei Mehrlingen!

Zusammenfassung
Drillingsgruppen mit ihren zehn Eiigkeitskombinationen sind unglaublich bunt, vielfältig und interessant. Ich erlebe sie seit 39

Jahren ebenso wie Einzelkinder in Dreiergruppen - und noch immer bin ich von ihnen fasziniert. Es macht Spaß, die ehemaligen Kinder als Erwachsene wieder zu sehen. Besonders die Gegenüberstellung von Drillings- und Einzelkind-Dreiergruppen (d.h. drei Geschwister in engem Abstand) hat mich vieles gelehrt, was ich früher nicht wahrgenommen habe. Es gibt unwahrscheinlich viele, interessante Parallelen zwischen ihnen. Zuweilen ist die Aufzucht von Drillingen für eine Mutter leichter als die Pflege von drei kurz hintereinander Geborenen, vorausgesetzt, die Drillinge kommen (fast) reif zur Welt!

Noch eine Anmerkung zur Herborner Drillingsstudie: Anfang der achtziger Jahre nahm ich persönlich Kontakt zu den drei Autoren sowie zu den HUMANA-Werken auf. Ich wollte wissen, was aus den 66 untersuchten Drillingskindern von 1959 geworden ist. Doch niemand der Befragten war noch im Besitz von Unterlagen. Die HUMANA-Werke hatten sie kurz vor meiner Anfrage wegen Verjährung vernichtet. Später fand ich durch Zufall die Spuren von dreien der 22 Drillings-Sets und einer Mutter. Immerhin erfuhr ich nach ca. 30 Jahren, dass die Mutter mit der Entwicklung ihrer Drillinge sehr zufrieden war, die - als mehreiige - nun ganz verschiedene Wege gingen. Andere eineiige Drillinge hatten es vorgezogen, nah beieinander zu bleiben und zu wohnen.

Man sollte weder die Eiigkeit der Drillinge noch den Rummel um das Trennen oder Nicht-Trennen so hoch spielen, wie es heute immer noch geschieht.

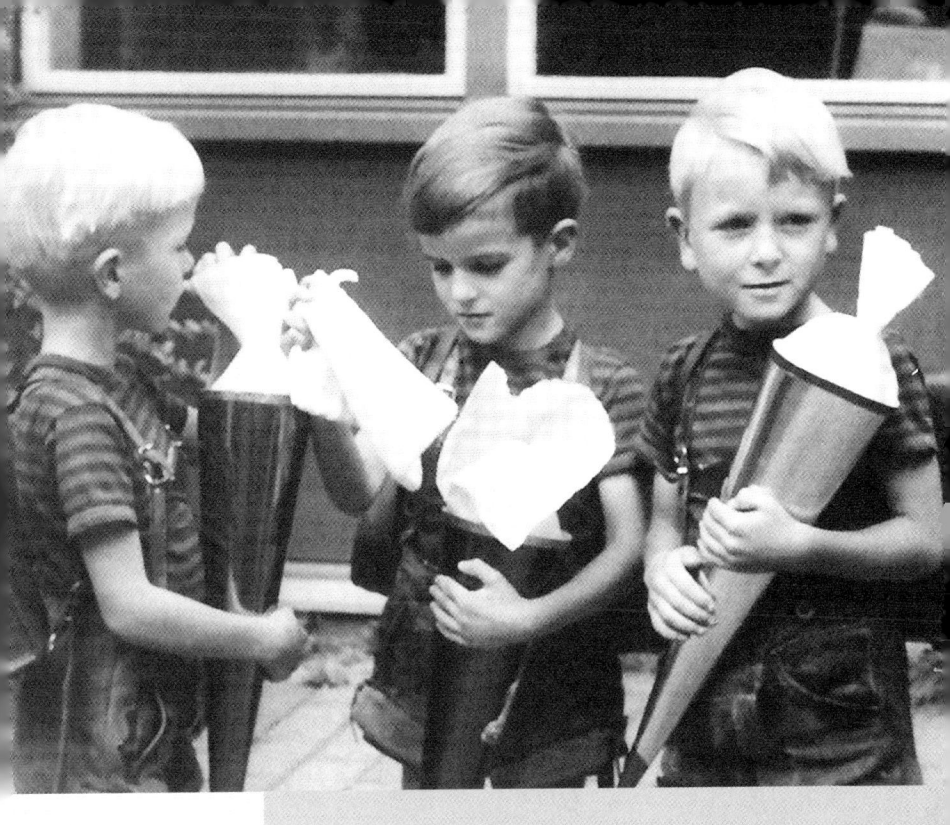

Vom Vorschulbis ins Jugendalter

Die Einschulung - zusammen oder getrennt?

Das Thema 'Trennen' - ein Dauerbrenner
Jahr für Jahr wird heiß zwischen Eltern und PädagogInnen über das Thema diskutiert, das wir vom Kindergarten her längst kennen. Die Ergebnisse fallen sehr unterschiedlich aus. Immer noch teilen Schulleitungen gegen den Willen der Eltern Mehrlings-Sets in verschiedene Klassen auf. Es scheint fast, als ob die Zukunft der Mehrlingskinder und ihre Persönlichkeitsbildung allein vom 'Trennen' abhinge (was so sicher nicht stimmt).
Das hat folgende Gründe:

1. Die teilweise überholte 'Lehre vom unbedingten Trennen der Zwillinge' (beachte: Zwillinge!) hält sich hartnäckig in pädagogisch-psychologischen Ausbildungen und Büchern. Sie wird noch heute in den meisten Kindergärten und Schulen angewandt und auch auf höhergradige Mehrlinge übertragen. Viele ErzieherInnen und LehrerInnen wollen demnach das Gelernte aus Überzeugung und in bester Absicht umsetzen - sogar gegen berechtigten Widerstand von Müttern.

2. Die 'höhergradigen Mehrlinge' werden immer noch in Gesellschaft, Pädagogik und Psychologie den Zwillingen zugeordnet, obwohl es falsch ist. Drillinge - und mehr - sind Gruppen, die sich anders verhalten als Zwillinge oder andere Menschen in enger Zweierkonstellation.

➤ *Siehe Kapitel „Besonderheiten der Dreiergruppen"*

3. Die ursprüngliche 'Trennungsidee' basiert auf dem früher häufigeren Bild eineiiger Zwillinge, die noch als alte Leute ohne Ehepartner zusammen leben und gelegentlich gleich gekleidet, Hand in Hand in der Öffentlichkeit erscheinen. Von vornherein wird diesen Zwillingspaaren die Rolle eines 'Führers und des unselbständig Geführten' (Zazzo*) angedichtet. Ob es stimmt oder nicht: Eltern von heute legen größten Wert auf Selbständigkeit und Individualität ihrer Kinder.

Unverständlich bleibt, warum so viel Aufhebens um das Zusammenleben von erwachsenen Zwillingen und Drillingen gemacht wird, wenn diese doch dabei glücklich sind! Was soll das in einer Gesellschaft, in der auch Schwule und Lesben ihren selbstverständlichen Platz haben?

Was erwachsene Drillinge dazu sagen
Im Allgemeinen finden erwachsene Drillinge die ganze Aufregung über das Thema 'Zusammen oder getrennt' höchst überflüssig. Sie lächeln 'cool' darüber. Gehen sie doch später sowieso - als Mehrlinge unerkannt - ihre eigenen Wege.

➤ *Siehe Kapitel „Anmerkungen erwachsener Drillinge""*

Ich wollte die persönlichen Meinungen der Drillinge genauer kennen lernen. Deshalb entwickelte ich 1985 kurze Fragebögen für das erste europäische Drillings-Vierlingstreffen in Savognin/Schweiz. Ich hatte Glück: Bald hielt ich 32 original ausgefüllte Fragebögen von erwachsenen 'höhergradigen Mehrlingen' (keine Zwillinge dabei!) in den Händen. Es waren die Antworten von 27 Drillingen aus neun Sets, von vier einzelnen Drillingen aus verschiedenen Sets - und einem Vierling vom ältesten Vierlings-Set der Welt, geboren 1912. Meine Hauptfrage war: „Wenn Sie selbst

Drillingskinder hätten, würden Sie diese im Kindergarten und in der Schule trennen? Falls ja, welchen Zeitpunkt würden Sie wählen?" Es konnten mehrere Antworten angekreuzt werden. Wichtig war auch, ob die Befragten selbst in Kindergarten und Schule zusammen gelassen oder getrennt worden waren - und welchem Geschlecht, welcher Eiigkeitsgruppe sie zugehörten.

Die Antworten verblüfften mich: Von 32 Personen erlebten 24 die gesamte Schulzeit mit den Geschwistern zusammen - und nur acht getrennt in je einer extra Klasse. Fast alle Drillinge würden es mit ihren eigenen Kindern genau so machen, wie sie es selbst erlebt hatten!!! Das spricht für überwiegend gute Erfahrungen - für die einen mit dem Zusammenbleiben, für die anderen mit dem Getrenntsein. Hier die sieben Fragen, ob und wann die 32 Befragten ihre Kinder trennen würden und die Antworten darauf:

Wann trennen?	*Von 32 Drillingen antworteten mit Ja*
1. Bereits im Kindergarten	10
2. Mit Beginn der Schulzeit	7
3. In der mittleren Schulzeit	2
4. Erst in den oberen Klassen	4
5. Stets von Fall zu Fall	21
6. Überhaupt nicht trennen	11
7. Drillinge selbst entscheiden lassen	21

Elf Drillinge, die überhaupt nicht für das Trennen sind (Antwort 6), kreuzten gleichzeitig das 'Selbstentscheiden' - oder 'von Fall zu Fall' - oder alle drei Antworten (5, 6, 7) an.

Meine Meinung für eine gemeinsame Einschulung
Umfragen bestätigen, dass die meisten Mütter und Kinder sich zunächst eine gemeinsame Einschulung wünschen. Denn für die Mütter ist es bei getrennter Einschulung sehr zeitraubend, drei Schulanfänger zu drei verschiedenen Zeiten zur Schule zu fahren und zu drei verschiedenen Zeiten abzuholen. Es ist unmöglich, drei gleichzeitig stattfindenden Elternabende zu besuchen usw.
➤ *Aus meiner Erfahrung kann ich nur empfehlen, Drillinge mit*

gleichzeitiger Schulreife, gleichem Geschlecht, ähnlich ausgefallenem Intelligenztest (IQ) und normalem Umgang miteinander gemeinsam einzuschulen. Ich würde nur die Lehrkraft bitten, die Kinder nicht nebeneinander, sondern zwischen andere Kinder zu setzen.

Ich würde aber die Lehrkraft bitten, die Kinder nicht nebeneinander, sondern zwischen andere Kinder zu setzen. Wenn das klappt, ist es eine ungeheure Erleichterung für dich und deine Drillinge. Außerdem bist du die Sorge los, dass ein Kind eine besonders beliebte Pädagogin bekommt - während ein anderes Kind mit seiner Lehrkraft nicht so glücklich ist. Es könnte Eifersucht oder Resignation zwischen den Kindern entstehen. Gemeinsam in einer Klasse haben alle die gleiche Chance. Du kannst dich auf einen Stil mit den Hausaufgaben einstellen, musst nicht mit drei Arten jonglieren... Aber: Du musst um die gemeinsame Einschulung deiner Drillingsgruppe kämpfen!

Verbessere deine Lage, indem du den gemeinsamen Schulstart rechtzeitig - bei der Anmeldung ein Jahr zuvor - erkämpfst, am besten durch ärztliches Attest (wegen Dauerstress, Gefährdung der Betreuung bzw. des Wohles deiner Kinder, falls du dein Pensum nicht schaffst). Die Überlastung von Mehrlingsmüttern muss bei der Einschulung von der Schulleitung anerkannt werden.

Keine Angst, dass Kinder ohne frühzeitige Trennung unbedingt Nachteile für ihre Entwicklung hätten! Schon bei den weiterführenden Schulen ergibt sich meist von selbst eine Trennung der Drillingsgruppe.

Warum es für eine Klasse mit einer Drillingsgruppe schwierig sein kann

'Die Gruppe in der Gruppe' (z. B. Mehrlinge innerhalb eines Klassenverbandes) kann Erzieher und Pädagogen überfordern.

■ Wenn Zwillinge, Drillinge und Vierlinge hauptsächlich mit ihrer eigenen Gruppe beschäftigt sind, kann ihr ständiges Zusammensein von den anderen als störend und befremdend empfunden werden.

■ Umgekehrt haben die anderen Kinder lange Zeit nur wenig Aussicht, in die Drillings- oder Vierlingsgruppe integriert zu werden. Sie bleiben außen vor. Weil sie von den Drillingen/Vierlingen nicht ,gebraucht' werden, empfinden die anderen Kinder dies als kränkend.

Eine erfreuliche soziale Entwicklung der gesamten Schulklasse lässt sich aber durch Einfühlung, Geduld und aktive Zusammenarbeit von Lehrkräften und Eltern in Gang setzen. Oft muss die Einheit der Mehrlingsgruppe mit pädagogischem Geschick erst gelockert werden. Bis zum gewünschten Erfolg dauert es erfahrungsgemäß einige Monate.

Gründe für eine getrennte Einschulung der Drillinge
Es gibt einige Argumente, die auch bei gleichzeitiger Schulreife der Kinder für eine getrennte Einschulung sprechen, obwohl dies die größere Belastung für die Mutter ist.

■ In gemischten Gruppen passiert es, dass Mädchen unbewusst ihre Brüder entmutigen, weil sie die Fixeren sind.

■ Unter manchen Brüdern gibt es unaufhörlich Rivalitäten und Rangeleien, mit denen sie sich gegenseitig am erfolgreichen Lernen hindern.

■ Viele Drillinge entwickeln unterschiedliche Begabungen. Manche leiden sehr am ewigen Vergleichen der anderen Mitschüler. Ungeniert wird gefragt: „Warum schreibst du so schlechte Arbeiten - und dein Bruder so gute?" Entmutigte Kinder ziehen sich still zurück, andere stecken das Vergleichen leichter weg. Sie trösten sich mit dem Zusammensein in der Mehrlingsgruppe.

■ In all' solchen Fällen sind verschiedene Klassen, manchmal sogar verschiedene Einschulungsjahre die bessere Lösung als das Zusammenbleiben.

Um eines schwächeren Kindes willen kannst du nicht die schon weiter entwickelten ständig bremsen. Sind ein oder zwei Kinder reif für die Schule, das dritte aber noch nicht, so lass' die ersten beiden ziehen. Für das dritte Kind sollte das Zuhausebleiben als große Chance gesehen werden: Jetzt kann sich eine individuelle Beziehung zur Mutter entwickeln, die beiden gut tut und das zurück gebliebene Kind fördert.

Jungen haben's schwer
Mehrlingsmütter wissen, dass im Allgemeinen Mädchen die Robusteren, Jungen die Zarteren sind - und zwar über Jahre. (Ausnahmen gibt es immer.) Auch eine Untersuchung des Psychiaters Sebastian Kramer, der für das britische Gesundheitssystem arbeitet, kommt zu dem Schluss: Jungen sind - biologisch bedingt - verletzlicher. Kramer empfiehlt Eltern, sie sollten mit ihren Söhnen sensibler umgehen und ihnen mehr Aufmerksamkeit schenken. Diese seien bei der Geburt meist physisch schwächer als Mädchen - und anfälliger für seelische Probleme. Ein Junge liege bei der Geburt (reif geboren) durchschnittlich zwischen vier und sechs Wochen in seiner Entwicklung hinter einem Mädchen zurück. Im Kleinkindalter bleibe dieser Rückstand erhalten. Söhne müssten ihre Empfindsamkeit oft unterdrücken, weil sie bereits in jungen Jahren als das 'starke Geschlecht' gelten würden. Später zeige sich diese Benachteiligung unter anderem durch schlechtere Leistungen in der Schule. (AOK 3/2001) Alle diese Beobachtungen kann ich aus meiner Erfahrung nur bestätigen.

'Extrem kleine' oder 'Sehr kleine' Frühchen
Auch das Frühgeburtsalter ist für die Einschulung von besonderer Bedeutung. Der Hauptgrund für einen größeren Entwicklungsrückstand der Mehrlinge ist meist ein hoher Grad an Unreife bei der Geburt von 'extrem kleinen' oder ‚sehr kleinen' Frühchen. Dieser Rückstand kann bei zweijährigen Drillingen noch sehr ausgeprägt sein. Er wird geringer - je nach Förderung - und verschwindet bei den meisten Mehrlingen spätestens im Alter von etwa 8 Jahren. Viele Untersuchungen bestätigen, dass frühgeborene Zwillinge und Drillinge bis zu diesem Alter im Allgemeinen leichter und kleiner als Einzelkinder sind. Danach holen sie auf. In der Langzeitstudie 'Die Entwicklung Sehr Frühgeborener bis zum siebten Lebensjahr' betont Prof. D. Wolke*: *„Wichtig ist die Förderung der Frühgeborenen nicht nur durch Therapiestunden, sondern auch durch das soziale Umfeld, durch die Bezugspersonen, um die Entwicklungsrückstände der Kinder aufzuholen."*

Das Gleiche fordern andere bekannte Neonatologen, z. B. Largo und Duc*, Linderkamp*, die sich auch mit der intellektuellen

Entwicklung Frühgeborener befassen. Neue Untersuchungen mit Intelligenztests an Frühgeborenen in USA (Yale-Universität) fanden heraus: Von den Frühgeborenen, die mit drei Jahren als zurückgeblieben eingestuft worden waren, konnte rund die Hälfte mit acht Jahren als normal oder fast normal leistungsfähig angesehen werden. (Vermutlich mit Hilfe gezielter Förderung, s.o.) Dies gilt allerdings nicht für Kinder, die durch die Frühgeburt eine Hirnverletzung erlitten hatten. (ABC-Report 74, Jun.03) Die Einschulung von sehr früh geborenen Kindern erfolgt oft nach anderen als den üblichen Maßstäben. Durch die unterschiedliche Entwicklung der Drillinge kann es sein, dass in einer Familie die unterschiedlichsten Schultypen von der speziellen Fördereinrichtung bis zum Gymnasium in Anspruch genommen werden. Diese Art von ,Trennung' der Drillinge ist eine besondere Herausforderung für die Eltern.

➤ *Buch-Tipp: E. Müller-Rieckmann: „Das frühgeborene Kind in seiner Entwicklung."* *

Nicht entmutigen lassen, wenn die Schulwege nicht nach der Norm verlaufen! Geduld ist angesagt! Es gibt angemessene Möglichkeiten für alle Kinder

Aus der Zwillingsforschung

Auf einer Mehrlingseltern-Tagung in Paris trat der berühmte Verhaltensforscher Rene Zazzo* aus den bekannten Gründen ('Unselbständiger Zwilling im Schlepptau des anderen') heftig für die absolute Trennung von Zwillingen in der Schule ein. Notfalls sollten die Kinder gegen ihren Willen getrennt werden, sagte er. So wird es tatsächlich in manchen Ländern praktiziert. Mit 'Zwillingen' meinte Zazzo auch die Drillings-Sets. Ich als Zuhörerin teilte seine strenge Ansicht nicht, sondern plädierte für die 'Entscheidung von Fall zu Fall'. Diese Auffassung hatte Prof. Luigi Gedda* schon 1989 auf dem 6th International Congress on Twin Studies (der ISTS) in Rom vertreten. Er sagte, es komme zuweilen durch zu frühe Trennung von Mehrlingskindern zu schweren seelischen Komplikationen. Sein Beispiel: Eine Mutter, die alles 'richtig' machen wollte, hatte ihre Zwillinge von Geburt an äußerst konsequent getrennt. Als sich bei beiden Kindern Autismus entwickel-te, der immer schlimmer wurde, empfahlen die Ärzte, die Trennung der Zwillinge aufzugeben. Stattdessen sollte die Mutter ihre Klein-kinder beim Füttern, Spielen, Schlafen (!) usw. zusammen lassen. Das wirkte Wunder: Eine wesentliche Besserung des Autismus trat ein. Aber viel zu langsam spricht sich die Botschaft der 'Entscheidung von Fall zu Fall' unter Erziehern, Pädagogen und Psychologen herum.

Folgender Bemerkung von Rene Zazzo zur Persönlichkeitsbildung der Mehrlinge stimme ich aber voll zu: *„Der Erziehungs- und Lebensstil der Eltern beeinflusst ungeheuer! Für die Prägung der Persönlichkeit spielen auch Größe und Gewicht des Kindes und evtl. Behinderungen eine große Rolle."*

Die anthroposophische Auffassung

Der beschriebenen Meinungsvielfalt gegenüber steht die eindeuti-ge, anthroposophische Auffassung. Sie wird in allen Waldorf-einrichtungen, deren Kindergärten und Schulen praktiziert. Dort ist es selbstverständlich, Zwillinge und Mehrlinge nicht zu trennen, ihnen stattdessen gemeinsam weiterzuhelfen. Ihre gleichzeitige Geburt und ihr Zusammensein werden als schicksalhaftes Naturereignis respektiert. Der Grund ist die auf Rudolf Steiner zurückgehende Lehre, wonach Kinder ihre Eltern und das 'Gleichzeitig-geboren-werden' selbst ausgesucht haben.

In Waldorfschulen werden alle Kinder erst mit sieben Jahren ein-geschult. Das ist für Mehrlingskinder bzw. Frühgeborene wegen ihres allgemeinen Aufholbedarfs sehr vorteilhaft. Sie können dann von vornherein Erfolgserlebnisse haben und werden dadurch zum Weiterlernen angeregt. Das tut ihnen besonders gut, da sie meistens zu den Kleineren in der Klasse gehören.

Die herkömmliche Begabtenauslese und Prüfungen werden in Waldorfschulen abgelehnt. Es gibt kein Sitzenbleiben. Künstle-rische und handwerkliche Fächer werden besonders gepflegt. Das Abitur ist trotzdem erreichbar. Mir fällt auf, wie viele ehemalige Waldorfschüler über ein ausgeprägtes, natürliches Selbstbewusst-sein verfügen - und hohe Ziele erreichen. Die schönen Rudolf-

Steiner-Einrichtungen werden jedoch nur privat betrieben und kosten deshalb sehr viel Geld.

Ein Umzug brachte uns das tolle Angebot ein, drei Schulplätze für meine Drillingskinder in einer Waldorfschule zu bekommen. Die einzige Bedingung war: Die Kinder sollten aus den bekannten, anthroposophischen Gründen stets zusammen eine Klasse besuchen. Das lehnte ich nach meiner damaligen Auffassung entrüstet ab. Später bereute ich es.

> Beobachte deine Drillingskinder und bestimme du selbst ihr Schuleintrittsalter! Lass' dich nicht von der jeweiligen Zeitströmung, von Erziehungsmoden und fremden Leuten beeinflussen wegen der propagierten Früheinschulung und des zu hoch gespielten Themas 'Trennen oder Nicht-Trennen'.

Arbeite mit deinem Kinderarzt zusammen und bitte ihn um Atteste, wenn sie für die Schule nötig sind.

Die Geschwister lesen den dreijährigen Drillingen vor.

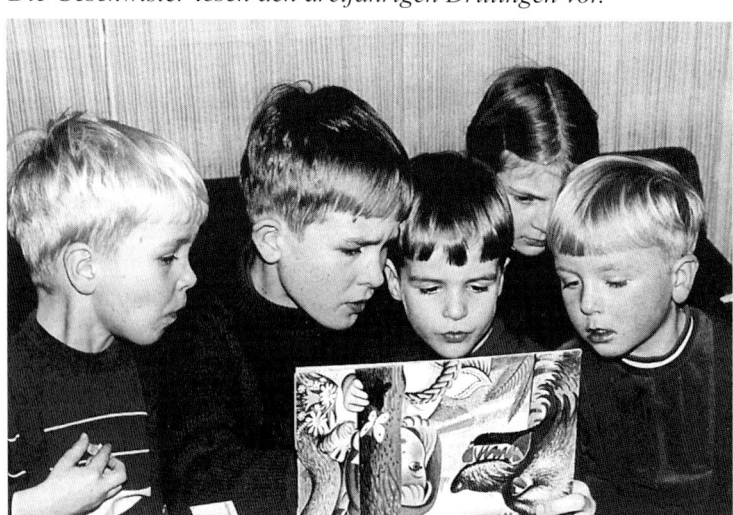

Meine Buben, die Schule und ich

ABC - und der neue Lebensabschnitt
Sechs Jahre und drei Monate sind sie alt, als sie in Heidelberg in die
Schule kommen: Arnt, Bernd und Christian, kurz genannt ABC. Sie
sehen noch zart, zierlich und wie richtige Spielkinder aus. Aber der
Schulpsychologe hat nichts gegen ihre Einschulung einzuwenden.
Er staunt, dass der IQ (Intelligenztest) bei allen drei Kindern gleich
ausgefallen ist, obwohl sie doch dreieiig sind. Noch nie im Leben
hat er Drillinge gesehen. Mir ist nicht ganz wohl bei der Sache,
denn ein Umzug in eine andere Stadt mit anderen Unter-
richtsverhältnissen steht uns bevor. Dort wird den Kindern das herkömmliche Rechnen mit dem Einmaleins beigebracht werden,
während man in Heidelberg mit der Mengenlehre experimentiert.

Meine innere Stimme rät zum Verschieben der Einschulung um ein
Jahr - bis nach dem Umzug. Aber ich stelle mich taub und lasse
mich vom Zeitgeist (der 68er), von der Erziehungsmode, von fremden Leuten und Lehrern beeinflussen. Alle sagen: „So früh wie
möglich einschulen! Probiert es - und wenn es nicht geht, dann..."
Was dann sein wird, erfahre ich nicht. Das Angebot der Freiburger
Waldorf-Schule, die Buben dort im Alter von sieben Jahren zu-

345

sammen in eine Klasse zu geben, lehne ich entrüstet ab. Heute würde ich das nicht mehr tun.

Die Heidelberg-Schlierbacher Schule wartet auf das große Ereignis, denn 1970 sind Drillinge noch eine Sensation. Die Zeitungs-Fotografin steht bereit - und ich als stolze Mutter für ein Interview. Ich zitiere den (fast) vollständigen Zeitungsbericht (Rhein-Neckar-Zeitung vom 5./6. September 1970 mit Foto): „Am 4. Juni 1964 innerhalb von 23 Minuten geboren, unterscheiden sich die Drillinge der Familie Grützner dennoch in allen Anlagen: Arnt ist der Kontaktfreudigste, Bernd hat ein überdurchschnittliches Maltalent und Christian ist stets bestrebt, den Dingen auf den Grund zu gehen, über ihre tiefsten Tiefen nachzudenken. Als sie vor sechs Jahren geboren wurden, nahm die Bevölkerung regen Anteil. Da sie nun... in die Grundschule eintreten, wollten wir etwas über den Werdegang des Trios erfahren. So schildert uns die stolze Mutter ihre lustigen und aufregenden Erlebnisse mit den drei munteren Lausbuben. Nach der Geburt habe man vor erheblichen Schwierigkeiten gestanden, denn dass es ein dreifaches Ereignis gebe, habe man erst zehn Tage zuvor erfahren. Da gab es dann das Problem, mit zwei Händen drei hungrige Mäuler zu stopfen, drei Windeln zu wechseln und später dann drei Kinder an die Hand zu nehmen. Glücklicherweise hat das Ehepaar Grützner eine große Hilfe in den drei Geschwistern der Drillinge, von denen sich jedes einen Schützling aussuchte, dem es in allen Lebenslagen beisteht - und in den Großeltern.

Da sich die Drillinge so grundsätzlich, äußerlich wie innerlich, voneinander unterscheiden, fällt es den Eltern nicht schwer, sie zu Persönlichkeiten zu erziehen. Von Gruppendressur halte man ohnehin nichts, erklärt Frau Grützner, doch auch die Rezepte, die sie bei ihren drei großen Kindern angewandt hätte, haben für diese drei Jungen keine Gültigkeit. Sie seien nun zwar aus dem Gröbsten heraus, doch mache man sich noch auf allerhand gefasst.

Von großer Bedeutung war im vergangenen Jahr ein sechsmonatiger Arbeits-Aufenthalt von Dr. Grützner in Iowa City/USA, wohin er seine ganze Familie mitnahm. Alle sechs Kinder besuchten dort die Schule bzw. die Drillinge die Pre-School, eine Vorbereitung auf die Grundschule. Obwohl sie kein Englisch konnten, als sie die Reise antraten, gab es kaum Verständigungsschwierigkeiten. Die Drillinge brachten zum Beispiel ihre deutschen Bilderbücher mit in die Pre-School und ließen sich von den kleinen Amerikanern die englischen Wörter zu den Illustrationen sagen. Auch heute noch verlieren sie den Kontakt zu dieser Fremdsprache nicht. Englische Kinder aus der Nachbarschaft gehören zu ihren Spielkameraden. Ferner unterhält die Familie Grützner eine private Partnerschaft zu einer ebenfalls achtköpfigen Familie in Frankreich. Wenn für die drei Kleinen nun der so genannte Ernst des Lebens beginnt, treten sie in verschiedene Klassen ein, da Bernd und Christian, die beiden Unzertrennlichen, keine Gelegenheit zum Aushecken von Streichen haben sollen.

Dreifache Sorgen, dreifache Freude und dreifachen Spaß bringen die Drillinge den Eltern und Geschwistern. Das Gespann machte es unter anderem auch erforderlich, dass die Eltern bessere Nerven bekamen, die drei großen Kinder (jetzt 14, 13, 10 Jahre alt) lernten, was Verantwortung bedeutet - und dass schließlich ein Team-Work entstand, das dennoch jedem die Möglichkeit zur freien Entfaltung bietet.
Wie uns Frau Grützner abschließend sagte, sei es vor allem den hilfsbereiten Mitmenschen, die gar nicht so selten seien, zu danken, dass die Familie heute so glücklich und zufrieden leben könne." Ende des Zeitungsberichtes.

ABC - in der Schule getrennt
Der vierte Umzug im siebenjährigen Leben von ABC ist vollzogen. Nun sitzen sie getrennt in drei verschiedenen Klassen in der Grundschule eines Freiburger Vororts. Ich finde die Zeit schlimm - mit nicht fertig eingerichteter Wohnung, sechs verschiedenen Stundenplänen und endlosem Neulernen des verpassten Unterrichtsstoffes. Alles ist anders als in Heidelberg. Wir kommen kaum nach. Trotzdem glaube ich immer noch daran, dass die Trennung in der Schule für meine Kinder notwendig sei. Heute sage ich: Es war Schwachsinn. Die Drei hätten sich bei so vielen Neuerungen gegenseitig viel Stütze gegeben - und mich dadurch entlastet.

Von einem, der kein Dichter werden will
Eines Tages bringt mir einer unserer Buben sein Heft zum
Unterschreiben wegen der Note 'sechs' für seinen ersten Aufsatz,
weil der aus zu wenigen Zeilen bestehe. Ich finde es unmöglich, ein
Kind auf diese Weise zu entmutigen - und sause in die Schule. Die
Unterredung mit der Klassenlehrerin ergibt, dass sich der Junge im
Unterricht total zurück zieht, kaum etwas sagt und schreibt...
(Heute überlege ich, ob dieses Verhalten mit der Trennung von den
Brüdern zusammenhing. Damals dachte niemand an diese mögli-
che Ursache.) Vorsichtig erkundige ich mich bei meinem Sohn
nach seinen Ansichten über die Schule und das Aufsatzschreiben.
„Ach, Mutti", sagt er, „ich glaube nicht, dass ich ein Dichter werden will. Warum soll ich dann alles aufschreiben, was ich denke?"
Die Antwort des kleinen Kerls imponiert mir - und ich überlege,
wie ich am besten damit umgehe. Mir fällt auf, dass der Junge neu-
erdings oft Clown spielt und häufig Grimassen schneidet. Einer seiner Brüder beginnt plötzlich, andauernd seine Hände zu waschen;
er leidet unter dem quälenden Zwang. Es ist ganz offensichtlich,
dass meine Drei von der neuen Situation überfordert - und entmutigt sind. Ich frage bei der Schulleitung nach, ob ich sie nicht wieder aus der Schule heraus nehmen kann. Aber, oh Schreck, das geht
nicht. Wer einmal im System drin ist, muss notfalls sitzen bleiben,
wird mir gesagt. Ich bin wütend - und bereue, dass ich vor einem
Jahr nicht auf meine eigene, warnende Stimme gehört habe.

Nun wende ich mich Rat suchend an einen Kollegen meines Mannes, einen Kinderpsychiater. Er lässt unsere Kinder Test-Spiele
machen. Danach erklärt er mir, dass es sich vermutlich um Mangel-
erscheinungen ('orale Störungen') bei meinen Kindern aus der frühen Kindheit handelt, die sich auch auf das Lernverhalten auswirken. Verschleppte frühe Mängel könnten sogar zu einer depressiven
Grundstimmung führen. Ich verstehe: Meine Kinder hatten trotz
ihrer reifen Geburt acht Wochen in der Kinderklinik verbracht, weil
ich so krank war. Danach gab es noch eine Zeit lang viel Pflegerwechsel. Der Doktor empfiehlt therapeutische Spielstunden für
jedes Kind einzeln. Mir selbst gibt er den Rat: Ich solle meine
Liebe zu den Kindern auch beim Kochen ausdrücken, indem ich z.
B. das Essen hübsch dekoriere, und wenn es nur ein bisschen sei...

Die Spielstunden werden organisiert, aber beim Essen bleibe ich leider bei der unschönen Schnellverpflegung. Nach einem Jahr Spielstunden - jede Woche eine - bin ich verblüfft über den Erfolg. Mein schweigsames Kind ist wie umgewandelt gesprächig. Es gibt kein Grimassieren mehr und beim Bruder ist der Zwang zum Händewaschen wie weggeblasen. In der Schule klappt alles besser. Hätte ich das nicht ohne teure Spielstunden - allein durch meine persönliche Zuwendung zum einzelnen Kind erreichen können? Nein, ich schaffte es nicht. Sowie ich mich konzentriert mit einem Kind zurückziehen wollte, waren andere da, die nach mir fragen...

Das schwarz-weiße Kaninchen

Unsere Kinder sind Tiernarren, und der Vater auch. Es gibt Meerschweinchen, Mäuse, Vögel, Fische, Eidechsen und Schildkröten im Haus - und Frösche und Fische im Garten. Später kommen noch Katze, Hasen, Hühner und vorübergehend Enten dazu. Alles vermehrt sich wie wild - bis zur Verzweiflung der Eigentümer. Ich habe zum Glück mit der Pflege der Tiere nichts zu tun, die erledigen unsere Tierbegeisterten zuverlässig selbst. Sie wissen genau, für wen sie neben den Schularbeiten zu sorgen haben. Mein tierlieber Ehemann gibt ihnen anfangs viel Hilfe und Anleitung bei der Haltung und Pflege des Familienzoos. Wie viel Spaß die Kinder daran haben, wie oft uns stundenlanges Suchen nach Schildkröten und entflogenen Vögeln in Atem hält, welche riesigen Ferienprobleme wir jedes Jahr bis zum Abi des letzten Kindes lösen müssen, wie viele tragische Tierdramen wir miterleben - das wäre eine extra Geschichte.

Jetzt hat Bernd einen Traum: Er wünscht sich heiß zum Geburtstag ein süßes, weißes Kaninchen mit schwarzen Schlappohren und schwarzen Pfötchen. Gerade, als ich darüber nachdenke, erscheint unsere Nachbarin, Bernd´s Klassenlehrerin, am Gartenzaun - und will mich sprechen. Es geht um Schulleistungen, die besser werden müssten, sonst könne das Klassenziel nicht erreicht werden. Noch mehr Tiere - nein, die würden auf jeden Fall zu sehr von den Hausaufgaben ablenken. Ich spreche also brav mit meinem Sohn über seinen Traum - und über die Schulleistungen. „Wenn du fleißig bist, wenn die Noten besser werden, dann..." Diese Erpressung zu Schulleistungen - statt Motivation - finde ich selbst schrecklich. Darum frage ich meinen Berater, den Kollegen Kinderpsychiater, nach seiner Meinung. Und was sagt er? „Schenken Sie Ihrem Sohn das schwarz-weiße Kaninchen ohne Bedingungen zum Geburtstag! Machen Sie dem Entmutigten Mut, dass er es schafft, ein Kaninchen zu pflegen *und* Schularbeiten zu machen! Stärken Sie ihn, konsequent beides durchzuhalten!" Es ist ein guter Rat, den wir Eltern gern befolgen.

Die Zeugnistorte

Viele Eltern schenken ihren Kindern Geld für gute Noten. Die Sitte ist gut gemeint, aber höchst ungerecht in Familien mit Mädchen und Jungen, ebenso bei Geschwisterkindern des gleichen Geschlechts. Im Handumdrehen haben bienenfleißige Mädchen die Sparbüchse voll, während die Spätentwickler, vor allem Buben, sich mühen können und doch nie zu vergleichbaren Einnahmen wie ihre Schwestern kommen. Spätentwickler zu sein, ist für Jungen und Frühgeborene normal. Es kann auch erblich bedingt sein wie in meiner Familie. Ich fange also gar nicht erst mit Geld oder sonstigen Geschenken für gute Schulleistungen an. Stattdessen bewährt sich eine sehr einfache Sitte, die alle Kinder verstehen: Heute, am Zeugnistag, ist 'Zeugniskaffeetrinken' mit einer besonders leckeren Zeugnistorte angesagt. Torte gibt es bei uns nur ausnahmsweise. Oder - wir gehen in die Konditorei, wo jedes Kind sich selbst etwas aussuchen darf. Gleich werden die Kinder kommen und ihre Zeugnisse bringen. Ich bin gespannt auf die 'Giftzettel', wie sie von den Buben - nicht von den Mädchen - genannt werden. Aber ich beherrsche mich und schaue die gereichten Papiere alle ganz ruhig an - ohne Emotionen zu zeigen. Hier und da mache ich eine lobende Bemerkung, 'schlechte' Noten übersehe ich absichtlich. Das wissen alle Kinder. Darum ist die Gesamtstimmung am Zeugnistag immer gut. Die Zeugnisse der Töchter, die sich von denen der Buben deutlich unterscheiden, werden nicht besonders hervorgehoben, obwohl sie ganz großes Lob verdient hätten. Eine Tochter bringt gleich bleibend fast nur Einser, was bei den Jungen nicht der Fall ist. Meine Zurückhaltung für das Mädchen tut mir richtig leid. Erst später am Tag spreche ich allein mit jedem Kind. Nun bekommen meine Mädchen das große Lob, das sie verdienen. Sie akzeptieren mein Bemühen, die Brüder nicht noch mehr durch den Glanz der flinken Schwestern zu entmutigen. Natürlich rede ich mit meinen Söhnen einzeln über gute wie schlechte Noten und alle Gefahrenklippen. Aber es ist mir höchst zuwider, durch Leistungsdruck und Notendrill - statt Motivation!!! - echt gefährliche Ängste der Kinder vor der Zeugnisabgabe (und vor dem Leben) zu züchten. Das lernte ich von meiner Mutter, die das gleiche Problem der unterschiedlichen Reife und Begabung mit uns drei Kindern hatte: Meine jüngere Schwester blieb immer Einserin, mein Bruder und ich waren oft 'schlechte' Schüler. Aber unsere Mutter glaubte an uns - wie ich an meine Kinder.

➤ *Siehe das Kapitel: „Zu viel Aufregung um Teenies?"*

Eine schöne Überraschung

Wieder ein Umzug, wieder ein anderes Schulsystem. Wir landen in Hessen und sind vorgewarnt. Aber was wirklich auf uns zukommt, übersteigt alle meine Erwartungen. Zuerst die positive Seite: Es ist für Schulkinder leichter, von Baden-Württemberg nach Hessen zu ziehen als umgekehrt. Diesmal lege ich größten Wert darauf, ABC zusammen in eine Klasse einzuschulen. Kinder und Mutter wollen sich durch die Umstellung nicht noch einmal das Leben unnötig schwer machen. Die Rektorin der neuen Grundschule nimmt Arnt, Bernd und Christian begeistert in Empfang. Als die Drei die neue Klasse gemeinsam betreten - wer ist schon drin? Die hübschen Drillingsmädchen Martina, Sabine und Regina!!! Sie sehen sich zum Verwechseln ähnlich, und zwei von ihnen sind offensichtlich eineiig. Alle drei tragen - im Gegensatz zu ABC - gleiche Kleidung. Sechs Drillinge in einer Klasse - eine absolute Sensation in einer Zeit, in der höhergradige Mehrlinge noch äußerst selten sind. Neun Jahre später werden sie von Thomas Gottschalk entdeckt und in seine ZDF-Sendung 'NA SOWAS!' eingeladen.

Schon nach einem Jahr trennen sich die Wege der Kinder: Jetzt geht´s ins Gymnasium. Die Eltern der drei Mädchen entscheiden sich für ein Privatgymnasium, das ihre Töchter wie bisher zusammen in einer Klasse besuchen. Ich kehre zum Prinzip der Trennung zurück und wähle für unsere Buben drei verschiedene Klassen in einem öffentlichen Gymnasium, in das auch unsere älteren Kinder gehen. Jeden Morgen übernimmt unser ältester Sohn, der bereits dem Abitur zustrebt, das Steuer unseres Kleinbusses und fährt alle Kinder, auch aus der Nachbarschaft, zum Gymnasium in die Stadt. Eine prima Entlastung für mich!

Auch mit Legasthenie kann man Glück haben

Alle unsere Jungen, ob einzeln oder als Drilling geboren, plagen sich in den frühen Schuljahren mit der Rechtschreibung. Die Ganzwortmethode, mit der sie Schreiben lernten, hat ihren Riesenanteil daran, aber eine gewisse Veranlagung spielt ebenso eine Rolle. Ich gehörte früher auch zu den Kindern mit Rechtschreibschwäche (Legasthenie). Da sie sich im Lauf der Pubertät von selbst verlor, mache ich mir keine besonderen Sorgen um meine Söhne und warte ab. Natürlich müsste ich mit ihnen mehr Schreiben üben, aber dazu fehlt mir die Zeit - und so lasse ich alles laufen, wie es läuft. Zu dumm, dass dadurch die Deutsch-Noten nicht gerade zauberhaft ausfallen. Da kommt mir zu Ohren, dass Schüler mit einer Legasthenie-Bescheinigung im Fach Deutsch nicht benotet werden und trotzdem ganz normal Abitur machen können. Toll! Also auf zur öffentlichen Erziehungsberatungsstelle, die zuständig für solche Bescheinigungen ist. Der größte Teil unserer Familie nimmt nun an einer Gruppensitzung mit Gesprächen und Tonbandaufzeichnung teil. Die Psychologen sind damit zufrieden - und wir warten gespannt auf die Auswertung. Am Ende erhält nur ein Sohn eine Legastheniebescheinigung, seine Brüder nicht. Deren Rechtschreibschwäche wird nicht als so schwerwiegend angesehen. Die LehrerInnen denken allerdings anders darüber: Sie empfehlen den Nicht-Legasthenikern die Wiederholung einer Klasse. Fazit: Der Legastheniker hat ein Jahr *vor* den Nicht-Legastheniker-Drillingen sein Abi in der Tasche. Mehrlingsschicksal!

Die Schule - ein Dauerkrisenherd

Trotz manch' schöner Erlebnisse und netter, sich bemühender LehrerInnen ist die Schule für mich zum Albtraum geworden. Für die Kinder sieht es etwas anders aus: Die Großen haben das Ziel Abi im Sinn, die 'Kleinen' sprechen von kostbarer Zeit, die sie in der Schule absitzen müssen. Nur die Freundschaften dort sind ihnen sehr wichtig. Was mich betrifft, können schlechte Noten und kleine Streiche mich nicht aus der Fassung bringen. Dann schon eher, dass unsere beiden unterschiedlichen, blonden Drillinge verwechselt werden, obwohl sie in verschiedenen Klassen sitzen!! Nur zufällig komme ich dahinter, dass die Noten, die ein Lehrer in sein Notizbuch für Arnt einträgt, in Wirklichkeit Bernd gelten - und umgekehrt... Um den Schlaf aber bringen mich Streiche - deren Beschreibung ich mir spare - im Zusammenhang mit den allgemeinen Zuständen in öffentlichen Schulen. Die Revolution der 68er, deren Anfänge ich teilweise sehr begrüßte, weil viele Reformen fällig waren - sie hat, wie alle Revolutionen, längst über das Ziel hinausgeschossen. Die antiautoritäre Welle macht weiterhin vor keinem Grundwert unserer Gesellschaft Halt und spült hinweg, was nicht Widerstand leistet. 'Westliche Freiheit' scheint jetzt zu bedeuten: Erlaubt ist, was gefällt. In der Schule gibt es keine Grenzen mehr: Alkohol- und Zigarettengebrauch gelten als normal, Drogen und Gewalt nehmen zu, Liebschaften zwischen Lehrern und Schülerinnen werden akzeptiert, Respekt vor Elternmeinungen sind out.

Die Indoktrination im Unterricht ist deutlich. Während meine Großen sich in Deutsch ausführlichst mit 'Repressiver Familienpolitik' und 'Sexualunterdrückung als Mittel der Politik' (Wilhelm Reich, D. Haensch) befassen, müssen unsere zehnjährigen Drillinge große Fragebögen über Vater und Mutter beantworten. Sie sollen lernen, ihre Eltern kritisch zu beurteilen. In einer Klasse wird ein Aufsatz geschrieben mit dem Thema: „Muss man Eltern gehorchen?" Ich lese in den Fragebögen meiner Söhne: „Hat dein Vater immer Recht? Hat er manchmal Recht - oder nie?" Die Kinder werden nach dem Umgang des Vaters mit der Mutter befragt. Anregung soll ihnen das Bild einer mit Stricken gefesselten Mutter - mit einem Knebel im Mund - in ihren Deutsch-Büchern geben. Ich bin eine große Verfechterin kritischen Denkens. Aber so? Diese Art des Bespitzelns lehne ich ab. Die ratlosen ABC-Drillinge sind froh, als ich ihnen ausnahmsweise helfe, die schwierige Hausaufgabe irgendwie zu erledigen. (Im Allgemeinen arbeiten sie allein.) Sie durchschauen noch nicht, was hier - von Schulpolitikern angeordnet - läuft. Ich frage mich, wie stabil meine Kinder sind, um den Strömungen und Angeboten in Schule und Gesellschaft zu widerstehen und nicht doch heimlich vereinnahmt zu werden. Meine Sorgen, meine riesige Wut, mein Ohnmachts-gefühl wachsen. Ich beschaffe mir die damals aktuellen 'Hessischen Rahmenrichtlinien'. Sie bestätigen: Der Einfluss von Eltern und Familie soll ausgeschaltet werden, um Platz zu machen für politische Einflüsse, bestimmte Ideologien... Alles schon mal da gewesen. Ich erlebte es selbst als Kind.

Mein Mann und ich ziehen die Konsequenzen. Zum letzten Mal suchen wir eine andere Schule für unsere vier jüngsten Kinder. Die Ältesten haben inzwischen ihre Schullaufbahn beendet. Wir finden eine Schule, in der Elternmeinungen respektiert und konstruktive Gespräche zwischen Lehrern, Eltern und Kindern geführt werden. Die letzte Umschulung gelingt. Wir alle sind damit (meist) zufrieden. Aber weiterhin gilt:

> Eltern müssen wachsam und kritisch bleiben und können nicht jeder Schule ihre Kinder blind anvertrauen.

Mit 16 ist es fast geschafft

Ich blättere in den Schulheften meiner Kinder aus der frühen Schulzeit. Viel rote Tinte haben die LehrerInnen in den Heften der Jungen anfangs verbraucht - wie die Lehrer einst bei mir. Die Hefte unserer Töchter zeigen ein ganz anderes Bild. Doch mit 16 Jahren ist auch bei unseren Buben endgültig 'der Knoten geplatzt' - ohne meinen Druck, ohne spezielle Nachhilfe. Das heißt: Die bewusste, eigene Entscheidung für das Ziel 'Abitur' ist nun wirklich gewachsen. Und das trotz zahlreicher störender Umzüge, Umschulungen, miserabler Schulverhältnisse und sonstiger Pflege- und Erziehungsfehler. Unsere Drillinge erreichen ihre Ziele und schließen ihre Hochschulstudien erfolgreich mit Diplomprüfung ab. Dafür bewundere ich ABC heute noch. Andere Eltern und ihre Kinder will ich deshalb zum Durchhalten ermutigen.

> 'Raue' Schuljungen brauchen besonders im kritischen Alter von 15 bis 17 Jahren eine liebevolle Elternbegleitung im Hintergrund - mit viel Einfühlungsvermögen und Geduld statt hartem Druck - und immer wieder Ermutigung.

Mädchen brauchen das Gleiche. Allerdings gelten für sie andere Zeitmaßstäbe, denn manche Mädchen sind schon mit 16 Jahren fast erwachsen...

➤ *Fortsetzung in den Kapiteln „Individualität und Anpassung" und „Zu viel Aufregung um Teenies?"*

Individualität und Anpassung

Individualität
ist seit Langem 'das' Schlagwort bei der Erziehung von Mehrlingen. Die meisten Eltern verstehen darunter die Persönlichkeitsentfaltung des einzelnen Kindes durch Selbständigkeit,
Behauptungsfähigkeit und einige individuelle Eigenschaften.

Manche Eltern und Erzieher fürchten, dass eine zu enge Bindung
der Drillinge aneinander deren Persönlichkeitsbildung behindert.
Deshalb trennen sie die Kinder sehr früh und rigoros in der Meinung, die individuelle Entwicklung damit zu sichern. Sicher
gestellt wird dadurch jedoch weniger die Persönlichkeitsentfaltung
als viel mehr die Anpassung der auf Einling umgeschalteten Drillinge an die Regeln der Gemeinschaft. Das vereinzelte Mehrlingskind muss sich der jeweiligen Kindergruppe von Gleichaltrigen
anpassen, in die es gesteckt wird. Dort heißt es: Alle Kinder sind
gleich(-wertig) und werden gleich behandelt. Nur so kann die
Menge der Einzelkinder als Gruppe oder Klasse gut funktionieren.
Anders klappt es in großen Gemeinschaften nicht. Für individuelle
Förderung bleibt den wenigen BetreuerInnen, ErzieherInnen, LehrerInnen beim besten Willen keine Zeit übrig. Jedes Elternpaar

kann froh sein, wenn in Kindergarten und Schule den Kindern ein gesundes Maß an Anpassung (Sozialisation) beigebracht wird, was zum Leben in der Gemeinschaft notwendig ist.

Die ganze Individualität eines Kindes mit Begabungen, die von der Natur angelegt sind, entwickelt sich am besten auf dem Nährboden von Herzensbeziehungen - nicht durch die Trennung in Kindergarten und Schule. Die wesentlichen Fundamente dafür werden in den ersten drei bis sechs (!!!) Jahren des Lebens gelegt. Nach Steve Biddulph, dem berühmten australischen Familientherapeuten, kommt der Mutter - oder der sie vertretenden engen Bezugsperson - in dieser 'Zeit der Zärtlichkeit' die allergrößte Bedeutung zu. Dies gilt auch, wenn die Kinder in den Kindergarten gehen. Auf dem Fundament der ersten sechs Jahre wird weiter über die Pubertät hinaus an der Individualität 'gebaut' bis weit in die zwanziger Jahre unserer Kinder hinein! Die Botschaften der modernen Hirnforschung werfen viele unserer Vorstellungen aus den letzten Jahrzehnten über den Haufen. Besonders hinsichtlich der unterschiedlichen Erziehung von Jungen und Mädchen wird einiges neu überdacht werden müssen. Mein Tipp: Sehr empfehlenswert sind die Bücher von Steve Biddulph: 'Jungen!'; 'Das Geheimnis glücklicher Kinder'

➤ *Siehe „Service-Teil"*

Eltern von eineiigen Drillingen und 'Drillings-Zwillingen' machen sich besonders viele Gedanken über die individuelle Persönlichkeitsentfaltung ihrer Kinder. Auch ich gehörte einst zu den besorgten Müttern (von dreieiigen Jungen), weil ich noch nicht wusste, was ich heute weiß: Übertriebene elterliche Sorgen sind unangebracht.

▨ Erwachsene Drillinge zeigen uns, wie gut sie später im Leben zurecht kommen. Oft finden sie ihren Weg auf Grund der sicheren Geschwisterbeziehung sogar besser als mancher Einling, dem Geschwister fehlen.

▨ Körperlich identische Mehrlingsgeschwister können verschiedene Interessen und Gefühle haben, ebenso wie körperlich identische und nicht identische Mehrlinge gleiche Interessen und ähnliche Gefühle haben können. Sie alle sind Individuen!

In unserer Gesellschaft werden viele Arten von Partnerschaften, in denen sich Menschen besonders gut verstehen, akzeptiert. Niemand käme auf die Idee, ein Paar oder eine Gruppe auseinander zu reißen, weil die Individualität des Einzelnen auf der Strecke bleiben könnte. Mehrlingsgeschwister, die als Erwachsene zusammen leben, werden oft argwöhnisch beobachtet. Wenn sie zum Beispiel zusammen studieren und dabei zufrieden sind - warum sollen sie es nicht tun?

Anpassung

Die Anpassung an Verhaltensregeln in Familie und Gesellschaft ist bis zu einem gewissen Grad notwendig. Wer aber das nötige Maß an Anpassung überschreitet, wird schnell zum 'Mitläufer': Dieser schaut ständig, was die anderen denken, sagen, haben und machen - und richtet sich danach. Ich selbst habe die total angepasste Gesellschaft der Mitläufer erlebt, aber auch Menschen, die trotzdem individuelle Wege riskierten, wie meine Eltern. Das waren tolle Leute, die Vorbilder für mich geblieben sind. Es war daher außerordentlich wichtig für mich, keine Mitläufer in unseren Kindern heranzuziehen. Das ist auch gelungen.

Das viele Reden über 'Individualität' heute ist lächerlich in einer Gesellschaft, die durch Werbung ständig Menschen zu Herdentieren manipulieren will. Bei Kindern und Jugendlichen funktioniert es mit 'Marken-Klamotten' besonders gut, mit denen sie in den Schulen wetteifern. Schlimm ist es, wenn Eltern aus Gedanken- oder Ratlosigkeit - oder aus Schwäche - den Trend mitmachen und sagen: „Ich will nicht, dass meine Kinder zu Außenseitern werden, weil sie nicht mithalten können. Also kaufe ich die teure Marken-Kleidung, die teuren Marken-Schuhe, auch wenn der Geldbeutel es eigentlich nicht erlaubt." Oder wie die Mutter einer neunjährigen Tochter meint: „Weil die meisten Kinder in der Klasse ein Handy besitzen, habe ich meiner Tochter auch eins gekauft." Mutter bezahlt selbstverständlich die laufenden Gebühren. So geht es weiter mit superteuren Klassenreisen, nagelneuen Ski-Ausrüstungen und anderen aufwendigen 'Schulanschaffungen'. Die sind für wohlhabende Ein- bis Zweikinderfamilien zugeschnitten (wo bleibt der soziale Ausgleich?) und treiben das Anspruchsdenken der Kinder in die Höhe. Meistens protestiert niemand. Denn manchen Eltern ist es peinlich, knapp bei Kasse zu sein. Andere fürchten, das Nicht-Mitmachen könnte den eigenen Kindern Nachteile einbringen. Also passt man sich schweigend dem gerade herrschenden Trend an - wird 'Mitläufer'. Für die Kinder der so angepassten Eltern ist es unheimlich schwer, individuelle Wege einzuschlagen, Individualisten zu werden, denn das Vorbild zählt. Außerdem bekommt das Geld einen viel zu hohen Stellenwert im Leben der Kinder.

In vielen europäischen Nachbarländern werden Schuluniformen getragen, die den ganzen Rummel um Modetrends und soziale Unterschiede beendet haben. Deshalb kann ich - als grundsätzliche Gegnerin von Gleichmacherei und Uniformen - einer einfachen Schulkleidung durchaus zustimmen.

Schlüsselerlebnisse

Es sind Familiengeschichten, in denen unsere Drillinge mir etwas beibrachten - statt umgekehrt. Ich sehe darin das Selbstvertrauen der Kinder, ihre Persönlichkeiten, ihren Mut zur Individualität - und dass ihre Erziehung durch mich nicht ganz verkehrt gewesen sein kann.

Mode - kein Problem

Leuchtendrot links, giftgrün rechts bestrumpft, darüber eine abgenutzte Hose auf Wasserstandshöhe, zu kurze Hemdsärmel, Mode von anno... So geht mein zwölfjähriger Drillingssohn C unbefangen an einem gewöhnlichen Wochentag zur Schule. Zeit zur Verbesserung seiner Kleidung gibt es nicht mehr. Als er weg ist, geniere ich mich als eitle Mutter ganz schrecklich und sinne über mein vermutlich schlechtes Ansehen in der Öffentlichkeit nach. Bestimmt habe ich den Ruf als 'Schlampe' weg. Man wird sagen: 'Die Frau kümmert sich nicht um ihre Kinder!' Nach der Rückkehr von der Schule frage ich meinen Sohn, warum er sich so unmöglich angezogen habe. „Ach", meint er, „ich fand gerade keine zusammenpassenden Strümpfe und auch keine längere Hose. Aber das macht doch nichts. Wen stört das denn? Mich nicht!" Ich bin sprachlos, erfreut und belehrt durch so viel jugendliche Unabhängigkeit in einer Zeit, in der Markenklamotten längst in der Schule Mode sind.

Und nun erinnere ich mich an eine längst vergangene Episode in meiner Schulmädchenzeit. Ich erzähle sie meinen Kindern: Als die letzten Schnürsenkel meiner Halbschuhe mehrfach zerrissen und (im Krieg) keine neuen aufzutreiben waren, ging ich (15 oder 16 Jahre alt) mit offen klaffenden Schuhen in die Schule. Meine früher so hinderliche Schüchternheit hatte ich endlich überwunden. Ich erklärte den Mitschülerinnen selbstbewusst, offene Schuhe seien der neueste Modeschrei. Alle glaubten es! Ich war platt über die Wirkung und verriet nicht, dass ich die Erfinderin der 'neuesten Mode' war. Am nächsten Tag kamen viele Mädchen ohne Schnürsenkel zur Schule. So einfach war das!

Kann man nun im Hinblick auf mehrere Generationen sagen: 'Der Apfel fällt nicht weit vom Stamm?' Spielt die Genetik - oder die Art der Erziehung bei der Persönlichkeitsentfaltung, bei der Bildung der Individualität eine Rolle? Sicherlich alles zusammen mehr als die Tatsache, ein Drilling zu sein!

Schon meine Mutter erklärte uns Kindern oft: „Man muss nicht alles wie die anderen machen. Wir sind doch keine Herdentiere!" Manchmal fiel es mir sehr schwer, Mutters Anordnungen gegen die herrschende Mode in der Schule zu befolgen, z. B. beim alljährlichen Kampf um das Tragen von Kniestrümpfen... Noch schwerer fand ich das Nicht-Dabeisein, als die ganze Klasse der Zehnjährigen - bis auf ein Mädchen mit jüdischer Großmutter und mich - geschlossen in die Hitler-Jugend eintrat. Ich wollte keine Außenseiterin, sondern so wie die anderen sein - und um keinen Preis auffallen. Aber mein Vater schaffte es, mich durch seine schriftliche Willenserklärung aus der staatlichen Jugendorganisation 'HJ' herauszuhalten. Ich musste das Außenseitersein aushalten. Erst viel später erkannte ich den Wert dieser individuellen Erziehung, die ich erlebt und manchmal verwünscht habe. Sie wurde zu meinem 'inneren Kapital', auf das ich bei der Erziehung meiner eigenen sechs Kinder zurückgreifen konnte. Heute glaube ich, dass jedes Elternpaar - meist unbewusst - etwas von der Erziehung weitergibt, die es selbst als Kind erfahren hat: positiv oder negativ oder gemischt. Ein wichtiger Grund zum Nachdenken.

Rauchen verboten
Wir sind wieder einmal mit unseren Sechsen umgezogen, diesmal in ein eigenes Haus, das mit vielen Gästen festlich eingeweiht werden soll. Aus diesem Anlass klebe ich ein winziges, dezentes Rauchverbotsschildchen neben die Eingangstür. Immer noch ist es mir schrecklich peinlich, bei kleinen und großen Einladungen forsche Gäste, die das Rauchverbot absichtlich übersehen oder um Sondergenehmigung bitten, zum Rauchen nach draußen - vor die Tür - zu schicken.

Da erteilt mir Drillingssohn B eine Lektion. Die drei 12jährigen Jungen haben schon öfters in der Klinik, wo ihr Vater arbeitet, grausame Rauchfolgen gesehen: Da laufen zum Beispiel Männer mit offenen Hälsen durch die Flure, nachdem ihnen die Kehlköpfe wegoperiert worden sind. Für uns nicht rauchende Eltern ist es deshalb relativ leicht, unsere sechs Kinder ohne viele Worte vom Wert des Nichtrauchens zu überzeugen.

Jetzt ergreift Sohn Bernd die Initiative: Ohne ein Wort zu verlieren schreibt er groß und deutlich auf DinA5 Format: „Hier wird nicht geraucht!" - und klebt es mitten auf die Haustür. Als ich es entdecke, stelle ich ihn wegen seines selbständigen Handelns zur Rede. Natürlich gefällt mir mein sehr dezentes Rauchverbot viel besser. Aber er sagt einfach: „Mutti, du bist feige! Wenn wir alle wollen, dass bei uns nicht geraucht wird, dann muss das jeder, der kommt, deutlich lesen können. Dein kleines Schildchen wird übersehen!" Obwohl ich es gar nicht toll finde, von einem Sohn als 'feige' eingestuft zu werden, imponiert mir der Junge. Deshalb rühre ich sein großes Schild in Schülerschrift vor dem abendlichen Empfang nicht an, sondern lasse es hängen. Später - beim Abschied der Gäste - bedanken sich mehrere bei mir für den Abend ohne Zigarettenqualm, was ein wahrer Genuss gewesen sei. Seitdem habe ich es geschafft, für das Nichtrauchen wirklich einzutreten.

361

Du hast mich so erzogen!

Ein paar Jahre später. Eines Tages erscheint Drillingssohn Bernd mitten am Vormittag zu Hause. „Nanu", sage ich, „ist die Schule schon aus?" „Nein", antwortet B, „aber ich bin einfach gegangen, weil Lehrer X mich vor die Tür geschickt hat". Und dann erzählt er mir von der heftigen Debatte im Unterricht, bei der seine eigene Meinung nicht weiter diskutiert werden soll, weil sie von der gewünschten Linie abweicht. Da B aber auf einer ausführlichen Diskussion über seinen Standpunkt beharrt, muss er die Klasse verlassen, um sich draußen vor der Tür eines Besseren zu besinnen. Er fühlt sich - 17 Jahre alt - diskriminiert. Auf mein Erstaunen sagt er nur: „Mutti, du hast mich doch so erzogen!!!"

Nun gehe ich in die Schule und erkläre, dass in unserer Familie kritisches Denken zum normalen Alltag gehört, - und dass ich unsere Kinder zum Widerspruch ermutige, wenn er nötig ist. Eine sehr interessante Diskussion entwickelt sich zwischen Lehrer, Schuldirektor und mir, an deren Ende Bernd und ich Recht bekommen.

Zu viel Aufregung um Teenies?

Was Eltern freut

„Ich weiß gar nicht, warum sich so viele Leute vor der Pubertätszeit ihrer Kinder fürchten", sagt eine Mutter von gesunden Drillingsmädchen zu mir. „Ich finde die Zeit jetzt mit meinen drei Mädchen einfach toll. Wir können so gut miteinander reden, auch wenn es irgendwo Probleme gibt. Ich habe mich mit meinen Töchtern insgesamt immer sehr gut verstanden. Jetzt merke ich, dass sie dabei sind, erwachsen zu werden!" So erfreulich kann die Teenagerzeit verlaufen - auch mit Jungen und gemischten Drillings-Sets.

Die meisten Familien haben keine echten Probleme mit ihren Jugendlichen. Trotzdem lassen sich Diskussionen um zu viel Fernsehen, Internet-Surfen, nächtliches Nachhausekommen, Vernachlässigung von Pflichten und Schulaufgaben oft nicht vermeiden. Besonders aufregend ist es, wenn erste Liebesgeschichten die Welt aus den Angeln heben. Doch die Zeit ist relativ kurz, bis die junge Generation das Elternhaus verlässt und eigene Wege geht. Allen Pessimisten zum Trotz fördert die alljährlich erscheinende Shell-Studie immer wieder erstaunlich positive Einstellungen und Zukunftswünsche der Jugend zu Tage. Im Herbst 2002 war zum

Beispiel die Meinung von Zweidritteln der befragten Altersgruppe, dass zum 'Glücklichsein' eine Familiengründung gehöre.

Wer sind sie, die Teenager?

„Teenager sind Kinder in der Übergangsphase zum Erwachsenenleben", meint Ross Campbell in seinem Buch 'Teenager brauchen mehr Liebe'*. „Sie wollen bedingungslos geliebt und akzeptiert werden - gleichgültig, wie sie aussehen, gleichgültig, welche Vor- und Nachteile sie haben, gleichgültig, wie sie sich benehmen. Das bedeutet nicht, dass du mit dem Verhalten deiner Jugendlichen immer einverstanden bist! Bedingungslose Liebe heißt, dass du sie liebst, selbst wenn du ihr Benehmen scheußlich findest. Das musst du ihnen aber auch klar machen!" Ross Campbell empfiehlt zum Beispiel häufigen Augen- und angemessenen Körperkontakt. Das klingt seltsam für steife Deutsche, die eher nach Schulleistungen fragen, als Teenager mal kurz zu streicheln oder gar zu umarmen - vor allem Jungen!

Teenager sind junge Leute zwischen 10 und 20 Jahren. In dieser Zeit der Pubertät entwickelt sich der Körper bis zur Geschlechtsreife. Tief greifende Veränderungen im seelischen und sozialen Bereich gehen damit einher. Wann genau die Pubertät einsetzt und wann sie abgeschlossen ist, hängt nicht davon ab, ob man als Drilling oder als Einling geboren wurde. Entscheidend sind der individuelle Gesundheitszustand, das Geschlecht, die Ernährung, die Genetik und das Klima.

Teenager fühlen sich oft unsicher und unverstanden, ihre Stimmung kann leicht zwischen rosarot und rabenschwarz wechseln. Viele rivalisieren und rebellieren gegen ihre Eltern, um sich von diesen zu emanzipieren und ihre eigene Identität zu finden. Für manche Mehrlinge, besonders für eineiige, ist das Abnabeln von Zuhause schwerer als für Einlinge, denn sie müssen sich gleichzeitig von den 'engen' Mehrlingsgeschwistern und von den Eltern lösen. Müssen sie's? Einige Drillinge schaffen es leicht, andere ziehen erst einmal gemeinsam von Zuhause aus und woanders wieder zusammen. Sie lassen sich Zeit mit der Trennung ihrer Wege. Das ist besser, als isoliert am Leben zu leiden.

364

Teenager werden oft jahrelang von der Hautkrankheit 'Acne vulgaris' geplagt, die durch das pickelige Aussehen das Selbstwertgefühl sehr herabsetzt. (Die auffälligen Veränderungen sind hauttyp- und hormonabhängig). Hier ist Feinfühligkeit, seelische Unterstützung, Mutmachen von Seiten der Eltern, Geduld und eine richtige Behandlung beim Hautarzt wichtig, keine Selbstbehandlung!

Die sexuelle Reife

In unserem Kulturkreis bekommen Mädchen ihre erste Regelblutung zwischen 10 und 15 Jahren, Jungen ihren ersten Samenerguss mit etwa 12 bis 14 Jahren. Nun spricht man von 'sexueller Reife', was aber - genau genommen - nicht ganz stimmt. Denn viele Mädchen haben zwar ihre Regel, aber noch keinen regelmäßigen Eisprung, und Jungen noch nicht die Spermienmenge, die zur Zeugung nötig ist. Auch die meisten körperlich oder geistig behinderten Jugendlichen erreichen diese Reife im gleichen Alter wie nicht behinderte.

Die psychische Reife

Die psychische Reife erlangen die meisten Teenager mit 18 oder 19 Jahren, manche auch später. Man versteht darunter seelische Selbständigkeit, kritisches Denken und verantwortungsbewusstes Handeln. Ich erinnere mich genau, wie toll ich die Zeit mit meinen 18Jährigen nach einigen aufregenden Jährchen fand...

Die soziale Reife

Damit meinte man früher, dass unsere Teenager jenseits des 20. Lebensjahres auf eigenen Beinen stehen - in echter wirtschaftlicher Unabhängigkeit. Das ist aber heute bei Auszubildenden und Fachschülern kaum vor dem 25. Lebensjahr zu schaffen, bei Studenten oft erst um die Dreißig.

Was bei Mehrlingen genau so - und was anders ist

Alles, was ich bisher schrieb, gilt auch für Mehrlings-Teenager. Wenn aber manche Drillings- und Vierlingskinder viel später als Einlinge mit der Pubertät beginnen, ist das kein Grund für Panik oder Komplexe. Wer 'Gruppendruck' von KlassenkameradInnen empfindet, sollte stolz denken: „Drillingsein ist etwas Besonderes!"

Und laut sagen: „Bei uns ist manches ein bisschen anders!" Auch innerhalb eines Mehrlings-Sets fängt die Entwicklung bei den einzelnen Mädchen und Jungen häufig zu verschiedenen Zeiten an, unabhängig von der Eiigkeit. Deshalb kann die erste Regelblutung entsprechend zeitverschoben einsetzen. Sowohl bei mehreiigen als auch bei eineiigen Drillingsmädchen sind Unterschiede von Monaten möglich. Trotzdem ist das alles ganz normal. Darauf müssen Mütter von weiblichen Drillingen ihre Töchter unbedingt hinweisen. Kein Mädchen sollte beunruhigt sein bei dem Gedanken, mit ihr sei etwas nicht in Ordnung, weil ihre Schwester bereits eine Menstruation hat, sie selbst aber noch nicht. Solch eine Zeitverschiebung ist natürlich auch bei Jungen eines Drillings-Sets mit dem ersten Samenerguss möglich. Auch Buben sind um ihren Körper besorgt, und ein beruhigender Hinweis würde hilfreich sein. Wenn der Vater sich aber - wie viele Väter und Mütter - vor diesem kleinen Gespräch drückt, dann solltest du den richtigen Zeitpunkt dafür herausfinden und wahrnehmen. Er liegt kurz *vor* dem Beginn der Pubertät. Mütter haben mit schwierigen Themen oft leichteren Zugang zu den Teenies als Väter. Übungssache?

Die 'Peer Group' der Gleichaltrigen

Irgendwann gewinnt die 'Peer Group' - auch Clique genannt - in Schule und Freizeit den scheinbar größeren Einfluss auf Teenager, als das Elternhaus. Das ist normal. Der Name 'Peer Group' kommt aus der amerikanischen Jugendsoziologie: Er meint spontan gebildete, informelle Spiel- und Freizeitgruppen, auch Banden gleichaltriger Kinder und Jugendlicher. Diese sind von großer Bedeutung für die Loslösung aus der Familie und bei der Einübung in soziale Rollen. In der Gruppe der Gleichaltrigen begeistern sich Heranwachsende gemeinsam für Neues, für Idole (Film- und Fernsehstars), für Vorbilder, zum Beispiel einen engagierten Lehrer, für schnelle Autos usw. Hier erproben sie ihr erlerntes Verhalten und überprüfen ihre Standpunkte, passen sich an oder grenzen sich ab.

Die Peer Group gibt Halt bei der Bewältigung von Entwicklungskonflikten. Auch in Sport-, Musik-, Theater-, Pfadfinder- und kirchlichen Gruppen können Teenager 'ihre' Peer Group, ihre Clique finden, der sie sich zugehörig fühlen.

Wenn Eltern schon zu Kinderzeiten die Weichen für das Heimischwerden in einer kreativen Gruppe stellen, brauchen sie sich keine Sorgen zu machen, dass ihr Nachwuchs später in einer kriminellen Bande, einer 'Gang', landet.

Welche Gruppen sich spontan in den Schulhöfen und sonstwo bilden, wie einflussreich sie sind, wer darin den Ton angibt, ob sich unsere Teenager freiwillig oder unter Druck der 'Peer Group' anschließen - das erfahren Eltern meist nicht. Aber sie wissen: Jeder Mensch braucht und sucht sich 'seine' Gruppe, in der er Zugehörigkeit und Sicherheit spürt - und trotzdem eine eigene Identität entwickeln kann. Drillinge haben das Glück, schon von Natur aus eine Gruppe zu sein. Sie gibt dem Einzelnen Stärke und Schutz - und den Eltern Beruhigung. Zusätzlich schließen sich die meisten Teenager-Drillinge Freundesgruppen an.

Wenn unsere Drillingssöhne lange in mir unbekannten Gefilden (Diskotheken usw.) unterwegs waren, regte es mich viel weniger auf als bei unseren Einlingen. Ich wusste, die Drei haben ein grösseres Sicherheitsnetz als Einzelne - oder selbst als Zwillinge. Doch dann schreckten mich besondere Ereignisse in unserer Umgebung auf. Die folgenden Beispiele machten mir klar, dass alles in allen Familien vorkommen kann, auch in den so genannten 'intakten'. Elterliche Aufmerksamkeit darf niemals aufhören!

Was Eltern wirklich Sorgen macht
Das Geschoss schlug durch's Fenster und landete auf dem Schreibtisch meines Mannes: Ein Teenager in der Nachbarschaft hatte mit einer Waffe 'gespielt'. Der Schreck war riesig. -- Eines Tages tauchte ein netter, intelligenter Mitschüler in einer Terroristengruppe unter. Sein Bild auf den Fahndungsplakaten erinnerte uns jahrelang an das Leid der Familie. Wir konnten es nicht fassen. -- Das Schlimmste war, als sich im Freundes- und Bekanntenkreis Heranwachsende umbrachten. Warum sahen diese Jugendlichen keinen Sinn mehr im Leben? Ich hatte bis zu diesen traurigen Begebenheiten nicht gewusst, dass versteckte Depres-

sionen während der Pubertät häufig vorkommen und ein ernst zu nehmendes Thema für Eltern sind. Auch manche Mehrlinge neigen trotz ihres speziellen 'Sicherheitsnetzes' im Jugendalter zu Schwermut. Ganz sicher spielt eine entscheidende Rolle, wenn sie als Neugeborene und/oder in ihrer Kindheit besonders lange und oft im Krankenhaus leiden mussten und die Geborgenheit bei der Mutter fehlte. Depressionen haben viele Gründe und viele Gesichter. Ihre Anzeichen sind nur von sehr aufmerksamen Eltern zu erkennen, wenn sie regelmäßigen Kontakt zu ihren Kindern haben. Meistens schrecken die Eltern erst auf, wenn der Hilferuf 'Suizid' vom Sohn oder von der Tochter bereits angewandt wurde. Doch je schwerer die Sorgen drücken, desto weniger wird (mit einem guten Freund oder befreundeten Eltern) darüber gesprochen. Mütter wollen ihre Töchter und Söhne vor niemandem bloß stellen. Wenn wir die Probleme aber nicht beim Namen nennen, wie können wir dann vorbeugen - oder einen Rettungsanker auswerfen?

Also Hand auf's Herz - vor was haben wir Eltern noch Angst? Vor der negativen Beeinflussung und Manipulation unserer Kinder durch die zahlreichen Miterzieher! Das sind alle Arten von Medien, stundenlanger Fernsehkonsum, unkontrollierbares Internetsurfen, Computer- und Videospiele mit widerlichsten Sex- und Gewaltszenen, unaufhörlicher Werbe-Terror usw. - Eltern haben Angst, dass ihre Teenager in schlechte Gesellschaft (Clique oder Peer Group mit falschen Freunden) geraten - und durch Gruppendruck zu Opfern oder Tätern von Erpressung und Gewalt werden. Das Unrechtsbewusstsein ist bei manchen Schülern nicht mehr ausgeprägt - und das färbt auf andere ab. In vielen Großstadtschulen kommen die Lehrer und Direktoren kaum dagegen an, nicht gegen heimlichen Drogenhandel, kriminelle und sexuelle Handlungen, Rauchen, Alkoholgebrauch und anderes.

Unter Schülerinnen - und zunehmend unter Schülern - wird um die Wette gehungert. Magersucht und Bulimie breiten sich schleichend aus. In Diskotheken, den Freizeitaufenthalten der Jugendlichen, gibt es ebenfalls alle Angebote. Überall können Suchten erworben werden, wenn die Heranwachsenden nicht stabil genug sind, den heimlichen Angeboten oder dem Gruppendruck zu widerstehen, der sie *nur einmal zum Probieren* verführen will. Eltern haben Angst vor Verkehrsunfällen, wenn mit dem Erwerb des Führerscheins die Raserei der Söhne mit Motorrädern oder Vaters Auto zur Leidenschaft wird. Bei den Töchtern machen sich Mütter eher Sorgen, zu früh in den Stand einer Oma versetzt zu werden.

Was Eltern zum Schutz ihrer Teenies vorbeugend tun können
Die richtige Orientierung für Kinder ist kein Problem, wenn in der Familie der Kurs stimmt, wenn Eltern die Entwicklung ihrer Sprösslinge regelmäßig und aufmerksam begleiten und folgende Punkte beachten:

■ Den Neugeborenen bzw. frühgeborenen Babys so bald wie möglich Liebe, Urvertrauen und Bindungserlebnisse vermitteln durch Körperkontakt (Känguruhen, Stillen, Schmusen) mit ein bis zwei stetigen Bezugspersonen, die es bleiben!!!
■ Vom frühesten Alter an die Kinder zum Selbstvertrauen erziehen, zur Ichstärke, zur Kreativität, zum Selberdenken, zur Hilfsbereitschaft und auch zum Nein-Sagen
■ Frühzeitig den Kindern Werte vermitteln, auch, wenn du nicht religiös gebunden bist. Das Gewissen bzw. Unrechtsbewusstsein ist nicht angeboren, sondern wird zuerst von den Eltern (oft mit Hilfe der Religion) vor allem durch Vorbild geprägt!
■ Den Fernsehkonsum und Umgang mit elektronischen Medien je nach Alter der Kinder begrenzen, kontrollieren und begleiten
■ Rauchen in der Familie ganz einstellen. Wie willst du sonst gegen alle Arten von Suchten ankommen?
■ Kinder/Teenager immer ernst nehmen (egal, wie sie sich benehmen), Grenzen setzen und Führung geben
■ Kinder und Jugendliche an Hausarbeit, allgemeinem Helfen und Verantwortung beteiligen
■ Immer 'im Gespräch' mit deinen Kindern/Teenagern bleiben, auch wenn du längst wieder berufstätig bist. Kein noch so superteures Geschenk kann ein Gespräch ersetzen, wie es deine Kinder brauchen.
■ Frühzeitig die Weichen stellen für 'gute' Gruppen (Musik, Sport, kirchliche Jugendverbände, Pfadfinder o. a.), in denen es viele Aktivitäten gibt, wo etwas 'los' ist.

■ Schulen genau angucken, notfalls kämpfen um einen besseren Platz an anderem Ort.

■ Deine kritisch-distanzierte Haltung gegenüber Pornografie usw. solltest du deinen Teenagern gegenüber zeigen, wenn du merkst, dass sie damit in Kontakt kommen. Erkläre ihnen, warum sich eine Frau dadurch verletzt fühlt - und was Respekt ist!

Eltern als wichtige Begleiter im Hintergrund

Die Erfahrung lehrt, dass ein stabiles Zuhause - trotz Clique oder Peer Group - auch in wilden Zeiten einen tief greifenden Einfluss auf das Leben der Teenager behält. Liebevolle, bestärkende Eltern im Hintergrund sind während der Loslösung der Jugendlichen außerordentlich wichtig. Sie müssen den 'emotionalen Tank' (Ross Campbell) der Teenager unaufdringlich immer wieder für die Weiterfahrt füllen. Auch als 'Feuerwehr' sollten Eltern mit dem rettenden Sprungtuch im Hintergrund bereit sein: Eltern, die ihre Kinder jederzeit auffangen, wenn sie sich in eine riskante oder verzweifelte Situation hinein manövriert haben; Eltern, die an ihre Sprösslinge glauben.

Antworten auf ganz besondere Elternfragen

■ *Gibt es tatsächlich Zusammenhänge zwischen Fernsehen und Gewalttätigkeit bei Jugendlichen?*

Ja! Im Jahr 2002 wurde der Zusammenhang zwischen Fernsehkonsum in der Kindheit und Gewaltbereitschaft bei Männern wissenschaftlich untersucht: Wer *vor* dem 16. Lebensjahr täglich zwischen einer und drei Stunden vor dem Fernsehgerät saß, hatte bereits eine bedeutend erhöhte Gewaltbereitschaft. Bei mehr als drei Stunden waren es knapp 42 Prozent Erhöhung!!! (Dt. Ärztebl. Heft 20/Mai 2003)

Fazit: Du solltest dich kundig machen und auf dem Laufenden bleiben, was deine Kinder im Fernsehen, Internet und sonstigen Medien interessiert und welche Videospiele beliebt sind. Absprachen für den täglichen Konsum müssen getroffen werden. Bei größeren Kindern bzw. Teenies wirst du natürlich kaum herausbekommen, was sie wirklich mit den elektronischen Medien treiben und konsumieren. Umso wichtiger ist es, dass du mit ihnen im Gespräch bleibst, selbst mit schaust und es zu einer Auseinandersetzung mit den Inhalten des Gesehenen kommt. Oft sind brutale Video-Filme oder Spiele mit jugendgefährdendem Inhalt durch harmlose Titel getarnt.

Die Überschwemmung des Bewusstseins mit Gewaltreizen oder pornografischen Darstellungen führt zur verzerrten Wahrnehmung der Wirklichkeit. Grausamkeiten werden als Nervenkitzel in brutalen Killerspielen erlebt, Frauen werden zu willigen Sexualobjekten degradiert, Gewalt wird als Mittel zur Konfliktlösung erlernt. Wenn du das nicht willst, musst du mit deinen Teenagern intensiv darüber diskutieren und ihnen klar machen, welche Filme/Spiele - aus welchen Gründen - 'Hausverbot' in deiner Familie erhalten!

Beim Kauf, Tausch oder Ausleihen von Videokassetten, DVDs und Spielen achte auf die Prüfsiegel mit der Altersempfehlung.

■ *Lange Leine statt Führung der Teenager?*
Ich wollte in den siebziger Jahren eine 'moderne' Mutter sein und richtete mich nach den damaligen antiautoritären Gepflogenheiten: Ich ließ meiner 16jährigen, vernünftigen Tochter alle Freiheiten an der 'langen Leine', setzte keine Grenzen bezüglich Ausgängen, spätem Nachhausekommen, Reisen mit Freund usw. Die Folge waren allerlei Schwierigkeiten, die dem Mädchen das Leben schließlich schwer machten. Als erwachsene Frau und Mutter sagte sie: „Mutti, mir wären damals feste Regeln sehr hilfreich gewesen! Ich hätte mich gern daran gehalten!" Das sehe ich heute auch so! Mit der grenzenlosen Freiheit waren viele Kinder und Jugendliche der siebziger Jahre total überfordert - und manche bezahlten den Schaden teuer. Jetzt heißt es wieder:

Heranwachsende wünschen sich Führung von ihren Eltern. Sie wollen Regeln, auch wenn sie dies in ihrem Stolz nicht zugeben und sich dagegen wehren.

■ *Mit behinderten und gesunden Kindern über Sexualität sprechen*
Ich muss gestehen, dass es mich sehr berührte, als ich das Buch

einer Mutter las, deren eines von körperlich gesunden Kindern geistig behindert ist. Die Autorin heißt Ilse Achilles. In ihrem Buch „Was macht Ihr Sohn denn da? " hat sie das Thema 'Geistige Behinderung und Sexualität' ganz ausgezeichnet und einfühlsam beschrieben.

Als betroffene Mutter hat sie alles zusammengetragen, was es zum praktischen Umgang mit geistiger Behinderung und Sexualität zu sagen gibt - für die Eltern und die Behinderten selbst. Das Buch fängt mit der Pubertät an und geht bis hin zu den Fragen des Zusammenlebens, der Verhütung, der Sterilisation usw. Allen betroffenen Familien empfehle ich, das kleine Buch zu kaufen. Es gibt auch Eltern gesunder Kinder viele wertvolle Denkanstöße. Ich möchte hier nur hinzufügen: Behinderte, auch geistig behinderte Teenager haben die gleichen sexuellen Bedürfnisse wie ihre gesunden Geschwister. Für die Familien aber gibt es größere Probleme, damit umzugehen. Ich bin Ilse Achilles sehr dankbar, dass sie auf Grund ihres Familienschicksals anderen Familien Hilfe gibt. Das tut sie auch im Hinblick auf die gesunden Geschwister, die in Familien mit Behinderung bzw. schwerer Krankheit immer zu kurz kommen. In ihrem anderen Buch „...und um mich kümmert sich keiner!" beschreibt sie die Situation der Geschwister behinderter und chronisch kranker Kinder.

Und nun zu den gesunden Teenagern. Von Kindheit an hast du sie allmählich über Sexualität aufgeklärt. In der Schule und von Freunden haben sie Weiteres erfahren, auch über Verhütung. Es kann aber sein, dass sie teilweise mit falschen Informationen und Vorstellungen voll gestopft sind, die du als Mutter unbedingt zurecht rücken musst. Sage deinen Heranwachsenden, dass die Gefahr der Ansteckung an Aids - und daran zu sterben - sehr groß ist, wenn man ungeschützt mit jemandem schläft, dessen sexuale Vergangenheit man nicht kennt. Erkläre, dass auch Pille, Spirale usw. nicht vor Ansteckung schützen, sondern nur das Kondom. Auch für andere, nicht tödliche Geschlechtskrankheiten gilt das Ansteckungsrisiko bei mangelnder Vorsorge. Sehr weit verbreitet, aber gar nicht auffallend sind heute deshalb die leicht übertragbaren Chlamydieninfektionen. Sie führen bei Männern zur Beeinträchtigung der Spermaqualität, bei Frauen häufig zur Verklebung der Eileiter und dadurch zu späterer Kinderlosigkeit.

Mütter sollten ihren Teenies erzählen, wie wunderbar Liebe und Sex zusammen gehören; dass es lohnend ist, mit der Aufnahme sexueller Beziehungen zu warten, bis beide Partner dies von Herzen wollen. Kein Mensch muss frühzeitig sexuelle Erfahrungen sammeln, nur um zu imponieren. Das Gegenteil - ein Nein! - imponiert oft mehr durch die Stärke, die eine Persönlichkeit damit zeigt. Jemand, der wartet, ist völlig normal und nicht etwa impotent. Teenies müssen wissen, dass Geschlechtsverkehr auch hörig, d. h. vom Partner abhängig machen kann und dies eine erwünschte Trennung sehr erschwert - oder lange Zeit unmöglich macht. Jedoch grundsätzlich solltest du als Mutter/Vater alles tun, um keine Ängste vor der Sexualität und vor dem Erwachsenwerden zu schüren! Immer mehr Mädchen, zunehmend Jungen, flüchten aus Angst vor den neuen Frauen- und Männerrollen und vor einer Art 'sexuellem Wettbewerb', der schon in der Schule anfängt, in die Magersucht.

Es kommt sehr darauf an, wie wir Eltern unseren Kindern die Zukunftsrollen vorleben, wie zufrieden wir mit dem Leben und mit unserer Partnerschaft sind. Wir sind Vorbild!

Unsere Teenager beobachten uns kritisch. Wenn sie tief in der Pubertät stecken, wollen sie nichts von uns 'alten' Eltern über Sexualität, Verhütung usw. hören, obwohl sie eigentlich interessiert sind. Sie stellen ihre Ohren auf Durchzug. Es hat auch keinen Sinn, etwas *zu* früh zu erklären - oder auf Fragen der Jugendlichen zu warten, weil sie meist scheu in Sachen 'Liebe' sind. Also - was tun?

Mein Tipp: Beim Bringen und Abholen von irgendeinem Termin lassen sich im Auto allein mit einem deiner Teenies die besten Gespräche entwickeln. Ich erinnere mich gern an manche 'Sternstunde', die mir als Mutter zeigte, dass meine Brut ihren Weg durch die Klippen findet...

■ *Die Pille - eine neue Abhängigkeitsfalle?*
Über Nebenwirkungen der 'Pille' wissen die meisten Menschen zu wenig. Mütter sollten ihren Töchtern und Söhnen sagen, dass es nicht gut ist, zu früh damit anzufangen und Jahrzehnte lang den weiblichen Körper dadurch zu 'manipulieren'. Es gibt genug Frauen, die ihre sexuelle Freiheit in frühen Jahren ahnungslos mit neuer Abhängigkeit von der Fortpflanzungsmedizin in ihren Dreißigern erkauften. Besonders, wenn Teenager noch gar nicht 'fertig' entwickelt sind (mit Eisprung usw.), dann führt das jahrelange Pilleschlucken erst recht zur Unfruchtbarkeit. Das wird natürlich von der Pillenindustrie bestritten.

Pamela Madsen, Geschäftsführerin der Amerikanischen Wunschkind-Gesellschaft, drückt es schonungsloser aus - mit einer gewissen Schuldzuweisung an die ältere Generation: „Wir haben die jungen Frauen jahrelang mit dem Mythos gefüttert, dass sie die totale Kontrolle über ihre Fortpflanzung hätten. Aber das ist ein Märchen!!! Es ist großartig, dass es Verhütung gibt und dass die Frauen die Freiheit der Wahl haben. Aber ein Teil dieser Wahl ist die Freiheit, *rechtzeitig* an Baby und Familie zu denken!"Pro familia sagt: „Mit der 'Pille' wurde ein relativ sicheres Verhütungsmittel mit fast hundertprozentiger Kontrolle über die Empfängnis erfunden. Das Gegenteil - die Geburt eines Kindes - lässt sich leider nicht so zuverlässig planen, denn die Fruchtbarkeit der Frauen lässt um das dreißigste Lebensjahr nach - noch mehr ab dem fünfunddreißigsten".

Meine Meinung ist: Wieso bleibt es der Frau allein überlassen, exotische Präparate zu schlucken und dadurch gesundheitliche Risiken für das Sex-Vergnügen auf sich zu nehmen? Warum machten sich die großen Männer der Wissenschaft, die sich so eifrig für eine chemische Befreiung der Frau einsetzten, nicht die Mühe, eine Pille für Männer zu erfinden? Fragen, die noch niemand zufriedenstellend beantwortet hat.

■ *Wie kann ich eine beginnende Depression beim Jugendlichen erkennen?*
Ein Laie kann sie nicht erkennen, nur vermuten. Wenn du an dei-

nem Teenager, der zuvor fröhlich und aktiv war, ein verändertes Verhalten bemerkst, das dir fremd ist, sprich mit ihm darüber - und mit einem Facharzt. Auffallend können sein: Konzentrationsschwäche, Tagträumereien, Langeweile, Nichtstun - immer länger allein im Zimmer bleiben und sich von den anderen fern halten, stundenlang auf dem Bett liegen, dabei Musik hören und träumen, die Freunde und frühere Hobbys vernachlässigen, sich in der Schule zurückziehen oder gar schwänzen, immer schlechtere Noten bringen... Erkundige dich beim Lehrer nach dessen Beobachtungen. Ross Campbell schreibt in 'Teenager brauchen mehr Liebe', dass es heute zahlreiche Varianten gibt, wie Depressionen unseren Kindern schaden können. Deshalb ist es so wichtig, sie früh zu erkennen. Ein deprimierter Teenager sei dem Druck Gleichaltriger (einer 'Gang') besonders ausgesetzt. Er/sie kann Opfer von Rauschmitteln werden, kriminelle Handlungen begehen, unangemessene sexuelle Erfahrungen machen und andere asoziale Verhaltensweisen an den Tag legen - bis hin zum Selbstmord.

Das Wichtigste sind Kontakt und Liebe zu deinen Kindern - und deine beständige Aufmerksamkeit.

Natürlich ist nicht jeder kriminelle Junge depressiv, schreibt Ross Campbell. Mädchen reagieren ihre Depression oft weniger gewaltsam ab als Jungen, z. B. 'nur' durch Magersucht oder einen anderen Versuch eines Suizids. Und doch ist dies der äußerste Hilfeschrei nach Liebe und Aufmerksamkeit!

■ *Stimmt es, dass Homosexualität unter Mehrlingen häufiger vorkommt?*
Es stimmt, dass sie vorkommt, aber ob häufiger als in der übrigen Bevölkerung, kann niemand sagen. Auf jeden Fall finde ich es wichtig, in diesem Buch offen darüber zu schreiben.

Vom kleinsten Kindesalter an bis ins Teenageralter hinein sehen Eltern gelegentlich, wie ihre Drillinge mit Vergnügen in einem Bett kuscheln, anstatt das jeweils eigene Bett zu benützen. Die Mütter finden den Anblick gemütlichen Zusammenseins einfach „süüüß!"

Erst, wenn die Drillinge größer werden, schleichen sich bei manchen Eltern nebulöse Ängste vor etwas Unbekanntem ein, von dem sie nur wenig wissen. Die Frage ist dann: Kann Homosexualität durch die enge Beziehung der Mehrlinge, durch das Kuscheln und das gegenseitige Entdecken entstehen? Nein! Früher glaubte man das. Manche Väter haben immer noch Angst, dass sie mit ihren Söhnen nicht kuscheln dürfen, weil diese sonst schwul würden. Steve Biddulph meint dazu in seinem Buch 'Jungen': „Das ist völlig falsch! Vielleicht ist sogar das Gegenteil der Fall. Viele homosexuelle oder bisexuelle Männer berichten, dass mangelnde väterliche Zuwendung ihren Wunsch nach männlicher Zuneigung noch deutlich verstärkt hat. Das allein ist aber nicht der Grund für ihre sexuelle Orientierung. Immer mehr wissenschaftliche Erkenntnisse sprechen heute dafür, dass Kinder schon im Mutterleib aus hormonellen Gründen eine homosexuelle, bisexuelle oder heterosexuelle Prädisposition entwickeln." Männliche Homosexualität gibt es übrigens sehr viel häufiger als weibliche.

Ich finde es vorstellbar, dass ein männlich angelegter Embryo übermäßig von mütterlich-weiblichen Hormonen 'überschwemmt' wird -- was angeblich zu einer Desorientierung führt. Warum sollte das nicht auch einem Mehrlings-Embryo passieren, wenn schon der Hormonhaushalt einer Mehrlingsmutter nicht der Norm entspricht? Eines Tages werden wir eine klarere Antwort von der Wissenschaft bekommen: Sie sucht noch nach dem vermuteten Gen für die Entstehung der Homosexualität - und nach anderen Faktoren, die in den ersten fünf Lebensjahren eine Rolle spielen könnten (soziales Umfeld und Erziehung).

Eine weitere Überlegung halte ich für sehr wichtig: Angeblich kann die Mehrheit der Menschen - besonders in der Jugend - in mehr oder weniger ausgeprägtem Maße sexuelle Gefühle für das gleiche Geschlecht entwickeln. Die meisten Jugendlichen verdrängen solche Gefühle, andere gehen unvoreingenommen darauf ein. Besonders Mädchen haben während der Pubertät oft ein sehr inniges Freundschaftsverhältnis mit einem anderen Mädchen. Sie gehen eng umschlungen, umarmen und küssen sich, und das wird allgemein akzeptiert.

Bei Jungen, auch bei Drillingen, gibt es ebenfalls innige Freundschaften. Aber die werden in der Gesellschaft längst nicht so akzeptiert wie bei Mädchen. Immer wieder fürchten Eltern, ein allzu
intensives freundschaftliches Verhalten unter Jungen könnte sich
als Homosexualität entpuppen. Jedoch: *Für die meisten
Jugendlichen ist das alles ein ganz normales Durchgangsstadium.
Es ist für die Entwicklung der Liebesfähigkeit, für das Ausdrücken
von Zuneigung und Zärtlichkeit von großer Bedeutung.
Homosexualität entsteht nicht durch solche Beziehungen.*

Für manche Jugendliche ist dieses Durchgangsstadium aber ein
schmerzhafter Prozess, solange sie sich nicht sicher sind, in welche
Richtung ihre Identität gehen wird - und solange sie sich dagegen
wehren, eventuell homosexuell zu sein. Es ist dann sehr wichtig,
mit einer Person ihres Vertrauens zu sprechen. Ich erinnere mich,
dass ich mit 18 Jahren schrecklich an meiner Liebe zu einer
Freundin litt, weil ich glaubte, nicht normal zu sein. In dem Moment, in dem ich mich meiner Mutter (geb. 1895) anvertraute, war
ich erlöst: Sie nahm mich ernst und erzählte mir von ihren gleichen
Leiden im gleichen Alter (Anfang des vorigen Jahrhunderts!!) - und
dass dies alles 'ganz normal' sei. Daraufhin fühlte ich mich wieder
gut.
In jedem Fall brauchen vermeintlich oder wirklich homosexuelle
Teenager Eltern, die sie ganz ernst nehmen und wertschätzen, die
ihnen zuhören und sie vor Schikanen schützen.

Wenn du von deinem Kind glaubst, dass es homosexuell sei,
solltest du als erstes versuchen, deine eigenen Ängste und Sorgen
zu beherrschen. Wenn du es nicht allein oder mit deinem Partner
zusammen schaffst, begebt euch in eine psychologische Beratung
oder Therapie. Denkt daran, dass es für die Zukunft eures Sohnes,
eurer Tochter am wichtigsten ist, zu einer tragenden, echten
Liebesbeziehung fähig zu werden.

Wer versucht, einem jungen Mann, einer jungen Frau ihre
Homosexualität auszureden, bewirkt, dass sie sich noch isolierter
und verzweifelter fühlen. Wenn du dein Kind liebst und unterstützt, hilfst du ihm, nicht in Selbsthass und Verzweiflung zu

versinken (denke an die Depressionen und ihre Folgen!). Ermutige deinen Sohn, deine Tochter, sich selbst zu achten. Das ist sehr wichtig!

➤ *Erfrage unter Anleitung eines Mediziners Hilfe und Orientierung für deinen Teenager. Am besten für dich ist es, den Umgang mit anderen Eltern in gleicher Situation in einer Selbsthilfegruppe zu suchen.*

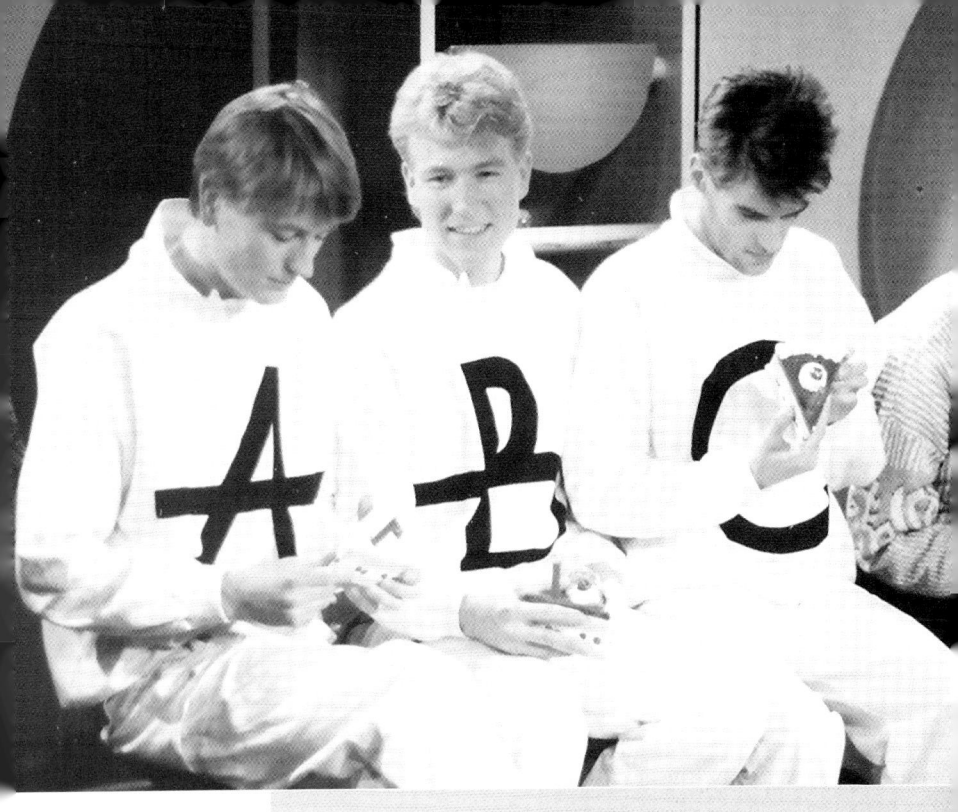

Erwachsene
Drillinge

Geschafft!!!

„Geschafft!!!", sage ich glücklich am Ende meiner Schreiberei. Es ist toll, erwachsene Kinder zu haben! Das Buch ist mein siebtes 'Kind' - und es war keine leichte Geburt. Mein eigenes Leben steckt unsichtbar zwischen den Zeilen, und meine persönliche Drillingsgeschichte musste ich noch einmal intensiv dafür durcharbeiten. Ich musste die Erkenntnisse aushalten, was wir Eltern bei unseren Kindern falsch gemacht haben - und schreiben, was künftige Eltern besser machen sollten. Das Kapitel 'Zu viel Aufregung um Teenies?' schließt den Kreis um die Drillinge, die nun erwachsen sind. Ich bin da angekommen, wo ich hin wollte - und gleichzeitig stehe ich wieder an dem Punkt, an dem ich vor Jahren den Rundweg mit meinen aktuellen Fragen begann. Viele Menschen haben mich begleitet, um A-ntworten, B-eistand und C-hancen (das Motto des ABC-Clubs!) für Mehrlingskinder und ihre Familien zu suchen. Wir wurden fündig! „Mir habe doch nit umsonst 'Mutter' gelernt", meinte treffend eine Frau in echtem Hessisch.

„Geschafft!!!" sagen Eltern glücklich, wenn ihre Kinder nach turbulenten Zeiten selbständig im Erwachsenenleben angekommen sind. Eltern von gesunden Drillingen sagen es, und ebenso Eltern von Kindern, die mit Behinderungen im Leben nun zurecht kommen. Ist wirklich bei kleinen bis zu erwachsenen Drillingen manches ganz anders als bei Einlingen? Bei weitem nicht so vieles, wie es sich die Gesellschaft vorstellt! Anders herum ausgedrückt: Die Vielfalt unter Drillingen ist genau so groß wie bei Einlingen - es gibt alles! Das sind meine Erfahrungen und Beobachtungen als Mutter von Drillingen *und* drei Einlingen.

Drillinge verlassen meist auf einmal das Elternhaus. Einzelkinder fliegen dagegen in verschiedenen Jahren aus, und Eltern können sich allmählich auf das leere Nest einstellen. Ich hatte mir vorbeugend und rechtzeitig ein neues, arbeitsintensives Tätigkeitsfeld aufgebaut. Trotzdem empfand ich das gleichzeitige Ausfliegen unserer drei Jüngsten, der Drillinge ABC, als eine schmerzhafte Zäsur. Sie war das Ende der Familienphase und der Beginn eines neuen Lebensabschnitts.

Die folgende Begebenheit erzähle ich, weil sie in Abwandlung unter vielen Mehrlingen, aber auch unter Einzelkindern vorkommt. Unsere Söhne bekamen ihre Studienplätze in drei weit voneinander entfernten Städten zugeteilt. Es war für sie gewiss sehr schwer, nach dem Abitur zum ersten Mal richtig auseinander gerissen zu sein. Nach zwei Semestern stellte sich heraus, dass einer der Jungen sehr unglücklich mit dem gewählten Studium war. Er wollte viel lieber dasselbe Fach wie ein Bruder studieren, aber es diesem nicht wegnehmen, nicht mit ihm konkurrieren. Wir Eltern hatten nach Psychologenart bis dahin immer darauf hingewiesen, dass jeder Drilling möglichst etwas Eigenes machen solle. Aber was heißt 'Eigenes'? Jetzt stand die Zufriedenheit der Söhne im Vordergrund. Nach eingehenden Beratungen wurden alle psychologischen Bedenken restlos und endgültig über Bord geworfen: Die Brüder B und C zogen zusammen und studierten dasselbe Fach bis zum Abschlussdiplom an der gleichen Hochschule. Trotzdem machten sie nicht alles gemeinsam. Einer suchte sich einen Austauschplatz in Dänemark, der andere in USA. Nach dem Diplom arbeiteten sie - immer weit voneinander getrennt - in Schottland, England und Frankreich. Heute lebt und arbeitet Drilling C mit Familie wieder in Deutschland, Drilling B mit

Familie in Italien. Er arbeitet in Monaco. Und der Dritte? A studierte wegen seines Faches immer getrennt von den Brüdern in Deutschland, Österreich und Belgien, was nicht einfach für ihn war. In Antwerpen wohnt er heute noch mit seiner Frau, arbeitet als Architekt in Brüssel. Ich bin sehr stolz, wenn ich in der Altstadt von Brüssel seine wunderschön restaurierten Bauten betrachte. Und natürlich bin ich ebenso stolz auf B und C, nur von ihren Controller- und Computertätigkeiten verstehe ich leider absolut nichts...

An der Eigenständigkeit unserer Drillinge gibt es keinen Zweifel. Der große emotionale Rückhalt, den ABC aneinander haben und der ihnen von klein auf Sicherheit gibt, ist sicherlich ein wichtiger Grund für ihre große Unabhängigkeit und absolute Individualität. Der Zusammenhalt (durch E-Mail und Telefon gepflegt) ist bei zwei- und dreieiigen Drillings-Sets offensichtlich trotz räumlicher Entfernung unvergleichlich größer als zwischen Einzelgeschwistern. Bei eineiigen Drillingen gibt es - gegenüber den mehreiigen - noch einmal eine Steigerung des Zusammengehörigkeitsgefühls. Dies macht den psychologischen Hauptunterschied zwischen Einlingen und Mehrlingen aus.

Anmerkungen erwachsener Drillinge

Was in keinem Lehrbuch steht, sagen hier einige erwachsene Drillinge - stellvertretend für viele andere. Sie nehmen auch zu Fragen der Erziehung Stellung. Es ist ein Glücksfall, ihre Ansichten schriftlich erhalten zu haben. Auffallend sind die teilweise sehr scharfen, kritischen Töne der 'Kommentare'. Zum Glück habe ich ihre Kommentare schriftlich erhalten. Auffallend darin sind die teilweise sehr scharfen, kritischen Töne. Ich erlebe es immer wieder, dass Drillinge und Vierlinge viel deutlicher ihre Meinung bzw. Kritik gegenüber ihren Mitmenschen äußern als einzeln Geborene.

▦ *Arnt, dreieiig, 37 J.:* „Geschwister sind die beste Lebensversicherung!"

▦ *Christine, eineiig, 35 J.:* „Meine Mutter zog uns immer gleiche Kleidung an und wir wollten dies auch. Das Tragen gleicher (gleich teurer) Kleidung vermittelt nicht nur nach außen ein Zusammengehörigkeitsgefühl, sondern ist auch ein Zeichen dafür, dass jedes Kind gleich wert ist. Niemand wird bevorzugt oder benachteiligt.

In der Grundschule gingen wir in dieselbe Klasse, saßen jedoch nicht zusammen. Jede hatte eine eigene Freundin. Anhand der unterschiedlichen Sitzplätze konnte uns die Lehrerin auch auseinanderhalten. Ich kann mich noch sehr gut erinnern, wie es war, als wir zur Kommunion gingen. Der Pfarrer wollte, dass wir zusammmen in die Kirche gingen. Wir wollten aber nicht nebeneinander in die Kirche gehen. Meine Mutter ging deshalb am nächsten Tag zum Pfarrer und sprach mit ihm. Jede ging dann mit der eigenen Freundin in die Kirche und wir saßen auch nicht nebeneinander.

Kinder, sind sie auch noch so klein, wissen schon ganz genau, was das Beste für sie ist. Ich selbst würde als Mutter von Drillingen den Wunsch meiner Kinder nach Trennung bzw. Nicht-Trennung immer akzeptieren und ihn zum Maß aller Dinge machen. Den Eltern, die sich mit dem Problem quälen, ihre Mehrlingskinder im Kindergarten oder später in der Schule zu trennen bzw. nicht zu trennen, würde ich als Drilling immer empfehlen, einfach die eigenen Kinder nach ihren Wünschen zu fragen und keine Antworten in schlauen (theoretischen) Büchern zu suchen. Das Herz weiß oft mehr als der Verstand!

Wir schliefen vom Kleinkindalter an immer in einem Zimmer. Ich kann mich erinnern, dass es sehr schön war. Als Kinder tauschten wir öfters die Betten; irgendwann hatten wir dann mal eine Phase, wo keine mehr wusste, wem eigentlich welches Bett ursprünglich gehörte. Als Schülerinnen hatten wir dann - insbesondere in den Ferien und an den Wochenenden - viel Spaß dabei, uns abends in einem Bett zu treffen und dort gemeinsam zu erzählen und zu lachen. Bevor es dann aber ans endgültige Einschlafen ging, wanderte jede in ihr eigenes Bett, wobei dann häufig im Winter doch noch mal eine Schwester mitgehen musste, um das kalte Bett wieder anzuwärmen.

Zu der Diskussion um die 'richtige' Erziehung von Mehrlingskindern ist mir noch das Gedicht des libanesischen Schriftstellers Khalil Gibran eingefallen, aus dem ich einige Zeilen zitiere: *Eure Kinder sind nicht eure Kinder. Sie sind Söhne und Töchter der Sehnsucht des Lebens nach sich selbst. Sie kommen durch euch, aber nicht von euch. Und wiewohl sie bei euch sind, gehören sie doch nicht euch. Ihr dürft ihnen eure Liebe geben, nicht aber eure Gedanken.Denn sie haben ihre eigenen Gedanken..."*

Karen, (Name geändert) eineiig, 32 J.: „Über die Aufregung der Drillingseltern beim Thema 'Trennen' muss ich, ehrlich gesagt, etwas schmunzeln. Zeigt es mir doch, dass Kinder immer anders werden, als Eltern sich dies vorstellen oder wünschen. Ich persönlich glaube, dass es für Mütter und Väter ziemlich sinnlos ist, Kinder in eine bestimmte Richtung erziehen zu wollen. Die Kinder gehen doch ihre eigenen Wege und machen das, was sie allein für richtig halten, unabhängig davon, welche Auffassungen ihre Eltern und Verwandten haben - oder ihre nähere Umgebung. Und ich finde, das ist auch richtig so.

Wir wurden eigentlich nie bewusst getrennt oder zusammen erzogen. Später meinte mein Vater jedoch: entweder studieren alle - oder keine! Dies hatte in erster Linie aber finanzielle und keine erzieherischen Gründe.

Ich glaube auch, dass man beim Thema 'Trennen' stark zwischen Mädchen und Jungen unterscheiden muss. Den Mädchen wird viel eher von der Gesellschaft zugebilligt, als Erwachsene zusammen zu leben als dies bei jungen Männern der Fall ist. Als wir Drei mit unserem Studium anfingen und zusammen wohnten, gab es in unserem Semester auch ein männliches Zwillingspaar mit roten Haaren. Wenn ich noch daran denke, wie wir über die armen Jungen hergefallen sind und kein gutes Haar an ihnen gelassen haben... Erst dabei ist mir aufgefallen, dass wir selbst nicht tolerieren, wenn zwei Jungen zusammen sind. Ein Mann hat allein seinen Weg zu gehen, basta! Jungen haben es in dieser Beziehung sehr viel schwerer als Mädchen, zusammen zu bleiben.

Was uns betrifft, kann ich mir sehr gut vorstellen, dass jede schon sehr bald eigene Wege gehen wird. Nachdem wir ziemlich lange zusammen gewohnt haben, ist es auch mal sehr schön, alleine zu wohnen. Die Trennung vollzieht sich langsam, aber unaufhaltsam."

Mehrlinge wie Einlinge erziehen?

Gelegentlich werden erwachsene Drillinge um das Ausfüllen von *Fragebögen* für Diplomarbeiten oder Dissertationen gebeten. Meist gibt es zu den Bögen einen Begleittext mit der Begründung, dass man der 'richtigen' Erziehung von Mehrlingskindern noch näher kommen möchte. Wenn mehr als eine Seite zu beantworten ist, geht selten jemand der Befragten darauf ein. Themen 'Wie sind denn Drillinge?', 'Wie fühlt man sich als Drilling?' oder 'Wie man Drillinge am besten erzieht' stoßen sofort auf Ablehnung oder Skepsis. Die Kommentare der erwachsenen Drillinge dazu sind für Eltern und Erzieher außerordentlich lesens- und nachdenkenswert!

■ *Kommentar I (männl. Drilling, dreieiig, 34 J.):* „Ihr habt nach meinem 'Fachurteil' gefragt. Ich habe zwei Seiten Begleittext durchgelesen, die Fragen überflogen und sehe Folgendes: Wie ein roter Faden zieht sich das Bemühen durch die ganze Arbeit, einen Weg zu finden, den Mehrlingskindern möglichst eine Erziehung zu verpassen, die sie wie Einzelkinder oder besser gesagt Nicht-Mehrlingskinder aufwachsen lässt. Das wird als Ideal vorausgesetzt und gar nicht in Frage gestellt. *Und damit bin ich einfach nicht einverstanden!*

Als Mehrling ist man eben etwas Besonderes und wächst anders als Einzelkinder auf. Man kann da die Natur nicht einfach wegwischen. Wenn sich die Mehrlingskinder in den frühen Lebensphasen zusammen wohler fühlen, dann sollte man sie nach meiner Meinung nicht krampfhaft auseinander reißen. Und wenn Spielkameraden abgelehnt werden, dann werden sie eben auch nicht gebraucht.

Andere Mehrlinge werden das vielleicht anders sehen. Und das gibt mir Anlass zum zweiten Kritik-Punkt: Ich glaube nicht an Patent-Rezepte aus Büchern. Durch Millionen von Faktoren wird jede Familie anders sein und andere Probleme haben. Vor allem werden Mehrlingseltern entweder nicht die Zeit haben, Bücher zu lesen - oder durch Überlastung an der Umsetzung scheitern. Vielleicht sehe ich das Ganze zu sehr schwarz-weiß. Sicher gibt's aus der Sicht der Eltern Probleme, die mir selbst nie aufgefallen sind."

▓ *Kommentar II (weibl. Drilling, eineiig, 33 J.):* „Ich habe den Artikel zwei- bis dreimal gelesen und bin immer wieder über den folgenden Satz gestolpert: 'Zum Glück sind die Kinder nicht als Drillinge äußerlich erkennbar.' Diese Aussage hat mich sehr betroffen gemacht. Ich denke, dass sich hier eine Mutter nicht zu ihren Kindern als Drillinge bekennen kann. Da wird die 'Förderung der Individualität' eines jeden Kindes vorgeschoben und krampfhaft versucht, aus Drillingen drei Einzelkinder zu machen. Diese Frau kann und will ihre Kinder nicht als Drillinge mit allen dazugehörenden Konsequenzen annehmen und das spüren die Kinder. Alle Versuche der Kinder, ihr Drillingsein in den Vordergrund zu rükken und auch nach außen sichtbar zu machen, werden von der Mutter abgelehnt bzw. negativ bewertet, zum Beispiel das Tragen gleicher Kleidung oder das viele gemeinsame Spielen. Vielleicht wird sich die Mutter später bittere Vorwürfe ihrer Kinder anhören müssen. Ist sie womöglich mit ihrem Dasein als Nur-Familienfrau sehr unzufrieden, weil sie eine geplante Karriere aufgeben musste? Die Probleme und Fragen, die sie quälen, scheinen mir mehr in ihr selbst zu liegen.

Ich finde es nicht gut, wenn Frauen ihre Kinder zum Forschungsobjekt machen, um den Anschluss an die Berufswelt wieder zu erreichen. Drillingsmütter sollten sich ernsthaft prüfen:
- Warum kann ich meine Kinder nicht als Drillinge annehmen?
- Warum kann ich mich nach außen nicht zu meinen Kindern als Drillinge bekennen?
- Habe ich das Gefühl, durch die Geburt und die Erziehung der Drillinge in meinem Leben auf etwas verzichten zu müssen, wozu ich innerlich nicht bereit war?"

▓ *Kommentar III, (männl. Drilling, dreieiig, 36 J.)*
„Hier mein Kommentar zu Fragebögen, aus denen hervorgeht, dass 'Drillingsein' von vornherein als ein großes Problem angesehen wird. Unfraglich trägt jede Mehrlingsschwangerschaft ein hohes Risiko. Hingegen die generelle Problematisierung des Aufwachsens als Mehrling stelle ich absolut in Frage. Manche eineiigen Drillinge - aber keineswegs alle! - mögen Probleme mit ihrer Persönlichkeitsentwicklung und mit ihren Beziehungen zu anderen

haben. Ebenso wird es mehreiige Drillinge mit - und ohne derartige Probleme geben. Wieso soll es aber so viel besser und normaler sein, einzeln aufzuwachsen als unter Gleichaltrigen? Ist das Risiko, keine individuelle Persönlichkeit mit eigenen Interessen zu entwikkeln, für Mehrlingskinder höher als für Einzelkinder? Ich finde es ganz normal, als Drilling - vielleicht gerade als Drilling - ohne Schäden der Persönlichkeitsentwicklung und ohne Beziehungsprobleme mit anderen aufgewachsen zu sein. Bis in das letzte Jahrhundert hinein war es normal, als Kind ständig unter vielen Ähnlichaltrigen in Kinderrudeln zusammen zu sein. Das Aufwachsen von Mehrlingen ist dieser früheren, natürlichen Situation sehr viel näher als das moderne Leben der heutigen Einzelkinder. Wachsen sie etwa unter normaleren Umständen auf als wir Drillinge? Meine Brüder und ich sind nur ein Beispiel von unzähligen. Wir teilten zeitweise vieles: Zimmer, Eltern, Bett, Geschwister, Spielkameraden, Kindergarten, Schulklassen, Freunde. Manche unserer Interessen teilen wir bis in die Gegenwart - obwohl wir seit Jahren in verschiedenen Ländern leben...

Gewiss kann es für eineiige Drillinge problematisch, aber auch sehr schön sein, gleiche oder sehr ähnliche Bedürfnisse und Interessen zu haben. Ich glaube, dass die Schwierigkeiten mehr bei den Außenstehenden liegen, den innigen Zusammenhalt einer Mehrlingsgruppe zu akzeptieren."

„...Traue keiner Person, die aufgrund von 'Forschungen' zu wissen meint, wie wir Drillinge uns fühlen - und was für uns gut ist!"

Noch mehr zum Staunen

Sechs Drillinge in einer Klasse
Das gab es zu einer Zeit, als Drillingsgeburten noch ein seltenes Spiel der Natur waren. Der Zufall wollte es, dass unsere Drillingsbuben ABC ahnungslos - als zugezogene Neubürger - in eine Klasse mit den Drillingsmädchen Sabine, Regina und Martina eingeschult wurden, während es in ganz Darmstadt keine weiteren Drillinge dieses Jahrgangs gab. Kein Mensch hatte etwas dagegen, dass diese sechs Drillinge in der Schule nicht getrennt wurden. Und alle sechs wuchsen zu höchst normalen Leuten heran. (Diese kritische Bemerkung gilt den 'Trennungsideologen'). Es kam noch besser: Die Eltern der sechs Drillinge bauten ihre Häuser zufällig im gleichen Stadtteil - fast gegenüber...

„Na sowas",
sagte Thomas Gottschalk, „was es nicht alles gibt!" - und lud die Nachbarsdrillinge samt anderen Drillingsfamilien aus Westdeutschland in seine ZDF-Lifesendung 'Na Sowas' am 21. März 1983 ein. Dadurch wurde der frisch gegründete ABC-Club mit einem Schlag international bekannt. Besonders viel Post gab es danach aus der damaligen DDR!

Das erste große, europäische Drillingstreffen fand 1985 in der Schweiz statt. Auf Savognins Pisten im Kanton Graubünden trafen sich 99 erwachsene Drillinge, Jugendliche und Kinder zum Ski-Wettlauf bzw. Drillingsparallel-Slalom - und natürlich auch zum Erfahrungsaustausch. Weil es so toll war, wiederholte man das Ganze 1988: Diesmal reisten 43 Drillings-, 5 Vierlings-Sets und 1 Fünflings-Set an, also 129 Drillinge, 20 Vierlinge und 5 Fünflingskinder - aus der Schweiz, Deutschland und aus Frankreich. Organisiert wurden die Feste vom Savogniner Touristik-Zentrum und dem ABC-Club.

➤ *Berichte in den ABC-Reporten 5; 12; 13; 17*

Namhafte Drillinge

■ Dr. med. Elisabeth Kübler-Ross und ihre Drillingsschwestern Erika und Eva, geb. 1926 in Zürich: Durch ihre „Interviews mit Sterbenden" wurde Elisabeth weltweit berühmt, ihre Bücher bekommt man in jeder Buchhandlung. Aus ihrem Lebenswerk entstand die Internationale Hospizbewegung. Erika, der eineiige Zwilling von Elisabeth, baute ein ebenfalls faszinierendes Werk auf: die Nachbarschaftsinitiative in Basel für Alte, Kranke und Einsame. Eva unterstützte tatkräftig beide Schwestern.

■ Die malenden französischen Drillinge Marie-France, Martine und Loetitia Bastelica, geb. 1955 in Grasse. An der Cote d'Azur organisieren sie Ausstellungen mit ihren Bildern, die sie 'zusammen' malen und verkaufen.

■ Die singenden amerikanischen Triplets Sylvia, Diana und Vicky Villegas produzieren ihre Songs und Records - 'Thicker Than Water' u. a. - in New York.

■ Die Geschichte der durch Adoption getrennten Drillinge Bobby, Dave und Eddy, geb. 1961 in USA, machte weltweit Schlagzeilen - auch in Readers Digest 1986. Durch Zufall und mit Hilfe der Medien fanden sich die Drei nach 19 Jahren wieder. 1991 besuchten Arnt, Bernd und ich die vereinten Drillinge in ihrem gemeinsamen 'Triplets Roumanian Steakhouse' in New York.

■ Die ABC-Drillinge Arnt, Bernd und Christian, geb. 1964 in Heidelberg, wurden 1982 Namensgeber und Mitbegründer der Internationalen Drillings- und Mehrlingsinitiative ABC-Club e.V. - mit Kontakten zur ISTS (International Society for Twin Studies) und zur COMBO (Congregation of Multiple Births Organisations). Bernd ist weiterhin Kontaktperson und Ansprechpartner für erwachsene 'Drillinge International'.

Eine Entwicklung - sichtbar an der Statistik
Fruchtbarkeit im alten Deutschland
Eine uralte, handgeschriebene Tabelle im Statistischen Bundesamt in Wiesbaden verrät Interessantes - durch Zahlen von Gesamt-Deutschland ab 1900: Drillings- und Vierlingsgeburten gab es immer! In den kinderreichsten Zeiten vor dem 1. Weltkrieg bekamen jährlich 200-250 Frauen Drillinge, zusammen also 600-750 Drillingskinder - von denen nur die allerwenigsten infolge ihrer Frühgeburt überlebten. In Kriegs- und anderen schlechten Zeiten ging es mit allen Geburtszahlen steil bergab, danach wieder hinauf. Schließlich pendelte sich die Zahl der jährlichen Drillingsgeburten über viele Jahre bei etwa 110 ein (= 330 Drillingskinder). Das entsprach einem Verhältnis von 1: 10 000.

Die große Wende
kam mit dem 'Pillenknick' 1964. Bis dahin kamen auf 1000 geborene Kinder 22-23 Zwillingskinder (von 11 Müttern) und 0,3 Drillingskinder (von 0,1 Müttern). Vierlingskinder kamen 1-4mal pro Jahr vor, Fünf- und Sechslinge blieben ein Jahrhundert-Ereignis.
Nach dem Pillenknick zeigt uns die Statistik, wie die Hormone der 'Pille' alle Einlings-, Zwillings- und auch Drillingszahlen zunächst senkten. Gleichzeitig führten andere Hormongaben zu so vielen Fünflings- und Sechslingsgeburten, wie es sie vorher nie gab.

Hormone haben in der einen wie in der anderen Richtung die Frauen- und Kinderwelt dramatisch verändert - um *kein* Kind - oder umgekehrt um *ein* Kind zu bekommen.

Ultraschalldiagnostik -
ein wesentlicher Fortschritt und seine Folgen
Um 1975 brachte die Einführung der Ultraschalldiagnostik in Kliniken und Arztpraxen umwälzende Veränderungen mit sich: Von nun an wurden Mehrlinge schon einige Zeit nach Eintritt der Schwangerschaft diagnostiziert. Obwohl die Anzahl der Feten zunächst nicht zuverlässig vorausgesagt werden konnte, erschienen Mehrlingsbabys im Allgemeinen jetzt nicht mehr als unerwartete Zugaben und Überraschungen bei der Geburt.

Ab 1984 kam es zum kontinuierlichen Anstieg höhergradiger Mehrlingsgeburten. 1989 sah es bereits so aus: 215 Frauen bekamen zusammen 645 Drillingsbabys, 20 Frauen zusammen 80 Vierlingsbabys. Fünf- und Sechslingsgeburten gab es von da an jahrelang nicht mehr. Denn im Jahr 1989 wurde der Fetozid als letzter Ausweg erlaubt - und praktiziert. Erst Ende des Jahrtausends wagten es wieder einzelne Mütter, ihre durch Hormonbehandlung entstandene Fünflingsschwangerschaft anzunehmen und soweit als möglich auszutragen.

„Mehrlingsreduktion mittels Fetozid"
hieß der Artikel im Deutschen Ärzteblatt, der im August 1989 erschienen war. Ohne die Erfindung einer immer feineren Ultraschalldiagnostik wäre dieser Aufruf nicht möglich gewesen. Seitdem kamen Sechslingsgeburten in der bundesdeutschen Statistik nicht mehr vor, Fünflinge nur in Ausnahmen, s. o., und Vierlingsgeburten wurden weniger.

Wie überlebten Frühgeborene früher
ohne Brutapparate und Wärmebettchen?
Wärme ist lebenswichtig: Deshalb legten die alten Ägypter ihre Kleinen auf vorgewärmte Ziegelsteine. Spätere Generationen im Norden behalfen sich mit der Nähe des Feuers oder des Herdes. Wenn sie nicht zu heiß war, tat es die Back- oder Wärmeröhre eines Ofens; außerdem Watte oder Ähnliches, was zwischen Tücher, Hemdchen und Jäckchen gelegt wurde. In armen Ländern, z.B. in Kolumbien, wurden Frühgeborene sofort den Müttern zwischen die

Brüste gesteckt und festgebunden. Dort blieben die Kleinen, so lange sie dahin passten. Die Mütter gingen auf diese Weise sogar mit ihrem Frühchen zur Arbeit! Bei Zwillingen sprang eine andere Mutter für das zweite Kind ein. Man wartete dann, ob die Zwillinge überleben - oder nicht. Für Drillinge war diese Methode aussichtslos.

Ich selbst habe als Kinderkrankenschwester - in Ermangelung von Inkubatoren im Nachkriegsdeutschland - 'größere' Frühchen (knapp unter 2000g Geburtsgewicht) in Watte gewickelt im überheizten Zimmer gepflegt. Lebenswichtig für die Babys war die abgepumpte Muttermilch, die in winzigsten Portionen gefüttert wurde, notfalls mit einer Pipette. Alle 'meine' Frühchen-Zwillinge blieben auf diese Weise am Leben. Drillinge habe ich nie gesehen - bis meine eigenen geboren wurden.

Großartige, seltene Beispiele

■ Die Dionne-Fünflinge Cecile, Annette, Yvonne, Marie und Emilie wurden 1934 in Corbeil/Ontario/Kanada geboren - in einem Bauernhaus ohne Wasserleitung, ohne Elektrizität. Sie waren das 6., 7., 8., 9. und 10. Kind einer armen Familie. Die Fünflinge wogen bei der Geburt zusammen ca. 6 kg (Friedrich, W.*) und überlebten alle. Ihre Geschichte ist lesenswert. Sie zeigt auch, wie die Öffentlichkeit mit Mehrlingskindern nicht umgehen darf. Drei der Schwestern leben heute noch in Kanada.

■ Die Vierlinge Lilo, Adolf, Emma und Annemarie O. wurden 1912 in Neustadt/Weinstraße geboren - als erste Kinder einer 24jährigen Mutter, die selbst Zwilling war. Auch diese Babys brachten zusammen ca. 6 kg Geburtsgewicht auf die Waage. Als älteste vollzählig überlebende Vierlinge der Welt (nachgewiesen von Prof. Koch, Südd. Ztg. Nr. 145, 29.6.82) erreichten sie alle ein hohes Alter: die Schwestern die Neunziger, der Bruder fast seinen 80. Geburtstag. Als ich ihn vor Jahren fragte, was er heutigen Vierlings- und Drillingsmüttern empfehlen würde, war seine Antwort: „Mütter sollten wieder mehr auf ihr eigenes Gefühl hören, anstatt sich durch zu viele Theorien verunsichern zu lassen!"

■ Die Drillinge Walter, Hans und Werner P. kamen 1922 in der Wohnküche einer kleinen Lübecker Wohnung zur Welt. Ihre Geburtsgeschichte ähnelt derjenigen, die mir eine Drillings-Französin in Valbonne, Südfrankreich, erzählte: „Unsere Mutter erwartete die Geburt in der Küche. Ein Feuer knisterte im Ofen, auf der Herdplatte standen Töpfe mit heißem Wasser, saubere Tücher lagen bereit, ein Babybettchen war fertig. Vater und der vierjährige Erstgeborene waren zu Verwandten geschickt worden. Niemand ahnte, was kommen würde. Und dann - nur von einer Hebamme unterstützt - brachte die Mutter in kurzen Abständen drei Babys zur Welt. Sie bekamen die Nottaufe, weil sie so schwächlich waren. Rasch wurden aus Kommodenschubladen zwei weitere Baby-bettchen gezaubert." Man fürchtete um das Leben von einem der Buben - aber alles wurde doch gut. Und dann noch das: 63 Jahre später - 1985 - bekam die Tochter von Hans ebenfalls Drillinge...

Drillingsmütter - Supermütter - Symbole der Fruchtbarkeit?
Ja, es stimmt: Der berühmte englische Bildhauer Henry Moore (1898 - 1986) ließ sich durch eine Drillingsmutter bzw. ihre Schwangerschaft zu seinen bekannten Fruchtbarkeitssymbolen anregen. Schwer, massig und voll saftiger Körperlichkeit schuf er vor langer Zeit seine Supermütter, die immer noch vor dem staunenden Betrachter auf Rasenflächen liegen oder sitzen...

Das erzählte mir Ruth Ritter, eine in der Schweiz lebende Amerikanerin mit Verbindungen nach England. Sie organisierte in den 60er Jahren eine sehr effektive soziale Hilfsorganisation für Schweizer Drillingsmütter, deren Spuren heute noch zu finden sind.

Zwei Frauen erkämpften die Pille gegen die Fruchtbarkeit
Die 'Pille' veränderte die Welt. Zwei Frauen kämpften dafür lebenslang: Margaret Sanger (1879 - 1966 in USA), Gründerin der International Planned Parenthood Federation, die für ihre Überzeugungen sogar ins Gefängnis ging, - und die Milliardärin Katharine McCormick (1875 - 1967 in USA). Erst 1951, als beide Frauen in den Siebzigern waren, konnten sie dem Forscher Dr. Gregory Pincus den Auftrag erteilen, ein Kontrazeptivum (Medikament

gegen Empfängnis) zu entwickeln, „das man schlucken kann wie Aspirin". Katharine McCormick sicherte die Finanzierung der Forschung durch ihre Dollar-Millionen. Zehn Jahre lang arbeiteten fünf Wissenschaftler an ihrem Auftrag, bis das Produkt 1961 auf den Markt kam. Es schuf gleichzeitig heftigste Kontroversen, neue Freiheiten und scheinbare Unabhängigkeiten. Erstmals war es gelungen, das Vergnügen der Sexualität von Schwangerschaft zu trennen...

Sechs Drillinge in einer Klasse - das war einmal. Hier sind sie als 19jährige Nachbarn im Bild - noch vor dem Abitur...
(v.li.: Martina, Regina, Sabine, Bernd, Christian, Arnt.)

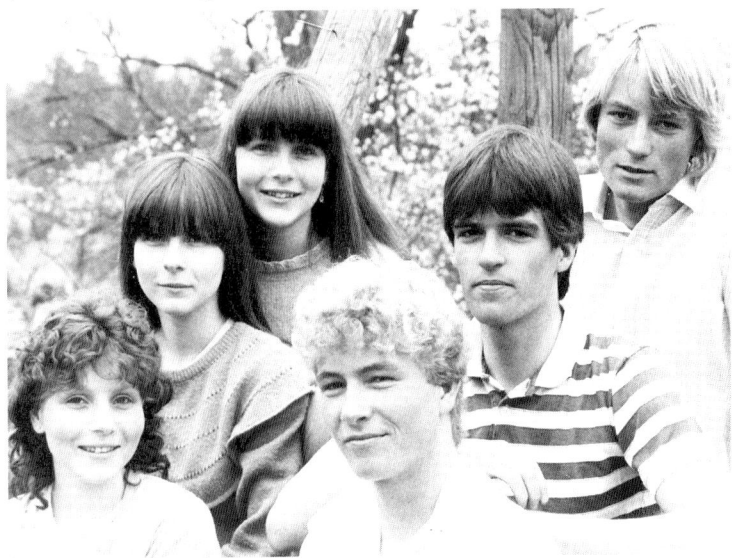

Spurensuche

Wo findet man Spuren von Mehrlingsgeburten aus uralten Zeiten?
▓ *In Kirchenbüchern:* Seit der Reformationszeit im 16. Jahrhundert gibt es in Deutschland Kirchenbücher, sofern sie nicht in den Kriegen verbrannten. In deren reguläre Tauf- und Sterberegister wurden von den Pfarrern alle Zwillings-, Drillings- und Vierlingsgeborenen eingetragen.

Sie kamen in den früheren Jahrhunderten gar nicht so selten vor, wie wir gewöhnlich glauben. Sogar Fünflinge wurden schon 1688 urkundlich in Lommatzsch erwähnt (Paditz,E.*). Nur waren die Kleinen auf Grund ihrer Frühgeburt so schwach, dass die meisten gleich nach der Geburt die Nottaufe erhielten und bald starben. Zwillinge, gelegentlich Drillinge und einzelne Vierlinge schafften es immer wieder einmal, bis ins Erwachsenenalter zu kommen.

Manche Mehrlingsgeschichten aus vergangenen Jahrhunderten lassen sich jedoch urkundlich nicht nachweisen, obwohl sie auf Gedenksteinen vermerkt sind. Dazu gehört zum Beispiel die Geburt der berühmten ‚Hamelner Siebenlinge' im Jahr 1600. Heute geht man im Stadtarchiv Hameln davon aus, dass damals nur

Vierlinge geboren wurden. Die Mund-zu-Mund-Überlieferung machte schließlich Siebenlinge daraus. Jedenfalls wurden dem Gedenkstein erst später drei weitere Babys zugefügt (Wulf,C.*). In ähnlicher Weise erinnert in Boppard ein Gedenkstein an das 'Miraculum Baudobrigense', wonach am 14. September 1601 angeblich sieben Kinder geboren wurden. Nachforschungen im Bistumsarchiv in Trier ergaben jedoch, dass damals Kinder aus sieben verschiedenen Familien gleichzeitig getauft worden sind!

■ *In Archiven:* Heute werden alte Kirchenbücher nur noch selten in Pfarrämtern aufbewahrt, stattdessen in besonderen kirchlichen oder städtischen Archiven. Auch in Landes- und Staatsarchiven findet man Quellen (alte Tauf- und Sterberegister) für die Spurensuche. Interessant ist der Artikel über Mehrlingsgeburten von Archivdirektor Dr. C. Knetsch* (Marburg 1929). Er schreibt darin über 31 Drillings-Sets und sieben Vierlings-Sets, geboren ab 1590, die er in alten Urkunden verzeichnet fand. Unter anderen fand er einen Eintrag, wonach am 5. Dezember 1794 lebenskräftige Drillinge auf die Welt kamen: Marie Christine, Wilhelm und Johann Friedrich. Später wurde berichtet, dass diese Drillinge heirateten und selbst Kinder bekamen.

■ *In Hochschul- und Landesbibliotheken:* Aufsätze in wissenschaftlichen Zeitschriften über frühere höhergradige Mehrlingsgeburten gibt es kaum. Bis zur Erfindung der Brutkästen - Anfang des 20. Jahrhunderts - überlebten nur wenige Frühgeborene, also auch nur wenige höhergradige Mehrlingsbabys. Das war ein Grund, weshalb keine spezielle Drillingsforschung entstand. Die Zwillingsforschung hingegen wurde inzwischen weit über 100 Jahre alt.
Einige wissenschaftliche Arbeiten, z.B. Dissertationen, bekommt man evtl. unter dem Stichwort 'Mehrlinge' über Hochschul- und Landesbibliotheken - und in der Deutschen Bibliothek. Diese führt ihre Literaturbestände ab 1945 in Frankfurt/Main, alles aus der Zeit vor 1945 in Leipzig.

■ *Im Internet* sind uralte Schriften, die das Leben von Mehrlingen dokumentieren, bis jetzt nicht zu finden.

Seit wann werden Drillinge in Mythen,
Legenden und Literatur erwähnt?

Seitdem es schriftliche Überlieferungen gibt. Die älteste Erzählung über die Drillingsgeburt der Ägypter User-ref (User-Kaf), Sah-re (Sahure) und Keku (Kakai) entstand vor etwa 4500 Jahren, d.h. um 2500 v.Chr. Sie wurde auf dem sogenannten 'Papyrus Westcar' aufgezeichnet.

➤ *Siehe folgendes Kapitel „4500 Jahre - die älteste Drillingsgeschichte der Welt."*

Auch in der Frühgeschichte Roms tummelten sich Drillinge. Jedenfalls hat es der römische Geschichtsschreiber Livius so aufgeschrieben: In der Sage von den Drillingsbrüdern aus dem altrömischen Patriziergeschlecht der Horatier, die um 500 v. Chr. unter König Tullus Hostilius die Curiatier besiegten.
*(Helmut L.. Karcher: „Wie ein Ei dem andern" *)*

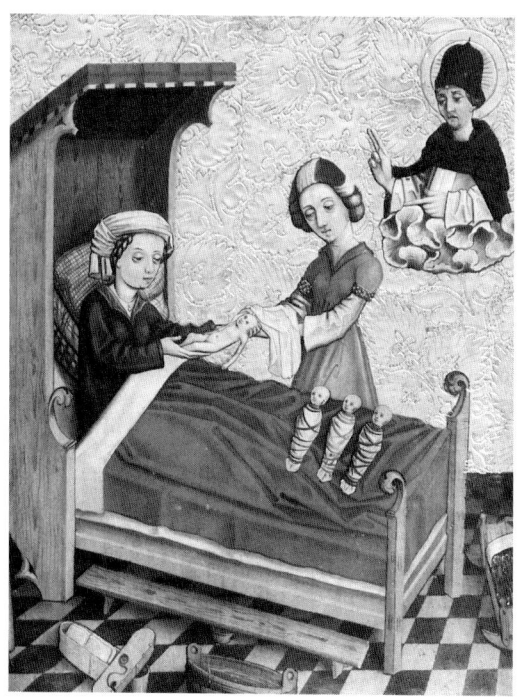

Frau im Wochenbett mit Vierlingen, Mitte 15. Jh. Gemälde im Archiv des Gerobaus von Schloss Lichtenstein, Schwäbische Alb. Weitere Informationen sind mit den gesamten Unterlagen und allem Inventar 1945 beim Bombenangriff auf Stuttgart verbrannt.

4500 Jahre - die älteste Drillingsgeschichte der Welt

Wenn die Drillinge User-ref, Sahu-re und Keku um 2500 v. Chr. vor Hunger schrieen, dann hatte ihre Mutter Red-dedet die gleichen Probleme, die ich rund 4500 Jahre später mit meinen Drillingsbabys Arnt, Bernd und Christian hatte - und die alle Drillingsmütter der Welt heute noch haben: Mindestens eine Hand zu wenig! Ein Knie zu wenig! Eine Brust zu wenig! Zwei Augen zu wenig! Drillingsmutter Red-dedet, die Frau eines Priesters des Re von Sachebu, rief vermutlich Ammen. Drei Frauen legten dann die Knaben an ihre warmen Brüste und sechs Hände betreuten und liebkosten die Kleinen. Die drei Kinder sollen später zu den berühmten Königen Pharao I., Pharao II. und Pharao III. in der fünften Dynastie der alten Ägypter herangewachsen sein.

Das Staunen und die Ehrfurcht des ägyptischen Volkes vor dem göttlichen Wunder der reifen Drillingsgeburt war damals so groß, dass ein gelehrter Schreiber das Ereignis in hieratischer Schrift auf Papyrus dokumentieren musste. Nur ein Teil dieses kostbaren Dokumentes blieb der Nachwelt erhalten. Wie es später in die

Staatlichen Museen Preußischer Kulturbesitz von Berlin kam, ist eine andere, abenteuerliche Geschichte. Vor rund 100 Jahren übersetzte der deutsche Ägyptologe Adolf Erman den Bericht ohne Anfang, ohne Ende - und archivierte ihn als 'Papyrus Westcar Nr. 3033'. Aus Ermans Übersetzung zitiere ich wörtlich (bis auf die Auslassungen an den Stellen der Punkte):

„Eines Tages ließ sich Pharao Cheops (der Erbauer der größten Pyramide, spätestens um 2900 v. Chr.) ... Wundergeschichten erzählen.... Als Dedi an der Reihe war, erzählte er von drei Kindern, die noch im Leibe der Red-dedet seien.... Seine Majestät sprach: ...was du da sagtest - wer ist diese Red-dedet? Dedi antwortete: Sie ist die Frau eines Priesters des Re, des Herrn von Sachebu, die mit drei Kindern des Re von Sachebu schwanger geht..."

„An einem dieser Tage geschah es nun, dass Red-dedet Wehen fühlte. Da sprach die Majestät des Re, des Herrn von Sachebu, zu Isis, Nephthys, Mesechent, Heket und Chnum: Bitte macht euch auf und entbindet Red-dedet von den drei Kindern, die in ihrem Leibe sind. Da gingen diese Götter und hatten sich in Musikantinnen verwandelt. Chnum war bei ihnen und trug das Gepäck. Sie kamen zu dem Hause des Ra-woser und fanden ihn, wie er dastand mit heruntergerutschtem Schurz... Er sagte zu ihnen: Meine Damen, seht, hier ist eine Frau, die in Wehen liegt. Da sagten sie: Lass sie uns sehen! Siehe, wir verstehen uns auf das Entbinden. Er sagte zu ihnen: Kommt! Sie traten ein vor die Reddedet und schlossen die Kammer zu hinter sich und hinter ihr.

Isis stellte sich vor sie und Nephthys hinter sie und Heket beschleunigte die Geburt. Isis sagte: Sei nicht stark in ihrem Leibe, so wahr du User-ref heißest! Da glitt dieses Kind auf ihren Händen heraus, ein Junge von einer Elle Länge mit festen Knochen; der Titel seiner Glieder war aus Gold und sein Kopftuch aus echtem Lapislazuli. Sie wuschen ihn, nachdem seine Nabelschnur durchschnitten war und legten ihn auf ein Laken auf einen Ziegel. Dann trat Mesechent zu ihm und sagte: ein König, der das Königsamt führen wird in diesem ganzen Lande! Und Chnum verlieh seinem Leibe Gesundheit. Isis stellte sich vor sie, Nephthys hinter sie und

Heket beschleunigte die Geburt. Da sprach Isis: Nahe dich nicht in ihrem Leibe, so wahr du Sah-re heißest! Da glitt dieses Kind auf ihren Händen heraus, ein Junge von einer Elle Länge mit festen Knochen; der Titel seiner Glieder war aus Gold und sein Kopftuch aus echtem Lapislazuli. Sie wuschen ihn, nachdem seine Nabelschnur durchschnitten war und legten ihn auf ein Laken auf einen Ziegel. Dann trat Mesechent zu ihm und sagte: Ein König, der das Königsamt führen wird in diesem ganzen Lande! Und Chnum verlieh seinem Leibe Gesundheit.

Isis stellte sich vor sie, Nephthys hinter sie und Heket beschleunigte die Geburt. Da sprach Isis: Sei nicht dunkel in ihrem Leibe, so wahr du Keku heißest! Da glitt dieses Kind auf ihren Händen heraus, ein Junge von einer Elle Länge mit festen Knochen. Der Titel seiner Glieder war aus Gold und sein Kopftuch aus echtem Lapislazuli. Sie wuschen ihn, nachdem seine Nabelschnur durchschnitten war und legten ihn auf ein Laken auf einen Ziegel. Dann trat Mesechent zu ihm und sagte: Ein König, der das Königsamt führen wird in diesem ganzen Lande! Und Chnum verlieh seinem Leibe Gesundheit.

Diese Götter gingen heraus, nachdem sie die Red-dedet von den drei Kindern entbunden hatten. Sie sagten: Freue dich, Ra-woser! Siehe, dir sind drei Kinder geboren. Da sagte er zu ihnen: Meine Damen, was kann ich für euch tun? Ach, gebt diese Gerste eurem Gepäckträger und nehmt sie euch zur Bierbereitung als Lohn. Da belud sich Chnum mit der Gerste. Sie gingen dorthin, woher sie gekommen waren."

Wenn du mehr von diesen ägyptischen Geschichten (Fragmenten) lesen willst, dann besorge dir die 'Märchen und Erzählungen der Alten Ägypter' von Karlheinz Schüssler (Lübbe Verlag). Darin ist die Übersetzung des 'Papyrus Westcar' von Adolf Ermann in leichter Abwandlung enthalten. Ermanns Originaltexte findest du über die Deutsche Bibliothek - oder Landes- und Hochschulbibliotheken. Mehr über Drillinge wirst du dort allerdings nicht erfahren.

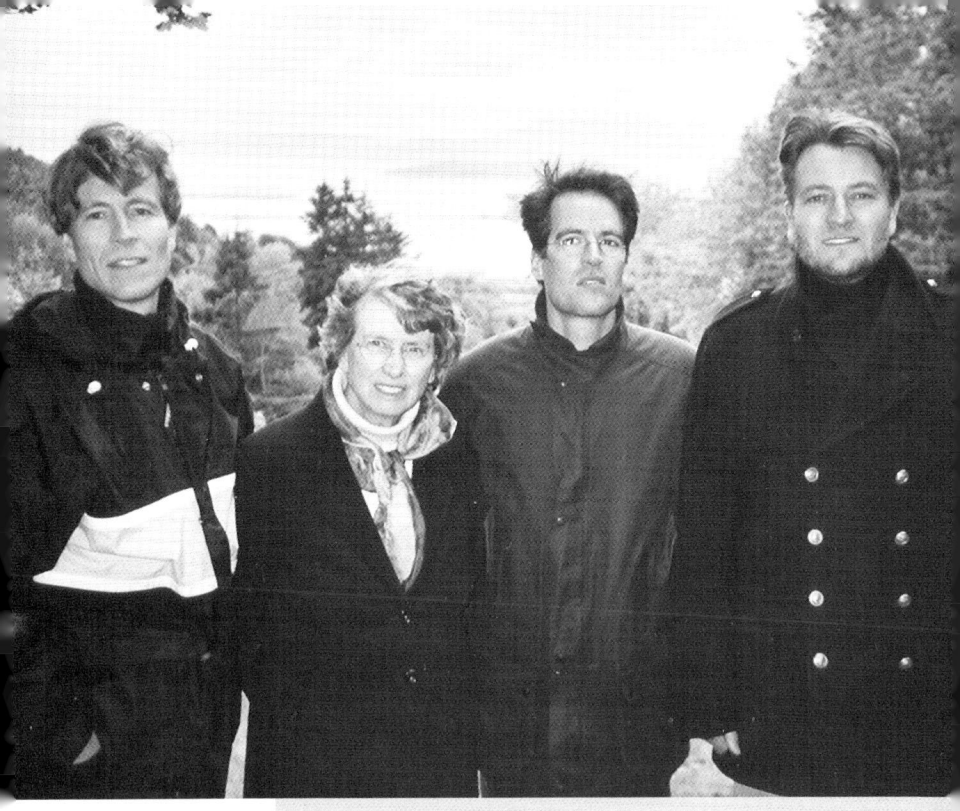

Bilanz, Ausblick und Dank

Bilanz und Ausblick

40 Jahre mit Drillingen - zu Hause, im ABC-Club und sonst wo - kann man nicht zwischen zwei Buchdeckel pressen. Es wäre von zu vielen Abenteuern, von zu viel Arbeit, Glück und Hoffnung, Enttäuschung, Gesundheit, schwerer Krankheit, Angst, Sorgen, Erschöpfung, Ärger, Verzweiflung, Ermutigung, Freude und Zufriedenheit zu berichten gewesen. Obendrein wurden die Jahre von enormen politischen und gesellschaftlichen Umbrüchen geprägt.

Wir Eltern, Erzieher und Lehrer hangelten uns aus der autoritären in die antiautoritäre Zeit - und wieder hinaus. Wir fielen von einem Extrem ins andere, und es gab immer neue Fragen. Die Pille verhalf vielen zu neuen Freiheiten - dachten wir - aber schon tauchten neue Probleme am Horizont auf. Aids ist nur eines. Frauen fragten nicht mehr - wie vor 1964 - „Wie bekommt man *kein* Kind?", sondern „Wie bekommt man *ein* Kind?" Doch - von jeder weggefegten Zeit bleibt etwas Brauchbares übrig, kann als Kostbarkeit weitergegeben werden.

So ist es mit dem Inhalt dieses Buches, meiner Bilanz von 40 Jahren mit Kindern und Eltern. Hierin sind 20 Jahre Kinderwunsch-Thematik eingeschlossen. Die wichtigsten Antworten auf viele Fragen fasse ich zusammen und füge noch ein, was ich erst kürzlich über die sogenannte Kauai-Studie erfahren habe.

Es ist schön, Eltern von Drillingen zu sein, besonders, wenn diese selbst gern Drillinge sind!
▢ Ja! zu den Drillingen, die da sind - und die bereits im Bauch einer Schwangeren wachsen. Nicht nur ich, sondern unzählige Elternpaare sind sehr glücklich mit ihnen geworden. Anders gesagt: Wir hatten einfach Glück in der ungewöhnlichen Situation. Eltern finden es faszinierend, gleichaltrige Babys/Kinder miteinander aufwachsen zu sehen und später als Erwachsene zu erleben. Wir möchten Frauen, die mit Drillingen schwanger sind, Mut machen, ihre Kinder anzunehmen und keines davon abzutreiben.

▢ Mit gesunden Drillingen (ohne Einzelgeschwister) kann die Hauptarbeit nach einigen Jahren ‚in einem Aufwasch' geschafft sein. Auch wenn die Zeit anfangs hart für Eltern ist, haben sie es insgesamt einfacher, als wenn sie mit drei dicht hintereinander geborenen Einzelkindern immer wieder von vorne anfangen. Die Windelzeit bei Drillingen ist im Vergleich dazu kürzer. Eifersucht und Zank, der Kampf um die Liebe und Aufmerksamkeit der Mutter, um's Essen, um den besten Platz usw. kann bei Drillingen äußerst nervig sein. Er ist aber nicht schlimmer als zwischen drei einzeln geborenen Winzlingen, bei denen die eingeschliffene Rangordnung bereits eine sehr große Rolle spielt.

▢ Es gibt den Rationalisierungseffekt bei der Aufzucht von Drillingen, der gar nicht hoch genug eingeschätzt werden kann - langfristig gesehen.

▢ Die meisten Drillinge haben durch Frühgeburt Entwicklungsdefizite aufzuholen. Besondere Pflege- und Fördermaßnahmen bedeuten enorme Mehrarbeit, vor allem, wenn Kinder nach sehr unreifer Geburt Behinderungen zurück behalten haben.

▢ Mütter brauchen Hilfe von außen! Auf staatliche Hilfen können sie nicht bauen. Doch hier und da gibt es Hilfen vom Land oder sonst woher. Man kann es beim ABC-Club erfahren. Verwandten- und Freundeshilfe sollte auf jeden Fall organisiert werden.

■ Viele Drillinge spielen schon mit einem Jahr sehr gut miteinander, wenn die Mutter nicht daneben steht. Denn dann beginnt sofort der Kampf um die Mutter - wie bei allen kleinen konkurrierenden Geschwistern.

■ Drillingskinder lernen von Geburt an Sozialverhalten in der Gruppe. Manches Mal bin ich in der Schule daraufhin von Lehrern positiv angesprochen worden.

■ Jungen sind das 'zartere' Geschlecht - bis in die Pubertät hinein. Das beobachten Drillingseltern häufig von der Geburt der Kinder an. Viele Jungen entwickeln sich bis zu etwa 15/16 Jahren langsamer als Mädchen. Das ist normal! Die Folge ist oft, dass Buben in gemischten Mehrlingsgruppen von ihren gleichaltrigen Schwestern 'untergebuttert' werden, vor allem sprachlich. Fazit: Jungen und Mädchen brauchen unterschiedliche, einfühlsame Hilfen!

■ Die ersten sechs Lebensjahre sind außerordentlich wichtig, nicht nur die ersten drei. In dieser Zeitspanne wird die Persönlichkeit des Menschen maßgeblich geprägt, sagt die neue Hirnforschung. Keine Chance sollte versäumt werden, um Urvertrauen, Bindungsfähigkeit, motorische Fähigkeiten bis hin zur Kreativität, Selbstbewusstsein, Einfühlsamkeit, Hilfsbereitschaft und Umgangsformen zu fördern. Gute Gewohnheiten, sogar Tischsitten und kindgemäßes Wissen lassen sich jetzt leicht spielerisch vermitteln. Bei sehr unreif geborenen Mehrlingskindern sind jedoch einige Jahre mehr Geduld angesagt. Für Mütter heißt das, sich in der Zeit der besonderen Kinder-Förderung auf eine gewisse Durststrecke für außerfamiliären Interessen einzustellen. Es bedeutet auch, das süße Alter und die Fortschritte der Kleinen hautnah mitzuerleben - und ihnen eine glückliche Kindheit zu ermöglichen.

■ Psychosoziale Belastungen in der Kindheit führen nicht zwangsläufig zu seelischen Schäden, sagt die Kauai-Langzeit-Studie. Mehrlingseltern machen sich oft Sorgen, dass die frühen Stress-

Erfahrungen ihrer Babys (durch Frühgeburt, Trennung von der Mutter, lange Krankenhausaufenthalte, häufigen Betreuerwechsel, evtl. Streit und Trennung, berufliche und finanzielle Probleme der Eltern, Depression der Mutter) zu seelischen Spätschäden der Kinder führen könnten. Ja, es gibt Kinder, bei denen Instabilität, Verhaltensstörungen und Depressionen nach einer schwierigen frühen Kindheit auffallen, besonders in der Pubertät..Wie kommt es aber, dass andere Kinder und Jugendliche die frühen, negativen Stress-Erfahrungen relativ gut auffangen und verarbeiten, so dass ihr weiteres Leben nicht davon belastet wird? Darauf gibt uns die 'Kauai-Langzeitstudie' gute Antworten. Ich konnte zuhören, wie Frau Prof. Dr. E. Werner-Jacobsen von ihren 700 'Kindern' erzählte, die sie mit ihrer Forschergruppe 40 Jahre lang auf Hawaii begleitete. Alle waren in großer Armut und schwierigen Verhältnissen aufgewachsen, wozu häufig eine emotional schlechte Beziehung der Kinder zu ihren Eltern (negative Bindungserfahrung), mütterliche Überforderung durch mehrere Klein- und Kleinstkinder; berufliche Anspannung, Streitereien und Trennung der Eltern zählten. Den meisten Kindern bekam eine solche Kindheit schlecht - sie wurden schwierige Erwachsene. Bei den Erwachsenen jedoch, die aus allen psychosozialen Belastungen, aus allem Stress seelisch heil hervorgegangen waren, die sich erfolgreich im Leben durchbrachten, die glücklich und zufrieden wurden, hatte mindestens einer der folgenden Schutzfaktoren gewirkt:

Was helfen kann, negative Erfahrungen aus der Kindheit zu überwinden:

- eine angemessene frühe Eltern-Kind-Bindung
- eine dauerhaft gute Beziehung zur primären Bezugsperson; es kann ein Geschwister sein!
- eine stabile Partnerschaft der Eltern, Pfleger oder Erzieher
- eine Großfamilie
- Hilfsbereitschaft: 'Wer anderen hilft, hilft sich selbst' - das gilt auch für Jugendliche und kann nicht hoch genug eingeschätzt werden
- überdurchschnittliche Intelligenz
- ein robustes aktives Temperament
- weiblichen Geschlechts zu sein *(Dt. Ärztebl. 16.5 2003)*

■ Mehrlingsmütter, die für ihre Kinder da sind, müssen keine Schuldgefühle haben, weil sie nicht jedem Drillingskind immer genug Zuwendung geben können, wie es das Kind und sie selbst gern möchten - oder wie es bei einem Einzelkind möglich ist. Ich hatte auch Schuldgefühle. Doch bei Gesprächen über mangelnde Zuwendung in Kindertagen entlasteten mich meine erwachsenen Drillingssöhne. Sie meinten, durch das ständige Miteinander der Drillinge und auch durch ihre älteren Geschwister sei ein mütterliches Defizit in der Kinderzeit ausgeglichen worden. Die Drei wären sich gegenseitig so etwas wie Bezugspersonen geworden. Außerdem sei ich ja meist im Hintergrund und oft greifbar gewesen. Einzelkinder hätten es viel schlechter, da diese oft sehr früh an wechselnde Betreuungspersonen abgegeben würden.

Gerechtigkeit, Gleichmacherei und Gleichberechtigung sind Themen, die sich Eltern selbst immer wieder klar machen müssen und auch mit ihren heranwachsenden Kindern besprechen sollten. Erst durch unsere Drillinge wurde mir bewusst, wie oft ich in dem Bemühen, gerecht zu sein, versehentlich bei der Gleichmacherei landete. Und die ist gefährlich - damit würdest du 'Herdentiere' bzw. 'Mitläufer' heranziehen...

Drillingsschwangerschaften sind mit vielen Gefahren verbunden, deshalb sollten sie nicht künstlich hervorgerufen werden
■ Trotz medizinischen Fortschritts sind und bleiben die Risiken bei Drillingsschwangerschaften für Mutter und Kinder höher als bei Zwillingsschwangerschaften. Kein Arzt kann voraussehen, wie der Körper einer bestimmten Frau auf eine Drillingsschwangerschaft reagieren wird, vor allem, wenn es ihre erste Schwangerschaft ist. Deshalb: Nein! zum Transfer von drei Embryonen bei IVF - trotz aller Begeisterung für Drillinge. Zwei Embryonen sind genug! Verlasst euch nicht auf Statistiken, sondern auf die Erfahrungen der Mehrlingsmütter im ABC-Club! Dazu gehört auch, dass immer wieder Frauen ihre ganze Drillingsschwangerschaft früh verlieren - oder nach sehr früher Geburt Behinderungen bei Kindern zurückbleiben.

▓ Wer sich trotz der Warnungen um einer vermeintlich höheren Erfolgschance willen (für *ein* Kind!)drei Embryonen transferieren lassen möchte, sollte sich vorher durch folgende Fragen ernsthaft prüfen:
Bin ich bereit, das Risiko einer Drillingsschwangerschaft - auch mit evtl. ungünstigem Ausgang - auf mich zu nehmen? Sind wir als Paar stabil genug, die ungeheure Arbeitsbelastung der ersten Jahre nach der Geburt zu tragen? Würde ich damit fertig werden, wenn meine Beziehung daran scheitern sollte? Werde ich damit fertig, meine Berufstätigkeit für die Kinder über längere Zeit aufzugeben? Werde ich damit fertig, meine persönlichen Interessen für Jahre zurückzustellen, eine 'Durststrecke' auszuhalten? Könnte ich mit eventuellen Behinderungen eines oder mehrerer Kinder leben? Könnte das mein Partner? Hätte ich die nötige familiäre Unterstützung? Könnten wir allein genügend Haushaltshilfe finanzieren? Könnten wir eine größere Wohnung, Auto, Lebenshaltung usw. von einem Gehalt finanzieren? Wie würde ich auf die teilweise sehr ablehnende Haltung der Mitmenschen reagieren? (Diese Fragen stellte eine junge Frau)

Wovon hängt es ab, wie eine Frau mit Drillingen fertig wird?
▓ Von der eigenen und der Kinder Gesundheit - und ob noch andere Kinder da sind
▓ Von ihrer Persönlichkeit, ihrer praktischen Begabung, ihrer inneren Einstellung, ihrem 'Nervenkostüm'
▓ Von der Partnerschaft
▓ Von den wirtschaftlichen Verhältnissen, ob diese eine Finanzierung von ausreichender Hilfe erlauben!!!

Ohne Änderungen auf politischer Ebene geht es nicht
Die Situation für Mütter und Kinder ließe sich erheblich verbessern - und enorme Kosten könnten gespart werden, wenn einige Gesetze geändert würden.
Dazu gehört die unbedingt notwendige Neufassung des Embryonenschutzgesetzes (ESG) unter Einbeziehung des §218, der Pränatal- und der Präimplantationsdiagnostik. Das Ziel und die möglichen Folgen einer solchen Änderung wären: Weniger Leid

durch Fehl- und Frühgeburten mit Behinderungsfolgen. Eindämmung der Teil- und Spätabtreibungen, mehr Erfolg bei IVF durch Einsetzen nur eines, höchstens zweier Embryos.

➤ *Siehe Kapitel „Erste und allgemeine Fragen, kurze Antworten"*

Allgemein sollten für Frauen Möglichkeiten geschaffen werden, lange Ausbildungen, Studiengänge und Berufstätigkeiten zugunsten einer früheren Familienphase zu unterbrechen (auf Eis zu legen) - um sie später regulär wieder aufzunehmen. Das heißt, angefangene Ausbildungen/Studiengänge sollten angerechnet werden. Frauen könnten dann ihre Familienplanung im biologisch günstigen Alter leichter verwirklichen. Viele Komplikationen mit dem Kinderkriegen samt Kosten würden wegfallen!

Mütter möchten seelisch gesunde, glückliche und selbstbewusste Kinder großziehen, gleichzeitig ein eigenes Leben haben und irgendwann wieder berufstätig sein. Das sind Konflikte, die Frauen nicht allein lösen können. Eine Gesellschaft wie unsere müsste es aber schaffen, auf politischer Ebene die Weichen für Lösungen zu stellen. Die Arbeit der Mütter sollte wie ein Beruf0 anerkannt und durch Elternschulung gefördert werden. Andernfalls wird es nur noch mehr Geburtenstreik geben...

Es sind immer die gleichen drei Phasen, die wir zu durchleben haben:
Zuerst ganz oben - die Euphorie - die Stufe der überschäumenden Begeisterung, wenn wir zum Beispiel ein Kind - oder Kinder - bekommen haben.
Dann - irgendwann - der Absturz in die totale Ernüchterung, in die Erschöpfung, wenn wir am Ende mit den Kräften sind.
Aber - schließlich pendelt sich alles auf einer realistischen, normalen Ebene ein.

Dank

■ DANKE unseren Drillingssöhnen Arnt, Bernd und Christian, genannt ABC, die bereits als Siebzehnjährige meinem Projekt ABC-Club einschließlich der Namensgebung zustimmten - und später diesem Buch. Ohne eure Zustimmung, euer Vorschuss-Vertrauen und eure gelegentlichen Kommentare hätte ich es nie für die Öffentlichkeit geschrieben. So aber machte es mir Freude, etwas vom faszinierenden Leben mit euch und euren drei Geschwistern zu berichten - und unsere gemeinsame Zeit noch einmal vorüber ziehen zu lassen.

■ DANKE allen unseren 'Sechsen' samt PartnerInnen! Durch den kritischen und konstruktiven Gedankenaustausch mit euch als junge Eltern und Erzieher - und durch das tägliche Leben mit Enkeln unter einem Dach konnte ich stets am Puls der Zeit bleiben.

■ DANKE am meisten meinem Mann, Prof. Dr. med. Peter Grützner, der mich - besonders nach Beendigung seiner klinischen Tätigkeit - in jeder Hinsicht entlastete, damit ich dieses Buch vollendete. Er war stets mein erster, kritischer Leser, der mich manches Mal vor Übertreibungen warnte und aus Computerproblemen rettete. Für seine immerwährende Geduld und konkrete Unterstützung meiner Projekte danke ich ihm von Herzen! Den ABC-Club prägte er von der ersten Stunde an entscheidend mit und öffnete weit die Türen in die medizinische Welt. Dies geschah auch durch seine Übersetzungen für den Club und die Finanzierung vieler Kongressbesuche. Für die Aktualität dieses Buches ist das außerordentlich wichtig.

■ DANKE ganz besonders meinem Lektor Markus Bissinger für hervorragende Beratung und Zusammenarbeit, außergewöhnliches Engagement bei der Gestaltung des Buches - und mitreißende Begeisterungsfähigkeit.

■ DANKE Karl Kübel und seiner Frau Mary-Anne für die großartige Idee ihrer 'Stiftung für Kind und Familie'; für die Anregung, dieses Buch brauchbar für Familien zu schreiben - und die Möglichkeit, es mit dem gewonnenen ersten Preis der Stiftung zu finanzieren.

■ DANKE einigen Tausend mir nur telefonisch oder brieflich bekannten Müttern, einst schwangeren Frauen, die in Jahrzehnten mit mir Erfahrungen austauschten. Ihre Botschaften und ihr Vertrauen haben mich oft sehr betroffen gemacht. Sie halfen mit, aktuelle Informationen innerhalb des ABC-Clubs zusammenzutragen, um sie anderen Ratsuchenden zur Verfügung zu stellen. Unser Leitgedanke dabei war stets: Wissen ist die Grundlage gezielter Hilfe.

■ DANKE allen Freundinnen, Freunden und Verwandten im In- und Ausland, die unsere Schwangeren- und Mütterberatung ausbauen halfen; die meine handgeschriebenen Dateien und Statistiken technisch umsetzten und weiterführten; die Übersetzungen anfertigten, tippten und sich auf nie endende Büroarbeit (Ablage) einließen; die Tausende von ABC-Reporten herstellten und verschickten. Ich danke allen, die jetzt das moderne Netzwerk ABC-Club hervorragend weiterführen! Ohne unser Zusammenwirken hätten wir niemals so viele Informationen zum Thema 'Drillinge' bekommen, wie sie in diesem Buch ihren Niederschlag gefunden haben.

■ DANKE deshalb ganz besonders:
Marianne Arnold; Terry Pink Alexander & Cay Cassil von
NOMOTC USA; Dr. med. Susanne Baumgarten-Klaumünzer;
Brigitte Bean; Brigitte Becker, DFR; Janet Bleyl, Gründerin der
Triplet Connection in Stockton, USA; Sabine & Wolfgang Bloch;
Michael Bock; Monika Bock; M.d.B. Wilfried Böhm; P.D. Dr.
med. Joachim Bordt; Prof. Dr. med. Elizabeth Bryan, MBF
London; Brunhilde Burow-Coly; Angelika Dethlefsen; Annemarie
Dirken-Dole; Irene Eckstein; Irmgard Ehrenreich; Ursula &
Norbert Ellert; Roswitha Fassbach, DFR; Andrea Fritz; Helga &
Werner Großpietsch; Bernd Grützner; Ingrid & Hartmut Hartleb;
Madeleine Helmreich; Marita & Bernd Hemer mit Martina, Sabine
und Regina; Ute Grützner-Henning; Irmgard Hörl; Petra Hottes-
Schäfer; Sheryl Mc Innes & Olga Laughton von POMBA, Canada;
Annemarie & Michael Jung-Diefenbach; Don & Prof. Dr. med.
Louis Keith im 'Center for Study of Muliple Birth' in Chicago;
Marion Keller; Miss Helen Kirk, Galveston, Texas; Elisabeth
Knopp, DFR; Hanna & Jürgen Könnecke; Ursula & Winfried
Kuppels; Elke & Richard Lehr; Judi Linney, TAMBA, England;
Dorothea & Karl-Heinz Maekeler; Gudrun Metz; Ilona Moog,
DFR; Christiane & Ulrich Neuber-Neiweiser; Karolina & Detlef
Reinhart; Ruth Ritter, CH; Christine, Helene & Ina Schmitt; Petra
Schürholt; Irmgard & Reiner Schwarz; Almut Spalding-Grützner;
Pat Stewart von A.M.B.A. Australien; Heidi Sundermeyer; Ute &
Ulf Wahnel; Dr. Johanne Waßmuth; Isolde Wenzel; Martina Wilp;
Karla & Gerd Wolf.

Sollte ich einen Namen aus der großen Zahl meiner speziellen
Helfer oder Förderer der Gründerzeit vergessen haben, bitte ich um
Entschuldigung.

■ DANKE unserer Tochter Ute für das treffende, einprägsame
Logo des ABC-Clubs, das sie - wie vieles andere - vor Jahren noch
von Hand als 'Markenzeichen' für den Club gestaltete. Es soll auch
in diesem Buch auf das Motto der gemeinsamen ABC-Arbeit hinweisen: Antworten, Beistand und Chancen für Mütter und Kinder
zu suchen - und zu finden.

■ DANKE meinen Eltern, die mir als Kind so viel Liebe und Zuversicht mitgaben, dass es auch für dunkle Wegstrecken reichte. Sie beide begeisterten mich für das Schreiben. Meine Mutter war mein wichtigstes Vorbild in ihrem Rollenverständnis - wie im praktischen Leben.

A.M.B.A.= Australian Multiple Birth Association

DFR = Deutscher Frauenring

ISTS = International Society for Twin Studies

MBF = Multiple Births Foundation, London

NOMOTC = National Organisation of Mothers of Twins Club Inc., USA

POMBA = Parents of Multiple Births Association of Canada Inc.

TAMBA = Twins and Multiple Births Association GB

ABC

Service-Teil

Literaturverzeichnis

Themen:
- Frauen, Mütter
- Unerfüllter Kinderwunsch
- Schwangerschaft, Geburt, Entwicklung der Babys/Kinder
- Glücklose Schwangerschaft, Tod und Trauer
- Frühgeburt
- Mehrlinge, Zwillingsforschung
- Geschwister
- Pflegen, Erziehen, Verhalten der Babys/Kinder
- Gesellschaftskritik, Psychologie, Selbsthilfe
- Verschiedenes

Müttern von kleinen Kindern fehlt die Zeit zum Suchen und
Lesen. Deshalb empfehle ich aus der großen Zahl interessanter
Bücher nur einige zum schnellen Nachschlagen. Diese sind in den
Themenkreisen mit einem Pfeil hervorgehoben.

▦ Frauen, Mütter

Asbell, Bernard: Die Pille - und wie sie die Welt veränderte. Fischer TB . Frankfurt/M. 1998

Doormann, Lottemi: Babys wachsen gemeinsam auf. Mütter entlasten sich selbst und helfen ihren Kindern. Rororo Elternrat, Rowohlt TB Verlag 1981

Figes, Kate: Babyblues. Was Ihnen selbst Ihre beste Freundin nie übers Muttersein verraten würde. (Originaltitel: Life After Birth, Viking/Penguin Books Ltd., London). Wolfgang Krüger Verlag Frankfurt/M. 2000

Glückel von Hameln, 1646 - 1724, hinterließ Erinnerungen (siehe Hufton, Olwen: Frauenleben.)

Hrdy, Sarah Blaffer: Mutter Natur. Die weibliche Seite der Evolution. (Originaltitel: Mother Nature, A History of Mother, Infants and Natural Selection. Pantheon Books, New York 1999) Berliner Taschenbuch Verlags GmbH, Berlin 2002

Hufton, Olwen: Frauenleben. Eine europäische Geschichte 1500 - 1800 (Orig.Titel: The Prospect Before Her. A History of Women in Western Europe. Bei Harper Collins, London 1995) S. Fischer Verlag GmbH Frankfurt/M. 1998

Junker, Reinhold: Die Lage der Mütter in der Bundesrepublik Deutschland. Ein Forschungsbericht. Eigenverlag des Deutschen Vereins für Öffentliche und Private Fürsorge, Frankfurt/M. 1968

Labouvie, Eva: Andere Umstände. Eine Kulturgeschichte der Geburt. Böhlau Verlag Köln Weimar Wien 2000

Lerner, Harriet: Der Tanz ums Kind. Wie Muttersein unser Leben verändert. (Originaltitel: The Mother Dance, Harper Collins Publishers, New York 1998) Wolfgang Krüger Verlag Frankfurt/M. 2000

➤ *Pease, Allan & Barbara:* Warum Männer nicht zuhören und Frauen schlecht einparken. Ganz natürliche Erklärungen für eigentlich unerklärliche Schwächen. Verlagshaus Ullstein Heyne List GmbH & Co. KG. München 2002

Schmidt, Leigh Eric: The mother of Mother's Day. Über Anna Jarvis in: The Commercialization of the Calendar: American Holidays and the Culture of Consumption, 1870-1930 in: The Journal of American History, Dec. 1991. Illinois College, Jacksonville IL USA

Schmidt, Leigh Eric: Piety, commercialism, activism: the uses of Mother's Day. In: The Christian Century, May 1991. Illinois College, Jacksonville IL USA

Schulz, Günther, Hsg.: Frauen auf dem Weg zur Elite. Büdinger Forschungen zur Sozialgeschichte. Harald Boldt Verlag im R. Oldenbourg Verlag München 2000

Sullerot, Evelyne, Hsg.: Die Wirklichkeit der Frau. (Originaltitel: Le Fait Feminin.) Aus dem Centre Royaumont Pour une Science de l'Homme. Verlag Steinhausen, München 1979

Vogel, Barbara: Eliten - ein Thema der Frauenforschung? In: Schulz, Günther, Hsg.: Frauen auf dem Weg zur Elite; Deutsche Führungsschichten in der Neuzeit Band 23. Harald Boldt Verlag im R. Oldenbourg Verlag München 2000

Wittel-Fischer, Barbara: Ungestillte Sehnsucht nach Schwangerschaft und Mutterschaft? In: Jugendliche Schwangere und Mütter in: FORUM Sexualaufklärung und Familienplanung. BzgA FORUM 1-2001 Köln

Zazzo, René: Einige Bemerkungen über die Unterschiede in der Psychologie der Geschlechter. In: Sullerot, Evelyne, Hrsg.: Die Wirklichkeit der Frau, S. 311 (Le Fait Feminin, Paris) Verlag Steinhausen, München 1979

Service

▓ Unerfüllter Kinderwunsch

Berg, Wolfhart: Wir hätten doch so gern ein Baby. Was Paare über künstliche Befruchtung wissen sollten. Kösel-Verlag, München 1997

Blickpunkt, Nachrichtenblatt für Mitglieder von WUNSCHKIND e.V., Selbsthilfegruppen für Fragen ungewollter Kinderlosigkeit. S. Adressteil

Bryan, Elizabeth; Higgins, R.: Infertility. New Choices, New Dilemmas. Penguin Books, London 1995

Bundeszentrale für gesundheitliche Aufklärung (Prof. Kentenich et al.): Kinderwunsch und Unfruchtbarkeit, Heft 1-4 BzgA, 51101 Köln

Dudenhausen, J. W.; Schwinger, E.: Reproduktionsmedizin: Möglichkeiten und Grenzen. Die Medizinische Verlagsgesellschaft Umwelt und Medizin mbH. Frankfurt/M.2000

Embryonenschutzgesetz: Vom medizinischen Fortschritt überrollt. Deutsches Ärzteblatt 95, Heft 43, 23. Oktober 1998

Franklin, R.R., Brockman, D.: Warum bekommen wir kein Baby? v. Rheinbaben & Busch Verlag, München 1997

Frobenius, Dr. med. Wolfgang: Wir wünschen uns ein Kind. Neue Chancen für kinderlose Paare. Midena-Verlag, Augsburg 1997

Frobenius, W.; Siebzehnrübl, E.; Woltering, U.; Wildt, L.: Wenn das Wunschkind ausbleibt. Demeter im Spitta Verlag, Balingen 1997

Kentenich, Heribert, Prof. Dr. med.: Wenn ein Traum nicht in Erfüllung geht... Kinderwunsch und Unfruchtbarkeit. Heft 1-4 BzgA, 51101 Köln

Kentenich, Heribert: Reproduktionsmedizin 2000 in: Schwangerenvorsorge und Reproduktionsmedizin, Dokumentation der ZGF-Fachtagung in Rothenburg o. T.

Kovacs, Dr. med. Heike: Rat bei unerfülltem Kinderwunsch. Südwest Verlag, München 1997

Leyendecker, Gerhard: Reproduktionsmedizin IVF und ICSI in Darmstadt. Informationen zur künstlichen Befruchtung. Ferticonsult GmbH, Darmstadt 1999.

Noble, Elizabeth: Having your baby by donor insemination, a complete resource guide TB.ISBN 0-395-45395-x

PRO FAMILIA, Deutsche Gesellschaft für Familienplanung, Sexualpädagogik und Sexualberatung e.V.: Unerfüllter Kinderwunsch.. Bundesverband: Stresemannallee 3, 60596 Frankfurt/M.

Raben, Dr. med. R.; Biermann, Dr. med. C.: In dem Alter noch ein Kind? Beltz/Quadriga Verlag Weinheim 1994

Sautter, Dr. med. Thomas: Unerfüllter Kinderwunsch - ein Schicksal? Thieme Verlag Stuttgart 1994

Schneider, R.; Stülpnagel, B.: Will ich wirklich ein Kind? Entscheidungshilfen. Herder Verlag, Freiburg 1995

Schütz, Bernd: Hilfe, Drillinge! Ein Vater berichtet. Fouqué Literaturverlag Frankfurt/M. , München 2001

Spiewak, Martin: Wie weit gehen wir für ein Kind? Im Labyrinth der Fortpflanzungsmedizin. Verlag Eichborn AG, Frankfurt/M. 2002

Thorn, Petra: „Wenn kein Kind, dann..." Informationsmappe. „Psychologischer Ratgeber bei unerfülltem Kinderwunsch". „Behandlung mit Spendersamen" Eigenverlag, Langener Str.37, 64546 Mörfelden. 1998

Ulmer-Otto, Sabine: Die leere Wiege. Unfruchtbarkeit und ihre seelische Verarbeitung. Kreuz Verlag Zürich

Schwangerschaft, Geburt, Entwicklung der Babys/Kinder

Albrecht-Engel, Ines, Albrecht, Dr. med. Manfred: Schwangerschaft und Geburt. Gräfe und Unzer Verlag GmbH, München, 2001

Bundeszentrale für gesundheitliche Aufklärung BZgA: das baby. Informationen für Eltern über das erste Lebensjahr, 2002. Kostenlos zu beziehen unter Bestellnummer 110 30 000. BzgA, 51101 Köln

Cramm, Dagmar v.: Für die Stillzeit. Rezepte und Ratschläge von einer Ernährungswissenschaftlerin. Mit praktischen Tips bei Stillproblemen. Gräfe und Unzer Verlag GmbH, München 1993

Dudenhausen, J. W.; Schwinger, E.: Reproduktionsmedizin: Möglichkeiten und Grenzen. Die Medizinische Verlagsgesellschaft Umwelt und Medizin mbH. Frankfurt/M.2000

Hellbrügge, Prof. Dr. med. Th.; von Wimpffen, J. Hermann: Die ersten 365 Tage im Leben eines Kindes. Die Entwicklung des Säuglings. Knaur TB, Droemersche Verlagsanstalt München 1976

➤ *Holzmann, Prof. Dr. med. Kurt:* Schwangerschaft und Geburt. Vorsorge-Geburt-Erste Babyzeit. Ratgeberreihe Gesundheit in Wort & Bild-Ärztlicher Ratgeber. Wort & Bild Verlag Konradshöhe Baierbrunn 2001 (zu bestellen in Apotheken)

Kammerer, Doro: Guter Rat für Zwillings-Eltern. Von der Schwangerschaft bis zum Schulalter. Mosaik Verlag München 1997

Keith, Louis G.; Papiernik-Berkhauer, Emile; Keith, Donald M.; Hrsgb.: Multiple Pregnancy. Epidemiologie, Gestation & Perinatal Outcome. Parthenon Press, Lancs, GB, 2001. ISBN 1-85070-666-2

Keith, Louis G.; Blickstein, Isaac; Oleszczuk, Jaroslaw J.; Keith, Donald M.: Triplet Pregnancies and their Consequences. CRC Press-Parthenon Publishers (October 15, 2002) ISBN: 1842141244

Kelm-Kahl, Inge: Essen für Zwei. Richtige Ernährung in der Schwangerschaft. Rowohlt TB Verlag Reinbek bei Hamburg 1996

La Leche Liga International: Handbuch für die stillende Mutter. LLL München, LLL Zürich, LLL A-Landeck, 1986

Largo, Remo H.: Babyjahre. Frühkindliche Entwicklung aus biologischer Sicht. Das andere Erziehungsbuch. Piper Verlag, München 1997

Lees, Dr. Christoph; Reynolds, Dr. Karina; McCartan, Grainne: Schwangerschaft. Ratgeber von der Empfängnis bis zum Neugeborenen. (Originaltitel: The Pregnancy Question and Answer Book. London 1997) Mosaik Verlag, München 1998

Lothrop, Hanny: Das Stillbuch. Kösel-Verlag, München 1981

Nilsson, Lennart; Hamberger, Lars: Ein Kind entsteht. (Originaltitel: Ett barn blir till. Stockholm 1990). Bilddokumentation über die Entwicklung des Lebens im Mutterleib. Mosaik Verlag München 1991

Novotny, Dr. med. Ulrike: Ausgewogen essen während der Schwangerschaft. TRIAS, Thieme Verlag, Stuttgart 1999

Pikler, Dr. med. Emmi: Lasst mir Zeit. Die selbständige Bewegungsentwicklung des Kindes bis zum freien Gehen. Richard Pflaum Verlag München 1997.

Schröder, Willibald, Hrsgb.: Mehrlingsschwangerschaft und Mehrlingsgeburt. Ein Leitfaden für die Praxis. Verlag Georg Thieme, Stuttgart 2001

Service

▪ Glücklose Schwangerschaft, Tod und Trauer

Gunkel, Joachim Hrsg.: Abschied-
nehmen vom Kind. Der Tod im Leben
des Kindes. Alete Wiss. Dienst,
München 1999. ISBN: 3-924057-97-4

Lothrop, Hannah: Gute Hoffnung - jähes
Ende. Für Eltern, die ihr Baby verlieren.
Kösel Verlag München 1996. Auszüge
daraus u.a. Beiträge als Erste Hilfe für
Eltern, die ihr Baby verlieren und alle,
die sie unterstützen wollen. Hrsg.:
Vereinigte Evg.-Lutherische Kirche
Deutschlands (VELKD) Hannover
1999. E-mail: ELKD@aol.com.

Schiff, Harriet S.: Verwaiste Eltern.
Kreuz Verlag Stuttgart 2000

▪ Frühgeburt

Brüggemann, J. H.: Zu früh ins Leben?
Was alle Eltern über Risiko- und Frühge-
burt wissen sollten. Trias Thieme Verlag,
Stuttgart 1993

➤ *Garbe, Dr. med. Werner:* Das
Frühchen-Buch. Von Schwangerschaft
und Geburt an - kurze Fragen, kurze
Antworten und Tips. Georg Thieme
Verlag Stuttgart 1997

*Kammerer, Doro; Pohlandt, Prof. Dr.
Frank:* Frühchen brauchen Wärme.
Damit Ihr Baby schnell groß und stark
wird. Mosaik Verlag München 1998

Largo, Remo H.; Duc, Gabriel: Entwicklung von Frühgeborenen. Risiken und
Prognosen. In: Pädiatrie, DIA-GM 18 /
90, Zürich

Largo, R. H. et al.: Intellectual outcome,
speech and school performance in high
risk AGA-preterm children. European
Journal of Pediatrics, 1990

Linderkamp, Otwin in: Müller-
Rieckmann, E.: Das frühgeborene Kind
in seiner Entwicklung. Ernst Reinhardt
Verlag München Basel 2000

➤ *Müller-Rieckmann, Dr. päd. Edith:*
Das frühgeborene Kind in seiner
Entwicklung. Ernst Reinhardt Verlag
München Basel 2000

Pikler, Dr. med. Emmi: Lasst mir Zeit.
Die selbständige Bewegungsentwicklung
des Kindes bis zum freien Gehen.
Richard Pflaum Verlag München 1997.

*Riegel, K.; Ohrt, B.; Wolke, D.; Öster-
lund, K.:* Die Entwicklung gefährdet
geborener Kinder bis zum fünften
Lebensjahr. Die ARVO-Yllpö Neuge-
borenen-Nachfolge Studie in Südbayern /
Südfinnland. Enke Verlag 1995

Sonntag, Dipl.-Med. Josef et al: Die
Kinderintensivstation. Ratgeber für
Eltern. Virchow Klinikum, Berlin. Alete
Wissenschaftlicher Dienst.

Steidinger, Jürgen; Uthicke, Klaus J.:
Frühgeborene. Von Babys, die nicht war-
ten können. Rowohlt TB, Reinbek bei
Hamburg 1989

*Wolke, D.: Langzeitprognose von
Frühgeborenen:* Was wir wissen und was
wir wissen sollten. In: A. Lischka & G.
Bernert, Hrsg., Aktuelle Neuropädiatrie
1992, Verlag Ciba Geigy, Wehr/Baden

Wolke, D. & Meyer, R.: Psychologische Langzeitbefunde bei sehr Frühgeborenen. Perinatal Medizin 6, 1994

Wolke, D.: Verhaltensprobleme und soziale Beziehungen ehemals sehr kleiner Frühgeborener: Einflüsse des intensivmedizinischen Handlings. Zt. für Geburtshilfe und Neonatologie, Bd. 199. 1995

Wolke, Dieter: Die Entwicklung Sehr Frühgeborener bis zum siebten Lebensjahr in: Frühförderung und Frühbehandlung, Verlag C. Winter, Heidelberg 1997

■ Mehrlinge, Zwillingsforschung

ABC-Club: ABC-Infos. Viele Themen - siehe Internet - oder ABC-Club-Büro: Bethlehemstr. 8, D-30451 Hannover (Siehe Adressen)

ABC-Club: ABC-Info Nr. 5. Trennen in Kindergarten und Schule - Ja oder Nein?

Akerman, Britta Alin: The psychology of triplets. In: Sandbank, Audrey C.: Twin and triplet psychology. Published by Routledge, Taylor & Francis Group, London and New York 1999

Ascher, Claudia: Krabbensalat. Die Geschichte einer Fünflingsgeburt. Verlag für Medizin und Gesundheit. Biebelsheim 2001

Berton, Pierre: The Dionne Years, A Thirties Melodrama. W.W. Norton Comp. New York 1978

Botting, Beverley J; Macfarlane, Alison J; Price, Frances V., Hrsgb.: Three, Four And More. A Study of Triplet and Higher Order Births. Verlag HMSO, London 1990

Bryan, Elizabeth: Twins, Triplets and More. Their nature, development and care. Penguin Books, London 1992

Bryan, Elizabeth: Zwillinge, Drillinge und noch mehr. (= Twins, Triplets and More.) Verlag Huber, Bern 1994

Degenhardt,K.-H.; von Harnack, G.A.; Weyers, H.: Drillingsstudien. Verlag Thieme, Stuttgart 1961, vergriffen

Dudenhausen, J. W.; Schwinger, E.: Reproduktionsmedizin: Möglichkeiten und Grenzen. Die Medizinische Verlagsgesellschaft Umwelt und Medizin mbH. Frankfurt/M.2000

Felberbaum, Ricardo E.: Rechtliche Aspekte der Mehrlingsproblematik in der assistierten Reproduktion. In: Geburtshilfe u. Frauenheilkunde 12, 61. Jgg. 1012-1013, 2001. Georg Thieme Verlag, Sttg.

Felber-Suter, B.; von Siebenthal, K.: Mehrlinge - und plötzlich ist alles anders. Edition SZH/SPC, Luzern 1997

Friedrich, Walter: Zwillinge. Aus Forschung und Alltag. VEB Deutsch. Verlag der Wissenschaften Berlin 1983

Friedrich, Walter & Kabat vel Job, Otmar, Hsgb. mit Zazzo, R.: Zwillingsforschung international. VEB Deutscher Verlag der Wissenschaften, Berlin 1986

Gedda, Luigi: Studio dei Gemelli. Edizioni Orizzonte Medico, Roma 1951

Gill, Derek: Elisabeth Kübler-Ross. Wie sie wurde wer sie ist. Kreuz Verlag Stuttgart 1981

➤ *Gratkowski, M. von:* Zwillinge. Wie Sie mit ihnen fertig werden, ohne selbst fertig zu sein. Thieme Verlag Stuttgart 1999

Gratkowski, M. von: Erziehungstips für Zwillingseltern von Trotz bis Pubertät. Verlag von Gratkowski, Landsberg/Lech 1994

Service

Grützner-Könnecke, H., Spalding, A.:
ABC-Club e.V., Internationale Drillings-
und Mehrlingsinitiative. Eine Darstellung. kinderkrankenschwester 7.Jgg.,
293-296, 1988

Grützner-Könnecke, H.: Mehrlings-
geborene - eine besondere Aufgabe für
die Eltern. kinderkrankenschwester 8.
Jgg., 54-56, 1989

Grützner, H., Grützner, P., Grützner, B.:
Höhergradige Mehrlinge im Wandel der
Zeit. Geburtsh. u. Frauenheilkd. 50,
368-370, 1990

Grützner-Könnecke H., Grützner P.,
Grützner B., Grützner U., Spalding-
Grützner A.,Spalding P.: Higher Order
Multiple Births: Natural Wonder or
Failure of Therapy? Acta Genet Med
Gemellol 39, 491-495, 1990

Grützner, H.: ABC-Report Nr. 32, 5-7
Darmstadt, Dez. 1992

Grützner, Helga: Vom Kinderwunsch zur
Drillingswirklichkeit. Aus der Sicht von
Müttern. In: Geburtshilfe u. Frauenheil-
kunde 12, 61. Jgg. 1014-1015, 2001.
Georg Thieme Verlag , Stuttgart

Guinness Buch der Rekorde 1984 und
1986: Verlag Ullstein, Frankfurt/M.-
Berlin 1983 und 1985

Hackelöer, B.-J.; Hansmann, M.:
Reduktion und selektiver Fetozid.
Indikation, Management und ethische
Aspekte. In: Geburtshilfe u. Frauen-
heilkunde 12, 61. Jgg. 1007-1011, 2001.
Georg Thieme Verlag , Stuttgart

Hansmann, Manfred: Fetozid bei
Mehrlingsgravidität. In: Zeitschrift für
ärztliche Fortbildung 10/11 Nov. 1993
S. 839. Gustav Fischer Verlag Jena

Hartl, Barbara: Glück mal Drei:
Drillinge in Deutschland. marie claire,
M.C. Vlg-Ges.mbH München 1998

Hartleb, H.: Mehrlings-Statistik, ABC-
Report Nr. 33, Darmstadt, März 1993

Harvey, D.; Bryan, E.: The Stress of
Multiple Births. Multiple Births
Foundation, Queen Charlotte's and
Chelsea Hospital, London 1991

Hellin, Dionys: Die Ursache der Multi-
parität der uniparen Tiere überhaupt und
der Zwillingsschwangerschaft beim
Menschen insbesondere. Verlag von
Seitz & Schauer, München 1895

Hepp, H.: Höhergradige Mehrlinge - ein
klinisches und ethisches Problem der
Reproduktionsmedizin. Geburtsh. u.
Frauenheilkunde 49, 225-233, 1989

Hepp, H.: im ZDF Gesundheitsmagazin
mit den Fünflingen Abel, Videomitschnitt
vom 24. 10. 1992

Hepp, Hermann: Höhergradige Mehrlingsgravidität - auch ein ethisches Problem medizinischen Fortschritts. Indika-
tionen des Embryo- oder Fetozid bei
Mehrlingsgravidität. Der Gynäkologe 31,
261-266, 1998

Herz, Elke: Familiäre Anhäufung von
Zwillingsgeburten. Hinweis auf
Auswirkung genetischer Faktoren?
Diplomarbeit zur Erlangung des Grades
eines Dipl.Biologen an der math.-natur-
wiss. Fakultät der Universität Ulm. 1998

Hülsmann, C.: Produktion und Reduktion von Mehrlingen, Aspekte einer
Folgeerscheinung medizinisch unter-
stützter Fortpflanzung aus strafrecht-
licher und rechtspolitischer Perspektive.
Verlag Ferdinand Enke, Stuttgart 1992

Hülsmann, Christoph: Strafrechtliche
Aspekte höhergradiger Mehrlingsschwangerschaften, kritischer Beitrag
zum Embryonenschutzgesetz. Juristen-
Zeitung, Tübingen, 20.11.1992, 1089-
1140

Jäger, Jutta: Psychosoziale, ökonomi-
sche und gesundheitliche Aspekte bei
Familien mit höhergradigen Mehrlingen.
Inaugural-Dissertation. Frankfurt/M.
1994. Zu beziehen beim ABC-Club,
Büro Hannover

Kähler-Timm, Hilde: Wir sind das ABC. Eine erfundene Drillingsgeschichte, die echt sein könnte. Erika Klopp Verlag, Berlin 1990

Kammerer, Doro: Guter Rat für Zwillings-Eltern. Von der Schwangerschaft bis zum Schulalter. Mosaik Verlag München 1997

Karcher, Helmut L.: Wie ein Ei dem andern. Alles über Zwillinge. dtv München 1977

Keith, Louis G.; Papiernik-Berkhauer, Emile; Keith, Donald M.; Hrsgb.: Multiple Pregnancy. Epidemiologie, Gestation & Perinatal Outcome. Parthenon Press, Lancs, GB, 2001. ISBN 1-85070-666-2

Keith, Louis G.; Blickstein, Isaac; Oleszczuk, Jaroslaw J.; Keith, Donald M.: Triplet Pregnancies and their Consequences. CRC Press-Parthenon Publishers (October 15, 2002) ISBN: 1842141244

Knetsch, Carl: Mehrlingsgeburten. Nachricht. Ges. Familienkd. in Kurhess. u. Waldeck, 4. Jg. Nr. 3, Sept. 1929.

Kröhnke, Karl und Friedrich: Zwillinge. Betrachtet und verwechselt. Eine Anthologie. Zwillinge in der Literatur von der Bibel bis zur Gegenwart. TB Insel Verlag, Frankfurt/M. und Leipzig 1999

Paditz, E.: „Fünff Kinder auf ein mahl begrüsten diese Welt". Fünflinge in Lommatzsch 1688. Zentralbl. Gynäkol. 109, 1202-1209, 1987

Peters, Christa & Frank: Zwillinge, Drillinge und mehr... http://home.t-online.de/home/Frank Peters/index.htm

Reinhardt, Marijane; Unterwurzacher, Peter K.: Hilfe Zwillinge! Drillinge! Vierlinge! Fünflinge! Ratschläge für Mehrlingseltern Eigenverlag 1988. Verlag Zwillinge, Landsberg/Lech

Sandbank, Audrey C., Hsg.: Twin and Triplet Psychology. A guide to working with Multiples. Published by Routledge, Taylor & Francis Group, London and New York 1999

Schütz, Bernd: Hilfe, Drillinge! Ein Vater berichtet. Fouque Literaturverlag Frankfurt/M. , München 2001

Statistisches Bundesamt Wiesbaden: Mehrlingsgeburten und Mehrlingskinder, Fachserie 1, Tabellen 9.9

Wright, Lawrence: Zwillinge. Gene, Umwelt und das Geheimnis der Identität. (Originaltitel: Twins. Genes, environment and the mystery identity. London.) Verlagsgruppe Lübbe, Bergisch Gladbach 2000

Wulf, Christine: Die Inschriften der Stadt Hameln, Wiesbaden 1989 (Deutsche Inschriften, Bd 28, Göttinger Reihe Bd. 4)

Zazzo, René: Les jumeaux, le couple et la personne. 2 Bände. Paris 1960

Zazzo, René: The twin condition and the couple-effects on personality development. Acta Geneticae Medicae et Gemellologiae 25, 343-352, 1976

Zazzo, René: Paare und Paareffekte. Die dritte Zwillingsmethode. In: Friedrich, Walter & Kabat vel Job, Otmar, Hrsg.: Zwillingsforschung international. VEB Deutscher Verlag der Wissenschaften, Berlin 1986

Geschwister

➤ *Achilles, Ilse:* ...und um mich kümmert sich keiner! Die Situation der Geschwister behinderter und chronisch kranker Kinder. Ernst Reinhardt Verlag München Basel 2002

Bank, Stephen P.; Kahn, Michael D.: Geschwister-Bindung. (Originaltitel: The Sibling Bond. Basic Books Inc. 1982) Junfermann Verlag, Paderborn 1990

Gürtler, Helga: Mit dem zweiten Kind wird alles anders. Wie Eltern die Konkurrenz unter Geschwistern spielend meistern können. Südwest Verlag, München 1995

Hackenberg, Waltraud: Die psychosoziale Situation von Geschwistern behinderter Kinder. G. Schindele Verlag GmbH, Heidelberg 1983

Kammerer, Dorothea: Die lieben Geschwister. Ihre Rivalität verstehen - ihren Zusammenhalt stärken. Mosaik Verlag, München 1996

Petri, Horst: Geschwister - Liebe und Rivalität. Die längste Beziehung unseres Lebens. Kreuz Verlag AG Zürich, 1994

Prekop, Jirina: Erstgeborene. Über eine besondere Geschwisterposition. Kösel-Verlag München 2000

Sulloway, Frank J.: Der Rebell der Familie. Geschwisterrivalität, Kreatives Denken und Geschichte. (Original: Born to Rebel, Pantheon Books, New York) Siedler Verlag, Berlin 1997

Pflegen, Erziehen, Verhalten der Babys / Kinder

Achilles, Ilse: „Was macht Ihr Sohn denn da?" Geistige Behinderung und Sexualität. Ernst Reinhardt Verlag, München - Basel 2002

Behrens, Katja: Alles Sehen kommt von der Seele. Die Lebensgeschichte der Helen Keller. Vlg. Beltz u. Gelberg, Weinheim 2001

➤ *Biddulph, Steve:* Das Geheimnis glücklicher Kinder (Original: The Secret of Happy Children. Weltbestseller 1, Australien) Beust Verlag, München 1999

Biddulph, Steve: Weitere Geheimnisse glücklicher Kinder (Weltbestseller 2, Australien.) Beust Verlag, München 1999

➤ *Biddulph, Steve:* Jungen! Wie sie glücklich heranwachsen. (Original: Raising Boys. Australien) TB Beust Verlag, München 2000

Biddulph, Steve: Wie die Liebe bleibt. über die kunst, ein paar und mann und frau zu sein, auch mit kindern. Beust Verlag, München.

Brocher, Tobias: Stufen des Lebens. Kreuz Verlag Stuttgart 1992

Bundeszentrale für gesundheitliche Aufklärung BZgA: Sicherheitstipps. Kinder vor Unfällen schützen - Ein Ratgeber für Eltern, 2002. Kostenlos zu beziehen unter Bestellnummer 11 050 000. BzgA, 51101 Köln

Campbell, Ross: Kinder sind wie ein Spiegel. Ein Handbuch für Eltern, die ihre Kinder richtig lieben wollen. (Originaltitel: How to really love your child. Publ. Wheaton, USA.) Verlag Francke, Marburg/Lahn 2001

Campbell, Ross: Teenager brauchen mehr Liebe. Ein Handbuch für Eltern, die ihre Kinder richtig lieben wollen.

(Originaltitel: How to Really Love your Teenager. Publ. Wheaton, USA) Verlag Francke, Marburg/Lahn 2000

Chapman, Gary & Campbell, Ross: Die fünf Sprachen der Liebe für Kinder. (Originaltitel: The five Love Languages for Children. Cicago, USA.) Verlag Francke-Buchhandlung GmbH, Marburg/ Lahn 1999

Cube, Felix von; Alshuth, Dietger: Fordern statt Verwöhnen. Erkenntnisse der Verhaltensbiologie in Erziehung und Führung. Verlag Piper, München 1989

Coles, Robert: Moralische Intelligenz oder Kinder brauchen Werte. (Originaltitel: The Moral Intelligence of Children. New York.) Rowohlt Verlag, Berlin 1998

Dreikurs, R.; Soltz, V.: Kinder fordern uns heraus. Wie erziehen wir sie zeitgemäß? (Children. The Challenge. New York) Klett-Cotta Verlag, Stuttgart 1998

Dröscher, Vitus B.: Nestwärme. dtv 1984

Dröscher, Vitus B.: Tierisch erfolgreich. Überlebensstrategien im Tierreich. TB Wilhelm Goldmann Verlag, München 1996

Dührssen, Annemarie: Psychogene Erkrankungen bei Kindern und Jugendlichen. Verlag Vandenhoeck & Ruprecht, Göttingen 1976

Enderlein, Oggi: Große Kinder. Die aufregenden Jahre zwischen 7 und 13. Kösel-Verlag, München 1998

Faber, Adele; Mazlish, Elaine: Hilfe, meine Kinder streiten. (Originaltitel: Siblings Without Rivalry. USA) Verlag Droemer Knaur, München 1988

Firnhaber, Mechthild: Legasthenie und andere Wahrnehmungsstörungen. Wie Eltern und Lehrer helfen können. Fischer TB Verlag, Frankfurt/M. 1996

Flitner, Andreas: Konrad, sprach die Frau Mama... Über Erziehung und Nicht-Erziehung. TB Piper Verlag München Zürich 1990

Gerster, Petra; Nürnberger, Christian: Der Erziehungsnotstand. Wie wir die Zukunft unserer Kinder retten. Rowohlt Berlin 2001

Gürtler, Helga: Eltern sind echt ätzend. So helfen Sie Ihren Kindern in der Pubertät. Midena Verlag, Augsburg 1997

Gürtler, Helga: Kinder brauchen feste Regeln. Südwest Verlag, München 1993

Hassenstein, Bernhard und Helma: Was Kindern zusteht. Verlag Piper, München 1978

Hassenstein, Bernhard: Verhaltensbiologie des Kindes. Spektrum Akad. Vlg. Heidelberg-Berlin, 5. Aufl. 2001

Heinzen, Georg; Koch, Uwe: Von der Nutzlosigkeit, erwachsen zu werden. Ein Lebenslauf. Rowohlt TB Verlag Reinbek bei Hamburg, 1992

Hömmen, Christa: Mal sehen, ob ihr mich vermisst. Menschen in Lebensgefahr. Rowohlt TB Verlag, Reinbek bei Hamburg 1994

Kammerer, Dorothea: Aggression und Gewalt bei Jungen. Mosaik Verlag, München

➤ *Kast-Zahn, Annette:* Jedes Kind kann Regeln lernen. Vom Baby bis zum Schulkind: Wie Eltern Grenzen setzen und Verhaltensregeln vermitteln können. Vom positiven Lenken. Verlag O & P, Ratingen 1997

Korczak, Janusz: Kinder achten und lieben. Verlag Herder Freiburg/Br. 1999

Kutik, Christiane: Entscheidende Kinderjahre. Handbuch zur Erziehung von 0 bis 7. Verlag Freies Geistesleben, Urachhaus GmbH, Stuttgart 2000

Largo, Remo H.: Kinderjahre. Die Individualität des Kindes als erzieherische Herausforderung. TB Piper 1999

Largo, Remo H.: Kindliches Lernverhalten. In: Denkanstöße 2001, TB Piper München 2000

Lempp, Reinhart: Eltern für Anfänger. Bibliothek für Lebenskünstler. Mit Zeichnungen von Loriot. Diogenes Verlag AG Zürich 1987

Lenthe, S. von, Hsg.: Kinder verstehen, ein psycholog. Lesebuch für Eltern. dtv 1993

Nelsen, Jane; Lott, Lynn; Glenn, H. Stephen: Der große Erziehungsberater von A bis Z. (Originaltitel: Positive Discipline A-Z: 1001 Solutions to Everyday Parenting Problems Prima Communications. USA) dtv München 1995

Pease, Allan & Barbara: Warum Männer nicht zuhören und Frauen schlecht einparken. Ganz natürliche Erklärungen für eigentlich unerklärliche Schwächen. (Australischer Originaltitel: Why Men Don't Listen And Women Can't Read Maps.) Verlagshaus Ullstein Heyne List GmbH & Co. KG. München 2002

Prekop, Dr. Jirina; Schweizer, Dr. med. Christel: Kinder sind Gäste, die nach dem Weg fragen. Ein Elternbuch. Kösel-Verlag , München 2000

Prekop, Jirina: Schlaf Kindlein - verflixt noch mal! Ein Ratgeber für genervte Eltern. DTV, München 2000

Prekop, Jirina: Der kleine Tyrann. Welchen Halt brauchen Kinder? DTV, München 2001.

Pryor, Karen: Positiv bestärken - sanft erziehen. Die verblüffende Methode, nicht nur für Hunde. Kosmos Verlag Stuttgart 1999

Riegel et al.: Die Entwicklung gefährdet geborener Kinder bis zum fünften Lebensjahr. Die Arvo Ylppö-Neugeborenen-Nachfolgestudie in Südbayern und Südfinnland. Ferdinand Enke Verlag Stuttgart 1995

Rogge, Jan-Uwe: Kinder brauchen Grenzen. Rowohlt TB Verlag 1993

Schuster-Brink, Carola: Wenn Erziehung an den Nerven zehrt. Schimpfen, schreien, strafen - Erziehung geht auch anders. Südwest Verlag, München 1998

Schuster-Brink, Carola: Wie man Kindern Grenzen setzt. Konsequenz und Toleranz. Südwest Verlag, München 1996

➤ *Spock, Benjamin, Dr. med.; Rothenberg, M., Dr. med.:* Säuglings- und Kinderpflege, TB Band 1+.2. Verlag Ullstein 1995 Neuauflage 2001

Strätling, Barthold: Streiten, teilen und vertragen. Südwest Verlag, München 1994

Strätling, Barthold: Sucht beginnt im Kindesalter. Seelisch gesund, froh und lebenstüchtig aufwachsen. So fördern Eltern positiv die Entwicklung ihres Kindes. Südwest Verlag, München 1996

Wemmer, Prof. Dr. med. Ulrich, Hrsg.: Biologische Medizin in der Pädiatrie. Antihomotoxische Medizin in Praxis und Klinik. Aurelia-Verlag Baden-Baden, Deutschland, 2001

Wolff, Gunda: Die ersten Lebensjahre. Einführung in die Problematik der seelisch-geistigen Entwicklung des Säuglings und Kleinkindes. Verlag Klett-Cotta im Ullstein TB. 1983

Wolke, Dieter: Die Entwicklung Sehr Frühgeborener bis zum siebten Lebensjahr. In: Frühförderung und Frühbehandlung, Hrsg. C. Leyendecker u. T. Horstmann, Programm "Edition Schindele" , Univ. Verlag C. Winter Heidelberg 1997

Gesellschaftskritik, Psychologie, Selbsthilfe

Aanderud, Catharina: Die Gesellschaft verstößt ihre Kinder. Werteverlust und Erziehung. Aufrüttelndes Plädoyer. Wilhelm Heyne TB Verlag, München 1997

Bettelheim, Bruno: Aufstand gegen die Masse. Die Chance des Individuums in der modernen Gesellschaft. (Originaltitel: The Informed Heart, Autonomy in a Mass Age. USA) TB Kindler Verlag München 1980

Bien, Walter (Hrsg.): Familie an der Schwelle zum neuen Jahrtausend. Verlag Leske+Budrich, Opladen 1996

Brocher, Tobias: Aufstand gegen die Tradition. Über den Konflikt zwischen den Generationen. Kreuz Verlag, Stuttgart 1973

Brocher, Tobias: Stufen des Lebens. Kreuz Verlag Stuttgart 1992

Coles, Robert: Moralische Intelligenz oder Kinder brauchen Werte. (The Moral Intelligence of Children. New York.) Rowohlt Verlag, Berlin 1998

Eysenck, Hans Jürgen: Die Ungleichheit der Menschen. (Originaltitel: The Inequality of Man) Paul List Verlag München 1975

Gerster, Petra; Nürnberger, Christian: Der Erziehungsnotstand. Wie wir die Zukunft unserer Kinder retten. Rowohlt Berlin 2001

Hacker, Friedrich: Aggression. Die Brutalisierung der modernen Welt. Ullstein TB, vergriffen seit 1997

Hassenstein, Bernhard: Klugheit. Zur Natur unserer geistigen Fähigkeiten. Verlag Piper München 1992

Hausner, Angela Hsg.: Denkanstöße 2001. Lesebuch aus Philosophie, Kultur und Wissenschaft. Piper München

Karl Kübel Stiftung für Kind und Familie, Hsgb.: Wie Familien Leben schützen. Dokumentation zum Karl Kübel Preis 1993; Darstellung des ABC-Clubs. Eigenverlag, P.F.1563, Bensheim 1993

Kosenow, W.: Hilfe zur Selbsthilfe - Über Bürgerinitiativen am Beispiel des ABC-Clubs. der kinderarzt 2, 235-240, 1992

Larass, Petra Hsg.: Kindsein kein Kinderspiel. Das Jahrhundert des Kindes (1900 - 1999). Katalog im Verlag der Franckeschen Stiftungen zu Halle/Saale 2000

Largo, Remo H.: Kindliches Lernverhalten. In: Hausner, Angela Hsgb.: Denkanstöße 2001. TB Piper 2000

Lempp, Reinhart: Die autistische Gesellschaft. Geht die Verantwortlichkeit für andere verloren? Kösel-Verlag München 1996

Maslow, Abraham H.: Motivation und Persönlichkeit (Originaltitel: Motivation and Personality bei Harper and Row, New York 1954). Rowohlt TB 1981

Maywald, J.; Schön, B.; Gottwald, B. Hsg.: Familien haben Zukunft. In Kooperation mit der Deutschen Liga für das Kind. Rowohlt TB Verlag Reinbek bei Hamburg 2000

Meves, Christa: Unser Leben muß anders werden. Glück durch seelische Gesundheit. Verlag Herder, Freiburg/Br. 1977

Neill, Alexander Sutherland: theorie und praxis der antiautoritären erziehung. das beispiel summerhill. TB Rowohlt Verlag 1970

Service

Nyssen, Friedhelm; Janus, Ludwig (Hrsg.): Psychogenetische Geschichte der Kindheit. Beiträge zur Psychohistorie der Eltern-Kind-Beziehung. Psychosozial-Verlag, Gießen 1997

Pease, Allan & Barbara: Warum Männer nicht zuhören und Frauen schlecht einparken. Ganz natürliche Erklärungen für eigentlich unerklärliche Schwächen. (Australischer Originaltitel: Why Men Don't Listen And Women Can't Read Maps.) Verlagshaus Ullstein Heyne List GmbH & Co. KG. München 2002

Postman, Neil: Das Verschwinden der Kindheit. Fischer TB Verlag Frankfurt/Main 1994

Rowe, David C.: Genetik und Sozialisation. Die Grenzen der Erziehung. (Originaltitel: The Limits of Family Influence. Genes, Experience, and Behavior.) Beltz, Psychologie Verlags Union, Weinheim 1997

Ruch, F.L. und Zimbardo, P.G.: Lehrbuch der Psychologie, Springer-Verlag Berlin-Heidelberg-New York 1975

■ **Verschiedenes**

Bundesministerium der Justiz, Bundesministerium für Familie, Senioren, Frauen und Jugend: Das neue Kindschaftsrecht. Fragen und Antworten. Referat Öffentlichkeitsarbeit, Bonn, Jan. 1999

Endres, Franz Carl; Schimmel, Annemarie: Das Mysterium der Zahl. Zahlensymbolik im Kulturvergleich. Eugen Diederichs Verlag, München 1998

Erman, A.: Die Märchen des Papyrus Westcar. Mitteilg. aus den orientalischen Sammlungen, Heft VI. II, Berlin 1890

Schüssler, Karlheinz: Märchen und Erzählungen der Alten Ägypter, Vlg. G. Lübbe, Bergisch Gladbach 1985

Wichtige Adressen

■ **Broschüren über Hilfen von Bund, Ländern und Städten haben folgende Stellen vorrätig:**

Arbeitsämter
in jeder Stadt (www.arbeitsamt.de)

Arbeiterwohlfahrt - Bundesverband e.V.
Oppelner Str. 130
D-53119 Bonn
Tel. 0228- 66 850

Baby-Guide
Pillergasse 6/1
A-1150 Wien
Tel. 0043 1- 8 95 46 73
Fax 0043 1- 8 95 46 75
(Ausführlicher Wegweiser mit Adressen
zu den Themen Schwangerschaft,
Geburt, Baby, Kinder. Kostenlos bei vie-
len Informationsstellen, auch bei Ärzten
zu erhalten)

Bundesministerium für Soziales
Am Reichstag / Postfach
D-10117 Berlin
Tel. 030-28 55 00

**Bundeszentrale für gesundheitliche
Aufklärung (BZgA)**
Postfach
D-51101Köln
Tel. 0221-89 92-0
Fax 0221-89 92-257
E-Mail: order@bzga.de
www.bzga.de

Caritasverband e.V. in Deutschland
Zentralstelle: Karlstr. 40
D-79104 Freiburg/Br.
Tel. 0761-2000
(Ansprechpartner für alle sozialen
Fragen in besonderen Lebenslagen in
jeder größeren Stadt. Auch für das
Freiwillige Soziale Jahr (FSJ) zustän-
dig.)

Österreichische Familienhilfe der Caritas
A-1020 Wien
Tel. 0043 -1- 87 81 20

Service

DRK - Deutsches Rotes Kreuz
Generalsekretariat
Carstenstr. 58
D-12205 Berlin
Tel. 030-85404-0
Fax 030-85404-451
(Vermittelt die Landesverbandsadressen.
Auch Ansprechpartner für das
Freiwillige Soziale Jahr, FSJ).

Diakonisches Werk der Ev. Kirche in
Deutschland e.V.
Zentralstelle: Stafflenbergstr. 76
D-70184 Stuttgart.
Tel. 0711-21 590
(Ansprechpartner für alle sozialen
Fragen in besonderen Lebenslagen in
jeder größeren Stadt. Auch für das
Freiwillige Soziale Jahr (FSJ) zuständig)

Jugendämter
in jeder Kreisstadt.
(Zuständig auch für Haushaltshilfe und
Tagesmütter in besonderen Lebenslagen
- "zum Wohl der Kinder" nach dem
Kinder- und Jugendhilfe-Gesetz (KJHG))

Presse- und Informationsamt der
Bundesregierung
Dienststelle Berlin
Postfach 15,
D-10001 Berlin
(oder D-53105 Bonn)

Rathäuser
in (fast) jedem Ort

Sozialdienste
in jedem Ort

Sozialdienst katholischer Frauen,
besonders hilfreich in vielen größeren
Städten (siehe Telefonbuch)

Sozialministerien
in 16 Bundesländern

Wohlfahrtsverbände

▪ Spezielle Informationen für Mütter und Väter / Selbsthilfeorganisationen

ABC-Club e.V.
Internationale Drillings- und
Mehrlingsinitiative für Familien mit
Drillingen und mehr
Bethlehemstr.8,
D-30451 Hannover,
Tel.: 0511-21 51 945
Fax: 0511- 21 01 431
Internet: http://www.abc-club.de
(Eltern-Selbsthilfe, Elterngruppen,
Kontakte, auch für erwachsene
Drillinge/Vierlinge. Mitgliederzeitschrift
ABC-Report, Info-Hefte)
Sitz: Strohweg 55, D-64297 Darmstadt

Alleinerziehende:
Verband allein erziehender Mütter
und Väter e.V. (VAMV)
Beethovenallee 7
D-53173 Bonn
Tel. 0228-65 99 79

Au-pair-Vermittlung:
Verein für Internationale
Jugendarbeit e.V.
Adenauer-Allee 47
D-53111 Bonn
Tel. 0228-69 89 52

Deutscher Verband katholischer
Mädchensozialarbeit
Karlstr. 40
D-79104 Freiburg
Tel. 0761- 20 02 31

Behindertenhilfe:
**Bundesarbeitsgemeinschaft
Hilfe für Behinderte e.V.**
Kirchfeldstr. 149
D-40215 Düsseldorf
Tel. 0211-31 00 60

Berufstätige Mütter:
Verein berufstätiger Mütter e.V.
Corneliusstr. 2
D-50678 Köln
Tel. 0221-32 65 79
Fax 0221-31 22 54
E-Mail: stoewer@gmd.de
Internet: www.is-koeln.de/vbm

Ernährung:
**Deutsche Arbeitsgemeinschaft für
Jugendzahnpflege e.V.**
Von-Sandt-Straße 9
D-53225 Bonn
Tel. 02 28- 69 46 77
Fax 02 28- 69 46 79
E-Mail: DAJ.Bonn@t-online.de

Deutsche Gesellschaft für Ernährung e.V.
Godesberger Allee 18
D-53175 Bonn
Tel. 02 28 - 37 76-6 00
Fax 02 28 – 37 76-8 00
Internet: www.dge.de

**Verband der Diplom-
Ökotrophologen e.V.**
Reuterstraße 161
D-53113 Bonn
Tel. 02 28-2 89 22-0
Fax 02 28-2 89 22 77
E-Mail: vdoe@vdoe.de
Internet: www.vdoe.de

Erziehungsfragen:
Das Elterntelefon
Tel. 0800-1 11 05 50
(kostenlos und anonym, tut tagsüber gute
Dienste für verzweifelte und Rat suchen-
de Eltern in Erziehungsfragen)

Essstörungen:
**Bundeszentrale für gesundheitliche
Aufklärung (BZgA)**
Ostmerheimer Str. 220
Postfach
D-51109 Köln
Tel. 0221-89 92-0
Fax 0221-89 92-257

e-mail: order@bzga.de
Internet: www.bzga.de
(Schickt kostenlose, sehr gute Broschüren, Tipps und Adressen. Gesamtverzeichnis anfordern!)

Familienplanung:
**Bundeszentrale für gesundheitliche
Aufklärung (BZgA)**
Kostenlose Broschüren zum unerfüllten
Kinderwunsch in Deutsch und Türkisch -
auch auf Video. Gesamtverzeichnis
anfordern.Adresse s.o.;
e-mail: order@bzga.de

**Genetische Beratung zur
Familienplanung**
wird an allen Humangenetischen
Instituten der Universitäten angeboten

Pro Familia
Deutsche Gesellschaft für Familienpla-
nung, Sexualitätspädagogik und Sexual-
beratung e.V.
Bundesverband
Stresemannallee 3
D-60596 Frankfurt am Main
Tel. 069-63 90 20
Fax 069- 63 98 52
http://www.profamilia.de

Pro Familia Schweiz
Laupenstr. 45
Postfach 7572
CH-3001 Bern
Tel. 031- 3 81 90 30

WUNSCHKIND e.V.
Verein der Selbsthilfegruppen für Fragen
ungewollter Kinderlosigkeit; c/o SEIN e.V.
Fehrbellinerstr.92
D-10119 Berlin
Tel. 030-44 71 81 97
(gibt 4mal jährlich BLICKPUNKT, ein
Nachrichtenblatt für Mitglieder heraus)

Ferientipps für Familien:
Sie werden in jeder **ADAC-Niederlas-
sung** und bei der **Bundeszentrale für
gesundheitliche Aufklärung** (BZgA,
s.o.) mit dem großen Familienferien-
Katalog bereit gehalten. Adressen von
über 170 gemeinnützigen Familienferien-
stätten!

Service

Zentrale für den Landurlaub
Heerstr. 173
D-53111 Bonn
Tel. 0228- 96 30 20
(Katalog mit über 3500 Adressen)

**Deutsche Landwirtschaftsgesellschaft
e.V. (DLG)**
Eschborner Landstr. 122
D-60489 Frankfurt/M.
Tel. 069-24 78 80
(Stellt ca.1500 Bauernhöfe mit DLG-
Gütezeichen vor)

Kolping Familienhilfswerk
Kolpingplatz 5-11
D-50667 Köln
Tel. 0221-20 70 10

*Förderung von Vorsorge und
Früherkennung:*
Stiftung für das behinderte Kind
Kennedyallee 123
D-60596 Frankfurt/Main
**Förderverein für Früh- und Risiko-
geborene e.V.**
c/o Kinderoberarzt Dr. Friedrich Porz
Kinderklinikum am Zentralklinikum
Augsburg
Stenglinstraße
D-86156 Augsburg
Tel. 0821-40001

Frühförderung:
**"Einrichtungen und Stellen der Früh-
förderung in der Bundesrepublik"**
Eine Übersicht aller Frühförderstellen zu
beziehen über den
Bundesminister für Arbeit und Sozialordnung,
Postfach 140 280
Referat VI, D-53107-Bonn

Das Frühchen e.V.
Universitäts-Kinderklinik
Im Neuenheimer Feld 153
D-69120 Heidelberg
Tel. 06221-41 15 56

Das frühgeborene Kind e.V.
Bundesverband
Kurhessenstr. 5
60431 Frankfurt
Hotline: 01805-875877
Fax: 069-58700
Internet: www.fruehgeborene.de

**Förderverein für Früh- und
Risikogeborene e.V.**
c/o ‚Der Bunte Kreis'
Kinderoberarzt Dr. Friedrich Porz
Kinderklinikum am Zentralklinikum
Augsburg
Stenglinstraße
D-86156 Augsburg
Tel. 0821-400-48 48

Hebammen:
Bund Deutscher Hebammen e.V.
Gartenstraße 26
D-76133 Karlsruhe
Tel. 0721- 98 18 90
Fax 0721- 981 89 20
E-Mail:info@bdh.de
Internet: www.bdh.de

**Bund freiberuflicher Hebammen
Deutschlands e.V. (BfHD)**
Kasseler Str. 1a
60486 Frankfurt
Tel. 069-79534971
Fax: 069-79534972
E-Mail:Geschaeftsstelle@bfhd.de
Internet: www.bfhd.de

Schweizer Hebammenverband
Flurstr. 26
CH-3000 Bern
Tel. 031-3 32 63 40

Österreichische Hebammenzeitung
Redaktion Dorothea Rüb
Khevenhüllerstraße 30/7
A-9020 Klagenfurt
Tel. und Fax: 0463 - 59 01 03
e-mail: zeitung@hebammen.at
Internet: www.zeitung.hebammen.at

*Mütter, Pflege- und Tagesmütter,
Mütterkuren:*
**Bundesverband für Eltern,
Pflegeeltern und Tagesmütter e.V.**
Postfach 1106
D-40636 Meerbusch
Tel. 0 2159 - 13 77

**Dachverband Schweizerischer
Mütterzentren**
Muristr. 27
CH-3006 Bern
Tel. 031-3 51 51 41

Deutsches Müttergenesungswerk e.V.
Zentrale
Postfach 12 50
D-90544 Stein bei Nürnberg
Tel. 09 11-96 71 10

Hamburg: Tel. 040-227298-14
Köln: Tel. 0221-2576238
München: Tel. 089-55169-0

Mütterkuren mit Drillingen und mehr Kindern
über ABC-Club e. V.
Bethlehemstr. 8
D-30451 Hannover,
Tel. 0511-21 51 945
Fax 0511-21 01 431
http://www.abc-club.de

Mütterzentren-Bundesverband e.V.
Müggenkampstr. 30a
D-20257 Hamburg
Tel. 040- 40 17 06 06
Fax 040- 4 90 38 26

Notmütterdienst Familien- und Altenhilfe e.V.
Sophienstr. 28
D-60487 Frankfurt/M.
Tel. 069-776611, 069-779081
Fax 069-779083

Wenn niemand sonst ein offenes Ohr hat:
Die bundesweite Telefonseelsorge hat
immer eins:
Tel. 0800 -1 11 01 11 oder 1 11 02 22

Schwangerschaft und Geburt:
Gestose-Frauen e.V.
Arbeitsgemeinschaft
Kapellener Str. 67 a
Postfach 1253
D-47661 Issum
Tel. 02835-2628
Fax: 02835-2945
E-Mail: info@gestose-frauen.de
Internet: www.gestose-frauen.de

Informationsstelle
Schwangerschaft und Geburt
Magnusstr. 28
CH- 8004 Zürich

Schutz des ungeborenen Lebens:
Stiftung Mutter und Kind
Rochusstr. 8-10
D-53123 Bonn
Tel. 0228- 93 00
Fax 0228- 930-48 57

Stillberatung:
Arbeitsgemeinschaft Freier Stillgruppen Bundesverband e.V.
Rüngsdorfer Straße 17
D-53173 Bonn
Tel. 02 28- 3 50 38 71
Fax 02 28- 3 50 38 72
E-Mail: geschaeftsstelle@afs-stillen.de
Internet: www.afs-stillen.de

Berufsverband Deutscher LaktationsberaterInnen e.V.
Saarbrücker Straße 172
D-38116 Braunschweig
Tel. 05 31- 25 06 99-0
Fax 05 31- 25 06 99-1
E-Mail: bdl-sekretariat@t-online.de

La Leche Liga Deutschland e.V.
Dannenkamp 25
D-32479 Hille
Tel. Infoline: 06851 - 25 24
Fax 0571- 4 04 94 80
E-Mail: mail@lalecheliga.de
Internet: www.lalecheliga.de

La Leche Liga Österreich
Postfach
A-6500 Landeck

La Leche Liga Schweiz
Postfach 197
CH-8053 Zürich
Tel. 01-9 10 96 59

Selbsthilfegruppen-Wegweiser:
Kindernetzwerk e.V.
für kranke und behinderte Kinder und
Jugendliche
Hanauer Str. 15
D-63739 Aschaffenburg
Tel. 06021-120 30
oder 0180- 521 37 39

„Wer hilft weiter?"
Bundesweiter Wegweiser mit vielen
Adressen von Raimund Schmid, Verlag
Schmidt-Römhild, Lübeck1996; ISBN 3-
7950-1906-0

**NAKOS, Nationale Kontakt- und
Informationsstelle**, bundesweit, zur
Anregung und Unterstützung von
Selbsthilfegruppen e.V.
Albrecht-Achilles-Str.65
D-10709 Berlin
Tel. 030-8 91 40 19
Fax 030-8 93 40 14

Selbstmordgefährdung, Suizid:
Selbstmordverhütung, Beratung
Berlin, Pallasstr. 8-9 (nachts)
Tel. 030 - 215 22 22
Detmold, 'Hilfe zum Weiterleben'
Tel. 05 231-32 98 4
*Freiburg i.Br.,*Kartäuserstr. 77
Tel. 0761 - 3 33 88
München, 'Die Arche', Viktoriastr. 9
Tel. 089 - 33 40 41
Falls nur ein Tonband läuft: *Bei der
Telefonseelsorge hört sofort jemand zu.*

*Sucht, Alkohol, Zigaretten-, Drogen-,
Tabletten-Probleme:*
**Deutsche Hauptstelle gegen die
Suchtgefahren (DHS)**
Westring 2   Postfach 13 69
D-59065 Hamm
Tel. 02381- 90 15-0
Fax 02381- 90 1530
Internet: www.dhs.de

Rauchertelefon
Tel. 0180-5099555
(Info- und Beratungstelefon für die
Prävention des Plötzlichen Säuglings-
todes, für Schwangere und junge Eltern)

Telefonische Hilfe:
Telefonseelsorge
Rund um die Uhr - anonym und kosten-
los - ist in ganz Deutschland für jeden
Trost- und Ratsuchenden da unter:
Tel. 0800 - 1 11 01 11 oder
0800 - 1 11 02 22
Die Telefonnummer des Anrufenden
wird niemals angezeigt.

'Nummer gegen Kummer'
Für Kinder und Jugendliche vom
Kinderschutzbund tagsüber kostenfrei
und anonym eingerichtet:
Tel. 0800 - 1 11 03 33

Tod und Trauer:
**Initiative REGENBOGEN - Glücklose
Schwangerschaft e.V.**
Deutschland
In der Schweiz 9
D-72636 Frickenhausen
Tel. 055 65- 13 64
E-Mail: BV@initiative-regenbogen.de

Initiative REGENBOGEN, Österreich
Verein für Hilfestellung bei glückloser
Schwangerschaft
Ulrike Kern
Zirkusgasse 28/9
A-1020 Wien
Tel. (0043) 1-2 14 72 34

Plötzlicher Säuglingstod:
GEKIPS e.V., Gesellschaft von
Kinderkliniken zur Prävention des
Säuglingstodes und zur Erforschung des
Schlafes
Dr. med. H. J. Niewerth,
Krankenhaus Köln-Porz am Rhein,
Kinderklinik
Urbacher Weg 19
D-51149 Köln

GEPS Deutschland
Gesellschaft zur Erforschung des plötz-
lichen Säuglingstodes
P.F. 410262,
D-76202 Karlsruhe
Tel. 0700 - 43 77 29 38

Zwillingseltern:
**Marion von Gratkowski c/o Verlag
ZWILLINGE**
Elterninteressen und Kontakte,
Zeitschrift ZWILLINGE, Fachbücher,
Zwillings-Shop mit Kinderwagen usw.
P.F. 1717
D-86887-Landsberg/Lech
Tel. 08191-966739;
Fax: 08191-966740.
E-Mail: info@twins.de
Internet: www.twins.de

Stichwort-Register

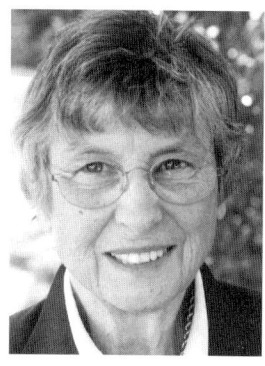

Helga Grützner-Könnecke
Strohweg 55, 64297 Darmstadt

Die Autorin gründete 1982 den ABC-Club, die erste „Internationale Drillings- und Mehrlingsinitiative" der Welt. Für ihre Verdienste um das Wohl der Allgemeinheit wurde sie 1989 von der Stadt Darmstadt, 1996 vom Land Hessen geehrt und 2003 mit dem Bundesverdienstkreuz ausgezeichnet.

Geboren 1927 in Axien bei Torgau, wuchs sie in einem evangelischen Pfarrhaus in der Altstadt von Görlitz/Schlesien auf, kam 1945 durch die Flucht in den Westen. Sie arbeitete als Kinderkrankenschwester, Werklehrerin und Projektleiterin. 1955 heiratete sie den angehenden Augenarzt Dr. med. Peter Grützner. Aus der Ehe gingen zwei Töchter und vier Söhne hervor, darunter Drillinge. Zahlreiche Veröffentlichungen, Rundfunk- und Fernsehauftritte.

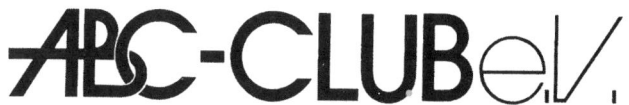

Internationale Drillings & Mehrlings-Initiative

Bethlehemstraße 8
30451 Hannover
Tel: (0511) 2 15 19 45
Fax: (0511) 2 10 14 31

Sitz:
Strohweg 55
64297 Darmstadt

http://www.abc-club.de